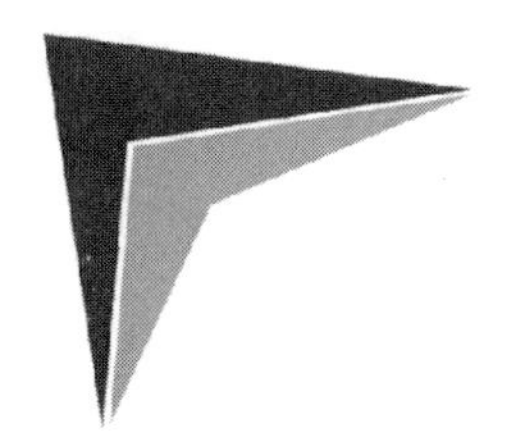

现代医学检验技术与疾病诊断

斗章　主编

中国纺织出版社有限公司

图书在版编目（CIP）数据

现代医学检验技术与疾病诊断 / 斗章主编. -- 北京：中国纺织出版社有限公司, 2023.4
ISBN 978-7-5229-0356-9

Ⅰ. ①现… Ⅱ. ①斗… Ⅲ. ①临床医学－医学检验②疾病－诊断 Ⅳ. ①R44

中国国家版本馆CIP数据核字（2023）第031347号

责任编辑：樊雅莉　　责任校对：高　涵　　责任印制：王艳丽

中国纺织出版社有限公司出版发行
地址：北京市朝阳区百子湾东里A407号楼　邮政编码：100124
销售电话：010—67004422　传真：010—87155801
http: //www.c-textilep. com
中国纺织出版社天猫旗舰店
官方微博 http://weibo.com/2119887771
三河市宏盛印务有限公司印刷　各地新华书店经销
2023年4月第1版第1次印刷
开本：787×1092　1/16　印张：13.75
字数：320千字　定价：88.00元

编　委　会

主　编　斗　章　杨　威　李丹阳

王雪梅　秦瑞杰　刘文文

副主编　付婷婷　赵玉德　奂剑波　石春卉

孙煊皓　乔　丽　张　维　马　楠

编　委　(按姓氏笔画排序)

马　楠　北部战区空军医院

王雪梅　淄博市疾病预防控制中心

斗　章　佳木斯大学附属第一医院

石春卉　佳木斯大学附属第一医院

卢东赫　哈尔滨医科大学附属第一医院

付婷婷　北京大学第一医院太原医院（太原市中心医院）

乔　丽　北部战区总医院

刘　洋　哈尔滨医科大学附属第四医院

刘文文　赤峰学院附属医院

汤海蒂　哈尔滨医科大学附属第一医院

孙煊皓　兰州大学第一医院

李　芳　中国人民解放军联勤保障部队第九八〇医院

（白求恩国际和平医院）

李丹阳　哈尔滨医科大学附属第一医院

李岩斌　烟台毓璜顶医院

李晓霞　哈尔滨医科大学附属第四医院

杨　威　哈尔滨医科大学附属第一医院
佟秀凤　佳木斯大学附属第一医院
奂剑波　北部战区总医院
张　维　北部战区空军医院
赵玉德　佳木斯大学附属第一医院
贺旭东　辽宁中医药大学附属医院
秦　庆　中国人民解放军联勤保障部队第九六七医院
秦瑞杰　招远市疾病预防控制中心
曹荣祎　哈尔滨医科大学附属第一医院
蒋丽鑫　哈尔滨医科大学附属第一医院

前　言

随着基础医学和临床医学的飞速发展，许多新的技术、新的理念、新的管理模式已融入医学检验实践。检验医学作为“古老”而又“新兴”的边缘学科，发生了本质的变化，从检验技术转变为“检验医学”，使其服务范围、学科建设内涵、技术人员的知识结构和专业设置发生了相应变化。为适应我国检验医学事业变化及继续教育发展的需要，我们组织编写了本书。

全书以医学检验为主线，疾病诊断为目标，检验与临床结合为中心，涵盖常规检验项目及常见疾病的检验诊断等内容。本书坚持基础理论与实际应用相结合的原则，对检验科医师具有一定的参考价值，也可供基层医生和医务工作者学习。

本书经多位编者的认真撰稿和反复修改，相互审阅后编写而成。虽然在编写过程中经历了多方面的努力，但因为涉及的学科多、内容新，书中难免存在不足之处，敬请广大读者批评指正，恳请提出宝贵意见和建议，以便再版时加以改进和提高。

编　者

2022 年 11 月

目 录

第一章

血液检验技术

第一节　标本采集与处理

一、静脉采血法

（一）普通采血法

1. 试剂与器材

（1）30 g/L 碘酊。

（2）75% 乙醇（酒精）。

（3）其他：一次性注射器，压脉带，垫枕，试管，消毒棉签。

2. 操作

（1）取试管 1 支（需抗凝者应加相应抗凝剂）。

（2）打开一次性注射器包装，取下针头无菌帽，将针头与针筒连接，针头斜面对准针筒刻度，抽拉针栓检查有无阻塞和漏气，排尽注射器内的空气，套上针头无菌帽，备用。

（3）受检者取坐位，前臂水平伸直置于桌面垫枕上，选择容易固定、明显可见的肘前静脉或手背静脉，幼儿可从颈外静脉采血。

（4）用 30 g/L 碘酊自所选静脉穿刺处从内向外、顺时针方向消毒皮肤，待碘酊挥发后，再用 75% 乙醇以同样方式脱碘，待干。

（5）在穿刺点上方约 6 cm 处系紧压脉带，嘱受检者紧握拳头，使静脉充盈显露。

（6）取下针头无菌帽，以左手拇指固定静脉穿刺部位下端，右手拇指和中指持注射器针筒，示指固定针头下座，针头斜面和针筒刻度向上，沿静脉走向使针头与皮肤成 30°，快速刺入皮肤，然后成 5°向前刺破静脉壁进入静脉腔。见回血后，将针头顺势深入少许。穿刺成功后右手固定注射器，左手松压脉带后，再缓缓抽动注射器针栓至所需血量。受检者松拳，消毒干棉球压住穿刺孔，拔出针头。嘱受检者继续按压针孔数分钟。

（7）取下注射器针头，将血液沿试管壁缓缓注入试管中。抗凝血需立即轻轻混匀，盖紧试管塞，及时送检。

3. 注意事项

（1）采血部位通常选择肘前静脉，如此处静脉不明显，可采用手背、手腕、腘窝和外踝部静脉。幼儿可采用颈外静脉。

（2）采血一般取坐位或卧位，体位影响水分在血管内外的分布，从而影响被测血液成分浓度。

（3）压脉带捆扎时间不应超过 1 分钟，否则会使血液成分浓度发生改变。

（4）血液注入试管前应先取下注射器针头，然后将血液沿试管壁缓缓注入试管中，防止溶血和泡沫产生。需要抗凝时应与抗凝剂轻轻颠倒混匀，切忌用力振荡试管。

（5）如遇受检者发生晕针，应立即拔出针头，让其平卧。必要时可用拇指压掐或针刺人中、合谷等穴位，或嗅吸芳香酊等药物。

（二）真空采血管采血法

1. 原理

将有头盖胶塞的采血试管预先抽成不同的真空度，利用其负压自动定量采集静脉血样。

2. 试剂与器材

目前真空采血器有软接式双向采血针系统（头皮静脉双向采血式）和硬接式双向采血针系统（套筒双向采血式）两种，都是一端为穿刺针，另一端为刺塞针。另附不同用途的一次性真空采血管，有的加有抗凝剂或其他添加剂，均用不同颜色头盖标记，便于识别。真空采血法符合生物安全要求。

3. 操作

（1）消毒。为受检者选择静脉与消毒。

（2）采血。①软接式双向采血针系统采血：拔除采血穿刺针的护套，以左手固定受检者前臂，右手拇指和示指持穿刺针，沿静脉走向使针头与皮肤成 30°，快速刺入皮肤，然后与皮肤成 5°向前刺破静脉壁进入静脉腔，见回血后将刺塞针端（用橡胶管套上的）直接刺穿真空采血管盖中央的胶塞中，血液自动流入试管内。如需多管血样，将刺塞针端拔出，刺入另一真空采血管即可。达到采血量后，松压脉带，嘱受检者松拳头，拔下刺塞针端的采血试管。将消毒干棉球压住穿刺孔，立即拔除穿刺针，嘱受检者继续按压针孔数分钟。②硬接式双向采血针系统采血：静脉穿刺如上，采血时将真空采血试管拧入硬接式双向采血针的刺塞针端中，静脉血就会自动流入采血试管中。拔下采血试管后，再拔出穿刺针头。

（3）抗凝血：需立即轻轻颠倒混匀。

4. 注意事项

（1）使用真空采血器前应仔细阅读厂家说明书，严格按说明书要求操作。

（2）尽量选用粗大的静脉进行穿刺。

（3）刺塞针端的乳胶套能防止拔除采血试管后继续出血污染周围，达到封闭采血防止污染环境的作用，因此不可取下乳胶套。

（4）带乳胶套的刺塞针端须从真空采血试管的胶塞中心垂直穿刺。

（5）采血完毕后，先拔下刺塞针端的采血试管，后拔出穿刺针头。

（6）使用前勿松动一次性真空采血试管盖塞，以防采血量不准。

（7）如果一次采血要求采取几个标本时，应按以下顺序采血：血培养管→无抗凝剂及添加剂管→凝血象管→有抗凝剂（添加剂）管。

二、毛细血管采血法

1. 试剂与器材

（1）一次性采血针。

（2）消毒干棉球。

（3）75%乙醇棉球。

（4）经过校正的20 μL吸管。

2. 操作

（1）采血部位。成人以左手环指为宜，1岁以下婴幼儿通常采用拇指或足跟两侧采血。

（2）轻轻按摩采血部位，使其自然充血，用75%乙醇棉球消毒局部皮肤，待干。

（3）操作者用左手拇指和示指紧捏采血部位两侧，右手持无菌采血针，自指尖内侧迅速穿刺。

（4）用消毒干棉球擦去第一滴血，按需要依次采血。

（5）采血完毕，用消毒干棉球压住伤口止血。

3. 注意事项

（1）除特殊情况外，不要在耳垂采血。应避免在冻疮、炎症、水肿等部位采血。

（2）皮肤消毒后一定要待乙醇挥发、干燥后采血，否则血液会四处扩散而不成滴。

（3）穿刺深度一般以2.0～2.5 mm为宜，稍加挤压血液就能流出。

（4）进行多项检验时，采集标本次序为：血小板计数→红细胞计数→血红蛋白测定→白细胞计数及涂血片等。

三、抗凝剂的选用

临床血液学检验中常用的抗凝剂有以下3种。

1. 枸橼酸钠（柠檬酸钠）

枸橼酸能与血液中的钙离子结合形成螯合物，阻止血液凝固。市售枸橼酸钠多含2分子结晶水，相对分子质量为294.12，常用浓度为109 mmol/L（32 g/L）。枸橼酸钠与血液的比例多采用1∶9（*V*∶*V*），常用于凝血象和红细胞沉降率测定（魏氏法红细胞沉降率测定时抗凝剂为1∶4，即抗凝剂0.4 mL加血1.6 mL）。

2. 乙二胺四乙酸二钾（EDTA-K_2）

抗凝机制与枸橼酸钠相同。全血细胞分析用EDTA-K_2 1.5～2.2 mg可阻止1 mL血液凝固。适用于全血细胞分析，尤其适用于血小板计数。但由于其影响血小板聚集及凝血因子检测，故不适合做凝血常规和血小板功能检查。

3. 肝素

肝素是一种含有硫酸基团的黏多糖，相对分子质量为15 000，与抗凝血酶Ⅲ（AT-Ⅲ）结合，促进其对凝血因子Ⅺ、Ⅻ、Ⅸ、Ⅹ和凝血酶活性的抑制，抑制血小板聚集从而达到抗凝作用。通常用肝素钠盐或锂盐粉剂（125 U=1 mg）配成1 g/L肝素水溶液，即每毫升含肝素1 mg。取0.5 mL置小瓶中，37～50 ℃烘干后，能抗凝5 mL血液。适用于红细胞比容测定，因其可使白细胞聚集，并使血涂片染色后产生蓝色背景，故不适合做凝血常规和血液学一般检查。

四、血涂片制备

1. 器材

清洁、干燥、无尘、无油脂的载玻片（25 mm×75 mm，厚度为0.8～12 mm）。

2. 操作

血涂片制备方法很多，目前临床实验室普遍采用的是手工推片法，在载玻片近一端1/3处，加一滴（约0.05 mL）充分混匀的血液，握住另一张边缘光滑的推片，以30°～45°角使血滴沿推片迅速散开，快速、平稳地推动推片至载玻片的另一端。

3. 注意事项

（1）血涂片通常呈舌状或楔形，分头、体、尾三部分。

（2）推好的血涂片应在空气中晃动，使其尽快干燥。天气寒冷或潮湿时，应于37 ℃恒温箱中保温促干，以免细胞变形缩小。

（3）涂片的厚薄、长度与血滴的大小、推片与载玻片之间的角度、推片时的速度及血细胞比容有关。一般认为血滴大、角度大、速度快则血膜厚，反之则血膜薄。血细胞比容高于正常时，血液黏度较高，保持较小的角度，可获得满意结果；相反，血细胞比容低于正常时，血液较稀，则应用较大角度、推片速度应较快。

（4）血涂片应在1小时内染色或在1小时内用无水甲醇（含水量<3%）固定后染色。

（5）新购置的载玻片常带有游离碱质，必须用浓度约1 mol/L的HCl浸泡24小时后，再用清水彻底冲洗，擦干后备用。用过的载玻片可放入含适量肥皂水或其他洗涤剂的清水中煮沸20分钟，洗净，再用清水反复冲洗，最后用蒸馏水浸洗，擦干备用。使用时，切勿用手触及载玻片表面。

（6）血液涂片既可直接用非抗凝的静脉血或毛细血管血，也可用EDTA-K_2抗凝血制备。由于EDTA-K_2能阻止血小板聚集，故在显微镜下观察血小板形态时非常合适。

（7）使用EDTA-K_2抗凝血液样本时，应充分混匀后再涂片。抗凝血样本应在采集后4小时内制备血涂片，时间过长可引起中性粒细胞和单核细胞的形态改变。注意制片前，样本不宜冷藏。

五、血涂片染色

（一）瑞氏染色法

1. 原理

瑞氏（Wright）染色法使细胞着色既有化学亲和反应，又有物理吸附作用。各种细胞由于其所含化学成分不同，对染料的亲和力也不一样，因此，染色后各种细胞呈现出各自的染色特点。

2. 试剂

（1）瑞氏染液。

瑞氏染料　0.1 g

甲醇（AR）　60.0 mL

瑞氏染料由酸性染料伊红和碱性染料亚甲蓝的氧化物（天青）组成。将瑞氏染料放入清洁干燥的研钵里，先加少量甲醇，充分研磨使染料溶解，将已溶解的染料倒入棕色试剂瓶中，未溶解的再加少量甲醇研磨，直至染料完全溶解，甲醇全部用完为止。染料配好后放于室温下，1 周后即可使用。新配染液效果较差，放置时间越长，染色效果越好。久置应密封，以免甲醇挥发或氧化成甲酸。染液中也可加中性甘油 2 ~ 3 mL，除可防止甲醇过早挥发外，还可使细胞着色清晰。

（2）pH 6.8 磷酸盐缓冲液。

磷酸二氢钾（KH_2PO_4） 0.3 g

磷酸氢二钠（Na_2HPO_4） 0.2 g

加少量蒸馏水溶解，再加至 1000 mL。

3. 操作

（1）采血后推制厚薄适宜的血涂片（见血涂片制备相关内容）。

（2）用蜡笔在血膜两头画线，然后将血涂片平放在染色架上。

（3）加瑞氏染液数滴，以覆盖整个血膜为宜，固定血膜约 1 分钟。

（4）滴加约等量的缓冲液与染液混合，室温下染色 5 ~ 10 分钟。

（5）用流水冲去染液，待干燥后镜检。

4. 注意事项

（1）pH 对细胞染色有影响。由于细胞中各种蛋白质均为两性电解质，所带电荷由溶液 pH 决定。对某一蛋白质而言，如环境 pH < pI（蛋白质的等电点），则该蛋白质带正电荷，即在酸性环境中正电荷增多，易与酸性伊红结合，染色偏红；相反，则易与美蓝结合，染色偏蓝。因此，应使用清洁中性的载玻片，稀释染液必须用 pH 6.8 缓冲液。冲洗玻片必须用流水。

（2）未干透的血膜不能染色，否则染色时血膜易脱落。

（3）染色时间与染液浓度、染色时的温度成反比；与细胞数量成正比。

（4）冲洗时不能先倒掉染液，应用流水冲去，以防染料沉淀在血膜上。

（5）如血膜上有染料颗粒沉积，可加少许甲醇溶解，但需立即用水冲掉甲醇，以免脱色。

（6）染色过淡，可以复染。复染时应先加缓冲液，创造良好的染色环境，而后加染液，或加染液与缓冲液的混合液，不可先加染液。

（7）染色过深可用水冲洗血涂片或将其浸泡在水中一定时间，也可用甲醇脱色。

（8）染色偏酸或偏碱时，均应更换缓冲液再重染。

（9）瑞氏染液的质量好坏除用血涂片实际染色效果评价外，还可采用吸光度比值（RA）评价。瑞氏染液的成熟指数以 RA（$A_{650\ nm}/A_{525\ nm}$）$=1.3 \pm 0.1$ 为宜。

（10）目前已有商品化瑞氏染液及缓冲液供应。

（二）瑞氏—姬姆萨复合染色法

姬姆萨染色原理与瑞氏染色相同，但提高了噻嗪染料的质量，加强了天青的作用，对细胞核着色效果较好，但对中性颗粒着色较瑞氏染色差。因此，瑞氏—姬姆萨（Wright-Giemsa）复合染色法可取长补短，使血细胞的颗粒及细胞核均能获得满意的染色效果。

1. 试剂

瑞氏—姬姆萨复合染色液。

Ⅰ液：取瑞氏染料 1 g、姬姆萨染料 0.3 g，置洁净研钵中，加少量甲醇（分析纯），研磨片刻，吸出上层染液。再加少量甲醇继续研磨，再吸出上层染液。如此连续几次，共用甲醇500 mL。收集于棕色玻璃瓶中，每天早、晚各振摇3分钟，共5天，以后存放1周即能使用。

Ⅱ液：pH 6.4～6.8 磷酸盐缓冲液。

磷酸二氢钾（无水）　6.64 g

磷酸氢二钠（无水）　2.56 g

加少量蒸馏水溶解，用磷酸盐调整 pH，加水至1000 mL。

2. 操作

瑞氏—姬姆萨染色法与瑞氏染色法相同。

（斗　章）

第二节　红细胞检验

一、红细胞计数

（一）原理

用等渗稀释液将血液按一定倍数稀释，充入计数池后显微镜下计数一定体积内的红细胞数，换算求出每升血液中的红细胞数量。

（二）试剂与器材

1. 红细胞稀释液

枸橼酸钠　1.0 g

36%甲醛液　1.0 mL

氯化钠　0.6 g

加蒸馏水至100 mL，混匀，过滤2次后备用。

2. 其他

显微镜，改良 Neubauer 血细胞计数板等。

（三）操作

（1）取中号试管1支，加红细胞稀释液2.0 mL。

（2）用清洁干燥微量吸管吸取末梢血或抗凝血10 μL，擦去管外余血后加至红细胞稀释液底部，再轻吸上层清液清洗吸管2～3次，立即混匀。

（3）混匀后，用干净微量吸管将红细胞悬液充入计数池，不得有空泡或外溢，充池后静置2～3分钟后计数。

（4）高倍镜下依次计数中央大方格内四角和正中共5个中方格内的红细胞。对压线细胞按“数上不数下、数左不数右”的原则进行计数。

（四）参考区间

成人：男　（4.09～5.74）$\times 10^{12}$/L；

　　　女　（3.68～5.13）$\times 10^{12}$/L；

新生儿：（5.2～6.4）$\times10^{12}$/L；
婴儿：（4.0～4.3）$\times10^{12}$/L；
儿童：（4.0～4.5）$\times10^{12}$/L。

（五）注意事项

（1）采血时不能挤压过甚，因此针刺深度必须适当。
（2）稀释液要过滤，试管、计数板均须清洁，以免杂质、微粒等被误认为是红细胞。
（3）参考范围数值内，两次红细胞计数相差不得超过5%。
（4）不允许以血红蛋白浓度来折算红细胞数。

（六）临床意义

红细胞增加或减少的临床意义与血红蛋白测定相似。一般情况下，红细胞数与血红蛋白浓度之间有一定的比例关系。但在病理情况下，此比例关系会被打破，因此同时测定二者，对贫血诊断和鉴别诊断有帮助。

二、红细胞形态学检查

各种贫血患者红细胞形态和着色有不同程度的改变，观察外周血红细胞形态有助于贫血的诊断和鉴别诊断。外周血红细胞变化有以下4种类型。

（一）大小异常

正常红细胞大小较为一致，直径为6～9 μm。贫血患者红细胞可表现大小不一。凡直径>10 μm者称为大红细胞，直径>15 μm者称为巨红细胞，常见于巨幼细胞性贫血、肝脏疾病等；直径<6 μm者称为小红细胞，多见于缺铁性贫血等疾病。

（二）形态异常

1. 球形红细胞

通常红细胞直径<6 μm，厚度增加通常>2.6 μm，因而红细胞呈小圆球形，细胞中心区血红蛋白含量较正常红细胞多，常见于下列疾病。
（1）遗传性球形红细胞增多症。
（2）自身免疫性溶血性贫血。
（3）异常血红蛋白病。

2. 椭圆形红细胞

红细胞呈椭圆形，横径缩短，长径增大，有时可呈畸形。正常人血液中也可见到，但不超过15%。这种红细胞增多见于以下疾病。
（1）遗传性椭圆形红细胞增多症，一般椭圆形红细胞高到25%～50%才有诊断价值。
（2）其他各类贫血椭圆形红细胞都可有不同程度的增多。

3. 靶形红细胞

比正常红细胞扁薄，中心有少许血红蛋白，部分可与周围的血红蛋白连接，边缘部染色较中央深，故呈靶状。主要见于以下疾病。
（1）珠蛋白生成障碍性贫血。
（2）严重缺铁性贫血。
（3）一些血红蛋白病。

（4）肝病、脾切除后及阻塞性黄疸等。

4. 镰形红细胞

细胞狭长似镰刀，也可呈麦粒状或冬青叶样，主要见于遗传性镰形红细胞增多症。

5. 口形红细胞

红细胞淡染区呈裂口状狭孔，正常值 <4%。增高见于以下疾病。

（1）口形红细胞增多症。

（2）急性酒精中毒。

6. 棘形红细胞

棘形红细胞是一种带刺状的红细胞，刺呈针刺状或尖刺状，见于以下疾病。

（1）棘形红细胞增多症（遗传性血浆 β 脂蛋白缺乏症）时，棘形红细胞比例可高达 70%～80%。

（2）严重肝病或制片不当。

7. 锯齿细胞

锯齿细胞又称短棘形细胞，细胞突起较棘细胞短，但分布较均匀。主要见于尿毒症、微血管病性溶血性贫血、丙酮酸激酶缺乏症、阵发性睡眠性血红蛋白尿等。

8. 裂红细胞

裂红细胞指红细胞碎片，包括盔形红细胞等，多见于弥漫性血管内凝血（DIC）和心源性溶血性贫血等。其他也见于化学中毒、肾功能不全、血栓性血小板减少性紫癜等。

（三）染色异常

1. 着色过浅

红细胞中心淡染区扩大，多见于缺铁性贫血、地中海贫血及其他血红蛋白病。

2. 着色过深

中心淡染区不见，着色较深，多见于溶血性贫血及巨幼红细胞贫血。

3. 嗜多色性红细胞

红细胞经瑞氏染色染成灰蓝色、灰红色、淡灰色，细胞体积较正常红细胞稍大，这是一种尚未完全成熟的网织红细胞，多染性物质是核糖体，随着细胞的成熟而逐渐消失，主要见于各种增生性贫血。

（四）结构异常

1. 嗜碱性点彩红细胞

用亚甲基蓝染色（或瑞氏染色），成熟红细胞内有散在的深蓝色嗜碱性颗粒，外周血中点彩红细胞增多，表示贫血时骨髓再生旺盛或有紊乱现象，某些重金属中毒时可大量出现。

2. 卡波环

成熟红细胞内有染成紫红色的细线状环，呈圆形或 8 字形，可能是残留核膜所致，见于恶性贫血、溶血性贫血、铅中毒等。

3. 染色质小体

成熟红细胞中含有紫红色圆形小体，大小不等，数量不一，可能是残留的核染色质微粒。见于增生性贫血、脾切除后、巨幼红细胞贫血、恶性贫血等。

4. 有核红细胞

正常成人血片中不会出现，新生儿出生 1 周内可能有少量有核红细胞出现。溶血性贫血，急、慢性白血病，红白血病，髓外造血及严重缺氧等在外周血片中常见到有核红细胞。

（斗　章）

第三节　白细胞检验

一、白细胞计数

（一）原理

血液经白细胞稀释液稀释，成熟红细胞全部被溶解，充入计数池后，在显微镜下计数一定体积内的白细胞数，换算得出每升血液中的白细胞数量。

（二）试剂

白细胞稀释液：

冰乙酸　2 mL

蒸馏水　98 mL

10 g/L 亚甲蓝溶液　3 滴

混匀过滤后备用。

（三）操作

（1）取小试管 1 支，加白细胞稀释液 0.38 mL。

（2）用微量吸管准确吸取末梢血 20 μL，擦去管外余血，将吸管插入小试管中稀释液的底部，轻轻将血放出，并吸取上清液清洗吸管 2 次，混匀。

（3）待红细胞完全破坏、液体变为棕褐色后，再次混匀后充池，静置 2～3 分钟，待白细胞下沉。

（4）用低倍镜计数四角 4 个大方格内的白细胞数，对压线细胞按“数上不数下、数左不数右”的原则进行计数。

（四）参考区间

成人：男　（3.97～9.15）$\times 10^9$/L；

　　　女　（3.69～9.16）$\times 10^9$/L；

儿童：（8～10）$\times 10^9$/L；

婴儿：（11～12）$\times 10^9$/L；

新生儿：20×10^9/L。

（五）注意事项

（1）采血时不能挤压过甚，因此针刺深度必须适当。

（2）小试管、计数板均须清洁，以免杂质、微粒等被误认为是白细胞。

（3）白细胞总数在参考范围内，大方格间的细胞数不得相差 8 个以上，两次重复计数误差不得超过 10%。

（4）白细胞数量过高时，可加大稀释倍数；白细胞数量过低时，可计数 8 个大方格的白细胞数或加大取血量。

（5）一些贫血患者血液中有核红细胞增多，会当作白细胞计数，应做校正除去。

（六）临床意义

1. 生理性增加

多见于新生儿、妊娠晚期、分娩期、月经期、饭后、剧烈运动后、冷水浴后及极度恐惧与疼痛时等。

2. 病理性增加

大部分化脓性细菌所引起的炎症、尿毒症、严重烧伤、传染性单核细胞增多症、急性出血、组织损伤、手术创伤后、白血病等。

3. 病理性减少

病毒感染、伤寒、副伤寒、黑热病、疟疾、再生障碍性贫血、极度严重感染、X 线照射、肿瘤化疗后和非白血性白血病等。

二、白细胞分类计数

（一）原理

把血液制成细胞分布均匀的薄膜涂片，用瑞氏染料或瑞氏—姬姆萨复合染料染色，根据各类白细胞形态特征予以分类计数，得出各类白细胞相对比值（百分数），同时应观察白细胞的形态变化。

（二）试剂

见血涂片染色相关内容。

（三）操作

（1）见本章第一节血涂片染色，操作步骤（1）~（5）。

（2）先在低倍镜下浏览全片，了解染色好坏和细胞分布情况，观察有无异常细胞。

（3）选择涂片体尾交接处染色良好的区域，在油镜下计数 100 个白细胞，按其形态特征进行分类计数。求出各类细胞所占百分数和绝对数。

（四）参考区间

白细胞分类计数参考范围见表 1-1 及表 1-2。

表 1-1　成人白细胞分类计数参考范围

细胞类别	百分数/%	绝对数/（$\times 10^9$/L）
中性粒细胞		
杆状核	1 ~ 36	0.04 ~ 0.6
分叶核	50 ~ 70	2 ~ 7
嗜酸性粒细胞	0.5 ~ 5	0.02 ~ 0.5
嗜碱性粒细胞	0 ~ 1	0 ~ 1
淋巴细胞	20 ~ 40	0.8 ~ 4
单核细胞	3 ~ 10	0.12 ~ 1

表 1-2 儿童白细胞分类计数参考范围

细胞类别	百分数/%
中性粒细胞	50 ~ 70（新生儿至婴儿为 31 ~ 40）
嗜酸性粒细胞	5 ~ 50
嗜碱性粒细胞	0 ~ 7
淋巴细胞	20 ~ 40（新生儿至婴儿为 40 ~ 60）
大单核细胞	1 ~ 8（出生后 2 ~ 7 天为 12）
未成熟细胞	0 ~ 8（出生后 2 ~ 7 天为 12）

（五）注意事项

（1）分类时应从血膜体尾交界处边缘向中央依次上下呈城垛状迂回移动，计数时不能重复和遗漏。

（2）白细胞数明显减少的血片，应检查多张血片。

（3）分类见有核红细胞，不计入 100 个白细胞内，以分类 100 个白细胞过程中见到多少有核红细胞报告，并注明所属阶段。

（4）除某些病理情况（如慢性淋巴细胞白血病）外，破碎细胞或不能识别细胞的数量不超过白细胞总数的 2%。若破碎细胞仍能明确鉴别，如破碎的嗜酸性粒细胞，应包括在分类计数中。在结果报告中应对破碎细胞或不能识别细胞进行适当描述。

（5）分类中应注意观察成熟红细胞、血小板的形态、染色及分布情况，注意有无寄生虫和其他异常所见。

（6）白细胞形态变化较大，遇有疑问应请示上级主管或主任进行核实，以减少错误。

（六）临床意义

1. 病理性增多

（1）中性粒细胞增多：多见于急性化脓性感染、粒细胞白血病、急性出血、溶血、尿毒症、急性汞中毒、急性铅中毒等。

（2）嗜酸性粒细胞增多：多见于过敏性疾病如支气管哮喘、寄生虫病，某些传染病如猩红热，某些皮肤病如湿疹，某些血液病如嗜酸性粒细胞白血病及慢性粒细胞白血病等。

（3）嗜碱性粒细胞增多：多见于慢性粒细胞白血病、转移癌及骨髓纤维化等。

（4）淋巴细胞增多：多见于百日咳、传染性单核细胞增多症、慢性淋巴细胞白血病、麻疹、腮腺炎、结核、传染性肝炎等。

（5）单核细胞增多：多见于结核、伤寒、亚急性感染性心内膜炎、疟疾、黑热病、单核细胞白血病、急性传染病的恢复期等。

2. 病理性减少

（1）中性粒细胞减少：多见于伤寒、副伤寒、疟疾、流行性感冒、化学药物中毒、X 线和镭照射、抗肿瘤药物化疗、极度严重感染、再生障碍性贫血、粒细胞缺乏等。

（2）嗜酸性粒细胞减少：多见于伤寒、副伤寒以及应用肾上腺皮质激素后。

（3）淋巴细胞减少：多见于传染病急性期、放射病、细胞免疫缺陷等。

（斗　章）

第四节　血小板计数

一、原理

将血液用适当的稀释液做一定量稀释，混匀后充入计数池内，在显微镜下计数一定体积内的血小板数量，经过换算得出每升血液中的血小板数。

二、试剂

1%草酸铵稀释液，分别用少量蒸馏水溶解草酸铵 1.0 g 及乙二胺四乙酸二钠（EDTA-Na_2）0.012 g，合并后加蒸馏水至 100 mL，混匀，过滤后备用。

三、操作

（1）取清洁小试管 1 支加入血小板稀释液 0.38 mL。

（2）准确吸取毛细血管血 20 μL，擦去管外余血，置于血小板稀释液内，吸取上清洗 3 次，立即充分混匀。待完全溶血后再次混匀 1 分钟。

（3）取上述均匀的血小板悬液 1 滴，充入计数池内，静置 10～15 分钟，使血小板下沉。

（4）用高倍镜计数中央大方格内四角和中央共 5 个中方格内的血小板数。

四、参考区间

成人：男　（85～303）$\times 10^9$/L；

　　　女　（101～320）$\times 10^9$/L；

新生儿：（100～300）$\times 10^9$/L；

儿童：（100～300）$\times 10^9$/L。

五、注意事项

（1）血小板稀释液应防止微粒和细菌污染，配成后应过滤。试管及吸管也应清洁、干净。

（2）针刺应稍深，使血流通畅。拭去第一滴血后，首先采血进行血小板计数。操作应迅速，防止血小板聚集。采取标本后应在 1 小时内计数完毕，以免影响结果。

（3）血液加入稀释液内要充分混匀，充入计数池后一定要静置 10～15 分钟。室温高时注意保持计数池周围的湿度，以免水分蒸发而影响计数结果。

（4）计数时光线要适中，不可太强，应注意有折光性的血小板和杂质、灰尘相区别。附在红细胞旁边的血小板也要注意，不要漏数。

（5）用位相显微镜计数效果更佳，计数更准确。

六、临床意义

1. 血小板减少（计数 $<100\times 10^9$/L）

（1）血小板生成障碍：再生障碍性贫血、急性白血病、急性放射病等。

（2）血小板破坏增多：原发性血小板减少性紫癜（ITP）、脾功能亢进。

（3）血小板消耗过多：如弥散性血管内凝血（DIC）等。

2. 血小板增多（计数 >400 ×10^9/L）

（1）骨髓增生综合征、慢性粒细胞性白血病、真性红细胞增多症等。

（2）急性感染、急性失血、急性溶血等。

（3）其他，如脾切除后。

（斗　章）

第二章

尿液检验技术

第一节　标本采集与处理

一、尿液标本采集

根据临床检查要求，应正确留取尿液标本。临床上常见以下 6 种尿液标本。

1. 晨尿

即清晨起床后的第一次尿标本，为较浓缩和酸化的标本，尿液中血细胞、上皮细胞及管型等有形成分相对集中且保存较好。适用于可疑或已知泌尿系统疾病的动态观察及进行早期妊娠试验等。但由于晨尿在膀胱内停留时间过长易发生变化，现多建议留取第二次晨尿。

2. 随机尿

即留取任何时间的尿液，适用于门诊、急诊患者。本法留取尿液方便，但易受饮食、运动、用药等影响。

3. 餐后 2 小时尿

通常于午餐后 2 小时收集患者尿液，此标本对病理性糖尿和蛋白尿的检出更为敏感，因餐后增加了负载，使已降低阈值的肾不能承受。此外由于餐后肝分泌旺盛，促进尿胆原的肠肝循环，餐后机体出现的碱潮状态也有利于尿胆原的排出。因此，餐后 2 小时尿适用于尿糖、尿蛋白、尿胆原等检查。

4. 定时尿

计时开始时，嘱患者排空膀胱，收集以后一定时间的尿液，常用的有 3 小时，12 小时，24 小时尿。分别用于尿细胞排泄率、尿沉渣定量和尿化学成分定量测定。气温高时，需加防腐剂。

5. 其他

包括中段尿、导尿、耻骨上膀胱穿刺尿等，后两种方法尽量不用，以免发生继发性感染。尿标本收集的类型、分析项目、应用理由及注意事项见表 2-1。

表 2-1　尿液标本收集的类型、应用理由及注意事项

标本类型	应用理由及注意事项
晨尿	有形成分保存好，易于检出，但在膀胱停留时间长，硝酸盐及葡萄糖易分解
随机尿	方便患者，但受饮食、运动、药物等多种因素影响

续表

标本类型	应用理由及注意事项
12 小时尿	沉淀物中有形成分计数
24 小时尿	可克服因不同时间排出量不同的影响
餐后 2 小时尿	有助于不典型糖尿病的疗效观察
清洁中段尿	要求无菌，需冲洗外阴后留取标本，以避免外生殖器的细菌污染

二、尿液标本保存

尿液排出体外后会发生物理和化学变化，其中尿胆原、尿胆红素等物质见光后易氧化变质；细胞在高渗、低渗的环境中易变形破坏；尿中细菌的繁殖消耗葡萄糖易造成假阴性；非致病菌还原硝酸盐使亚硝酸盐定性假阳性，并分解尿素产生氨，导致 pH 升高，还会破坏细胞、管型及其他有形成分。标本长期存放会使酮体、挥发性酸在尿中含量降低，菌体蛋白还会干扰蛋白质检验。因此，标本留取后应立即检查，若不能检查应妥善保存。

（一）4 ℃冷藏或冰冻

1. 4 ℃冷藏

4 ℃冷藏可防止一般细菌生长，维持较恒定的弱酸性及某些成分的生物活性。但有些标本冷藏后，由于磷酸盐与尿酸盐的析出与沉淀，妨碍对有形成分的观察。尿液 4 ℃冷藏不超过 6 小时。

2. 冰冻

冰冻可较好地保存尿中的酶类、激素等，需先将新鲜标本离心除去有形成分，保存上清液。

（二）化学防腐

大多数防腐剂的作用是抑制细菌生长、维持酸性并保持某些成分的生物活性。常用的化学防腐剂有以下 5 种。

1. 甲醛（福尔马林 400 g/L）

每升尿液中加入 5 mL 甲醛，用于尿液管型、细胞防腐。注意甲醛过量时可与尿素产生沉淀物，干扰显微镜检查。

2. 甲苯

是一种有机溶剂，能在尿液标本表面形成一薄层，阻止标本与空气接触，起到防腐的作用。每升尿液中加入 5 mL 甲苯，用于尿糖、尿蛋白等定量检查。

3. 麝香草酚

每升尿液中加入小于 1 g 麝香草酚既能抑制细菌生长，又能较好地保存尿液中有形成分，可用于化学成分检查及防腐，但过量可使尿蛋白定性试验（加热乙酸法）出现假阳性，还会干扰尿胆色素的检查。

4. 浓盐酸

一些物质在酸性环境中较稳定，加酸降低 pH 是最好的保存办法。每升尿液中加入 10 mL 浓盐酸用于尿 17-酮、17-羟类固醇，儿茶酚胺等定量测定。

5. 碳酸钠

是卟啉类化合物的特殊保护剂，用量为每升尿液中 10 g。将标本储存于棕色瓶中。

三、尿液标本检测后处理

检测后应按照《临床实验室废物处理原则》（WS/T 249—2005）处理残余标本和所用器械，以免污染环境和造成室内感染。如残余标本用 10 g/L 过氧乙酸或 30 ~ 50 g/L 漂白粉液处理后排入下水道；所用实验器材须经 75% 乙醇浸泡或 30 ~ 50 g/L 漂白粉液处理，也可用 10 g/L 次氯酸钠浸泡 2 小时，或 5 g/L 过氧乙酸浸泡 30 ~ 60 分钟，再用清水冲洗干净，干燥后留待下次使用；一次性尿杯或其他耗材可集中焚烧。

四、临床意义

尿液由肾脏生成，通过输尿管、膀胱及尿道排出体外。肾脏通过泌尿活动排泄废物，调节体液及酸碱平衡。此外肾脏还有内分泌功能，在新陈代谢中发挥着极其重要的作用。

肾单位是肾脏泌尿活动的基本功能单位。人的两肾约有 200 万个肾单位，每个肾单位包括肾小体与肾小管两部分，肾单位与集合管共同完成泌尿功能。尿液在生成过程中，主要经历了肾小球滤过膜过滤作用、肾小管的重吸收和排泌作用。当血液流经肾小球毛细血管时，除了血细胞和大部分血浆蛋白外，其余成分都被滤入肾小囊腔形成原尿，这是一种超滤过程。正常人肾小球滤过率为 120 mL/min，滤过的原尿中含有除大分子蛋白质以外的各种血浆成分。正常成年人每天形成原尿约 180 L，但正常人每日尿量为 1 ~ 2 L，这是由于肾小管和集合管具有选择性重吸收和强大的浓缩功能，可减少营养物质丢失、排出代谢终产物。肾小管不同部位对各种物质的重吸收各不相同，有主动吸收和被动吸收两种方式。近曲小管是重吸收的主要部位，其中葡萄糖、氨基酸、乳酸、肌酸等被全部重吸收；HCO_3^-、K^+、Na^+ 和水被大部分重吸收；硫酸盐、磷酸盐、尿素、尿酸被部分重吸收；肌酐不被重吸收。同时由于髓袢的降支对水的重吸收大于对溶质的重吸收，可使肾小管内液的渗透压逐渐升高，形成渗透梯度进一步促进集合管对水的重吸收，达到尿液的稀释与浓缩。肾小管能分泌 H^+，K^+ 等，同时重吸收 Na^+，故称为 K^+-Na^+ 交换，起排 K^+ 保 Na^+ 作用。肾小管不断产生 NH_3，与分泌的 H^+ 结合，生成 NH_4^+，分泌入管腔以换回 Na^+，这是肾排 H^+ 保 Na^+ 的另一种方式。

尿液中的成分受饮食、机体代谢、人体内环境及肾处理各种物质能力等因素的影响。尿中含水 96% ~97%，成人每日排出总固体约 60 g，其中有机物（尿素、尿酸、葡萄糖、蛋白、激素和酶等）约 35 g，无机物（钠、钾、钙、镁、硫酸盐和磷酸盐等）约 25 g。

临床检验中的尿液分析又称为尿液检查，是根据临床需要，通过实验室手段对尿液中的某些成分进行的检查，是临床实验室最常用的检测项目之一。通过尿液检查，可指导临床医生解决以下问题。

1. 泌尿系统疾病的诊断与疗效观察

泌尿系统的炎症、结石、肿瘤、血管病变及肾移植术后发生排异反应时，各种病变产物直接出现在尿中，引起尿液成分变化，因此尿液分析是泌尿系统疾病诊断与疗效观察的首选项目。

2. 其他系统疾病的诊断

尿液来自血液，其成分又与机体代谢有密切关系，故任何系统疾病的病变导致血液成分改变时，均能引起尿液成分的变化。因此通过尿液分析可协助临床诊断，如糖尿病时进行尿糖检查、急性胰腺炎时进行尿淀粉酶检查、急性黄疸型病毒性肝炎时进行尿胆色素检查等，均有助于上述疾病的诊断。

3. 安全用药的监护

某些药物如庆大霉素、卡那霉素、多黏菌素 B 与磺胺类药物等常引起肾损害，故用药前及用药过程中须观察尿液变化，确保用药安全。

4. 职业病的辅助诊断

铅、镉、铋、汞等重金属均可引起肾损害，尿中此类重金属排出量增多，并出现相关的异常成分，故尿液检查对劳动保护与职业病的诊断及预防有一定价值。

5. 对人体健康状态的评估

预防普查中对人群进行尿液分析，可筛查有无肾、肝、胆疾病和糖尿病等，达到早期诊断及预防疾病的目的。

五、尿液检查的注意点

为保证尿液检查结果的准确性，必须正确留取标本，在收集和处理标本时应注意以下 8 点：

（1）尿液收集容器要求清洁、干燥，一次性使用。容器有较大开口便于收集。

（2）避免污染，如阴道分泌物、月经血、粪便等污染。

（3）无干扰化学物质（如表面活性剂、消毒剂）混入。

（4）有明显标记，如被检者姓名、病历号、收集日期等，必须粘贴在容器上。

（5）能收集足够尿液量，最好超过 50 mL，至少 12 mL，如收集定时尿，容器应足够大，并加盖，必要时加防腐剂。

（6）如需细菌培养应在无菌条件下，用无菌容器收集中段尿液。尿标本收集后应及时送检及检测，以免发生细菌繁殖、蛋白质变性、细胞溶解等。尿标本应避免强光照射，以免尿胆原等物质因光照分解或氧化而减少。

（7）尿液中可能含细菌、病毒等感染物，因此必须加入过氧乙酸或漂白粉消毒处理后排入下水道。

（8）尿液检查所用容器及试管须经 75% 乙醇液浸泡或 30 ~ 50 g/L 漂白粉液处理，也可以用 10 g/L 次氯酸钠液浸泡 2 小时或用 5 g/L 过氧乙酸浸泡 30 ~ 60 分钟，再用清水冲洗干净。

（杨　威）

第二节　理学检查

尿液理学检查包括气味、尿量、外观（颜色、清晰度）、尿比重、尿渗量等项目。

一、气味

正常尿液略带酸味，是由尿液中的酯类和挥发酸共同产生的。尿液气味也可受到食物和某些药物的影响，如进食葱、蒜、韭菜、咖喱，过多饮酒，以及服用某些药物后尿液可出现各自相应的特殊气味。除此之外，尿液气味还有以下变化。

（1）尿液搁置过久，细菌污染繁殖，尿素分解，可出现氨臭味。若新鲜的尿液带有刺鼻的氨味，提示有慢性膀胱炎或尿潴留。

（2）糖尿病酮症酸中毒时，尿液中可闻到类似烂苹果的气味。

（3）苯丙酮尿症患者的尿液中有特殊的“老鼠屎”样的臭味。

二、尿量

尿量主要取决于肾小球滤过率、肾小管重吸收和浓缩与稀释功能。此外，尿量变化还与外界因素如每日饮水量、食物种类、周围环境（气温、湿度）、排汗量、年龄、精神因素、活动量等相关。一般健康成人尿量为1～2 L/24 h；昼夜尿量之比为（2～4）：1；儿童的尿量个体差异较大，按体质量计算较成人多3～4倍。

1. 多尿

24小时尿量大于2.5 L称为多尿。在正常情况下多尿可见于饮水过多或多饮浓茶、咖啡、精神紧张、失眠等情况，也可见于使用利尿剂或静脉输液过多时。

病理性多尿常因肾小管重吸收障碍和浓缩功能减退，可见于：①内分泌疾病，如尿崩症、糖尿病等；②肾性疾病，如慢性肾炎、肾功能不全、慢性肾盂肾炎、多囊肾、肾髓质纤维化或萎缩；③精神因素，如癔症大量饮水后；④药物，如噻嗪类、甘露醇、山梨醇等药物治疗后。

2. 少尿

24小时尿量少于0.4 L或每小时尿量持续少于17 mL称为少尿。生理性少尿见于机体缺水或出汗过多时，在尚未出现脱水的临床症状和体征之前可首先出现尿量的减少。病理性少尿可见于：①肾前性少尿，各种原因引起的脱水如严重腹泻、呕吐，大面积烧伤引起的血液浓缩，大量失血、休克、心功能不全等导致的血压下降、肾血流量减少，重症肝病、低蛋白血症引起的全身水肿、有效血容量减低；②肾性少尿，如急性肾小球肾炎时，滤过膜受损，肾内小动脉收缩，毛细血管腔变窄、阻塞，滤过率降低引起少尿；③肾后性少尿，如单侧或双侧上尿路梗阻性疾病，尿液积聚在肾盂不能排出，可见于尿路结石、损伤、肿瘤及尿路先天畸形和机械性下尿路梗阻致膀胱功能障碍、前列腺肥大症等。

3. 无尿

24小时尿量小于0.1 L，或在12小时内完全无尿者称为无尿。进一步排不出尿液，称为尿闭，发生原因与少尿相同。

三、外观

尿液外观包括颜色和透明度。尿液的颜色可随机体生理和病理的代谢情况而变化。正常新鲜的尿液呈淡黄色至深黄色、透明。影响尿液颜色的主要物质为尿色素、尿胆原、尿胆素和卟啉等。此外尿色还受酸碱度，摄入食物或药物的影响。

尿液的透明度也可以用浑浊度表示，分为清晰、雾状、云雾状浑浊、明显浑浊4个等级。浑浊的程度根据尿中混悬物质的种类及量而定。正常尿浑浊的主要原因是含有结晶（pH改变或温度改变后形成或析出）。病理性浑浊可因尿中含有白细胞、红细胞及细菌等导致，尿中含有蛋白可随pH变化析出产生浑浊。淋巴管破裂产生的乳糜尿也可引起浑浊。

常见的尿外观改变的有以下几种。

1. 血尿

尿内含有一定量的红细胞时称为血尿。由于出血量的不同尿液可呈淡红色云雾状、洗肉水样或鲜血样，甚至混有血凝块。每升尿液内含血量超过 1 mL 即可出现淡红色，即肉眼血尿。凡每高倍镜视野见 3 个以上红细胞时可确定为镜下血尿。血尿多见于：①泌尿生殖系统疾病，如肾结核、肾肿瘤、肾或泌尿系类结石及外伤、肿瘤；②血液病，如血友病、过敏性紫癜及血小板减少性紫癜；③其他，如系统性红斑狼疮、流行性出血热。某些健康人运动后可出现一过性血尿。

2. 血红蛋白尿

当发生血管内溶血时，血红蛋白超过珠蛋白的结合能力，游离的血红蛋白就从肾小球滤出，形成不同程度的血红蛋白尿。在酸性尿中血红蛋白可氧化为正铁血红蛋白而呈棕色，如含量多则呈棕黑色酱油样。血红蛋白尿与血尿不同，离心沉淀后前者上清液仍为红色，隐血试验强阳性，镜检时不见红细胞或偶见溶解红细胞的碎屑；后者离心后上清液透明，隐血试验阴性，镜检时可见完整红细胞。血红蛋白尿还需与卟啉尿鉴别，后者见于卟啉症患者，尿液呈红葡萄酒色。此外碱性尿液中如存在酚红、番泻叶、芦荟等物质，酸性尿液中如存在氨基比林、磺胺等药物均可显现不同程度的红色。

3. 胆红素尿

尿中含有大量的结合胆红素可致尿液外观呈深黄色，振荡后泡沫也呈黄色。若在空气中久置可因胆红素被氧化为胆绿素而使尿液外观呈棕绿色。胆红素尿见于阻塞性黄疸和肝细胞性黄疸。服用核黄素、呋喃唑酮后尿液也可呈黄色，但胆红素定性试验阴性。服用较大剂量的熊胆粉、牛磺类药物时尿液颜色也可呈黄色。

4. 乳糜尿

因淋巴循环受阻，从肠道吸收的乳糜液未能经淋巴管引流入血而逆流进入肾，使肾盂、输尿管处的淋巴管破裂，淋巴液进入尿液中致尿液外观呈不同程度的乳白色，有时含有多少不等的血液。乳糜尿多见于丝虫病，少数可由结核、肿瘤、腹部创伤或者手术引起。乳糜尿离心沉淀后外观不变，沉渣中可见少量红细胞和淋巴细胞，丝虫病沉渣中可查出微丝蚴。乳糜尿需与脓尿或结晶尿等浑浊尿相鉴别，后二者经离心后上清液转为澄清，镜检可见多数的白细胞或盐类结晶，结晶尿加热加酸后浑浊消失。确定乳糜尿还可于尿中加少量乙醚振荡提取，因尿中脂性成分溶于乙醚使水层浑浊，浑浊程度比原尿减轻。

5. 脓尿

尿液中含大量白细胞可使外观呈不同程度的黄白色浑浊或含脓丝状悬浮物，见于泌尿系统感染及前列腺炎、精囊炎。脓尿蛋白定性试验常为阳性，镜检可见大量脓细胞。

6. 盐类结晶尿

排出的新鲜尿外观呈白色或淡粉红色颗粒状浑浊，尤其在气温低时常很快析出沉淀物。这类浑浊尿可通过加热加酸鉴别，尿酸盐加热后浑浊消失，磷酸盐、碳酸盐则浑浊增加，但加乙酸后二者均变清，碳酸盐尿同时产生气泡。

四、尿比重

尿比重是指在 4 ℃时尿液与同体积纯水重量之比。因尿中含有 3% ~5% 的固体物质，故尿比重常大于纯水。尿比重高低随尿中水分、盐类及有机物含量而异。在病理情况下还受蛋白质、糖及细胞成分等影响，如无水代谢失调。尿比重测定可粗略反映肾小管的浓缩及稀释功能。

（一）方法学评价

1. 尿比重法

即浮标法，此法最普及，但标本用量多，实验影响因素多，准确性差，因而美国国家临床实验室标准协会（NCCLS）建议不再使用此法。

2. 折射仪法

用折射仪测定，目前已广泛应用，所用的尿量少，但受温度影响，在测定蛋白尿和糖尿病患者尿液时必须校正。折射仪法可用去离子水和已知浓度溶液，如0.513 mol/L（30 g/L）氯化钠溶液、0.85 mol/L 氯化钠溶液、0.263 mol/L 蔗糖溶液进行校准。

3. 试带法

简单、快速，近年来已用于尿液全自动分析仪的测定，但测定范围较窄，实验影响因素多，精密度差。仅适用于测定健康人群的普查，不适用于测定过高或过低比重的尿液。

（二）参考值

晨尿或通常饮食条件下尿比重为1.015～1.025；随机尿比重为1.003～1.030；婴幼儿尿比重偏低。

（三）临床意义

1. 高比重尿

可见于高热、脱水、心功能不全、周围循环衰竭等尿少时，也可见于尿中含葡萄糖和碘造影剂时。

2. 低比重尿

尿比重降低对临床诊断更有价值。比重近于1.010（与肾小球滤液比重接近）的尿称为等渗尿，主要见于慢性肾小球肾炎、肾盂肾炎等导致远端肾单位浓缩功能严重障碍的疾病。

五、尿渗量

尿渗量，指尿中具有渗透活性的全部溶质微粒的总数量，与颗粒大小及所带电荷无关，反映溶质和水的相对排出速度，蛋白质和葡萄糖等大分子物质对其影响较小，是评价肾脏浓缩功能的指标。

（一）检测原理

溶液中有效粒子数量可以采用该溶液的冰点下降（液态到固态）或沸点上升的温度（ΔT）来表示。检测方法有冰点减低法（常用浓度计法，又名晶体渗透浓度计法）、蒸汽压减低法和沸点增高法。冰点指溶液呈固相和液相处于平衡状态时的温度。1 个 Osm 浓度可使 1 kg 水的冰点下降1.858 ℃，因此摩尔渗透量：

$$\text{Osm}/(\text{kg}\cdot H_2O) = \text{观察取得冰点下降度数}/1.858$$

（二）方法学评价

尿比重和尿渗量都能反映尿中溶质的含量。尿比重测定比尿渗量测定操作简便且成本低，但测定结果易受溶质性质的影响，如葡萄糖、蛋白质等大分子物质及细胞等增多，尿比重也增高。尿渗量主要与溶质的颗粒数量有关，受葡萄糖、蛋白质等大分子物质的影响较小。在评价肾脏浓缩和稀释功能方面，尿渗量较尿比重优越。冰点渗透压计测定的准确性高，不受温度影响。

（三）质量保证

包括仪器的标化、标本的正确处理和操作条件的控制。

（四）参考值

尿渗量：600～1 000 mOsm/（kg·H_2O·24 h 尿）相当于尿比重 1.015～1.025，最大范围 40～1 400 mOsm/（kg·H_2O·24 h 尿）。尿渗量与血浆渗量之比为（3.0～4.7）：1。

（五）临床意义

1. 评价肾脏浓缩稀释功能

健康人禁水 12 小时后，尿渗量与血浆渗量之比应大于 3，尿渗量大于 800 mOsm/（kg·H_2O）。若低于此值，说明肾脏浓缩功能不全。等渗尿和低渗尿可见于慢性肾小球肾炎、慢性肾盂肾炎、多囊肾、阻塞性肾病等慢性间质性病变。

2. 鉴别肾性少尿和肾前性少尿

肾小管坏死致肾性少尿时，尿渗量降低，常小于 350 mOsm/（kg·H_2O）。肾前性少尿时肾小管浓缩功能仍好，故尿渗量较高，常大于 450 mOsm/（kg·H_2O）。

六、尿液浓缩稀释试验

正常情况下远端肾小管升支上皮细胞能选择性地吸收原尿中的 Na^+ 和 Cl^-，而不吸收水，使得尿中电解质浓度逐渐降低，这就是肾小管的稀释功能。集合管上皮细胞仅选择性地允许水和尿素通过，造成集合管内与近髓肾间质之间的渗透压力差，促进集合管对水的重吸收，此即肾小管的浓缩功能。浓缩试验是检查患者禁水时，肾小管是否能加大对水的重吸收而排出浓缩尿液；稀释试验是观察患者 30 分钟内饮水 1 500 mL 时，肾脏能否通过尿液稀释而排出多余的水分。通过测定尿比重的变化反映远端肾小管对水和溶质再吸收的能力，判断肾脏浓缩稀释功能。

（一）测定方法和评价

本试验无须特殊仪器，临床医生可进行病床边检查。

1. Fishberg（费氏）浓缩稀释试验

分为浓缩试验与稀释试验。浓缩试验又称禁水试验，可反映早期肾损害情况，但结果受吸烟及精神因素影响，心力衰竭伴水肿患者的结果不可靠。试验时不但要求患者禁水，且须同时控制药物及饮食。稀释试验须患者在 30 分钟内饮水 1 500 mL，对肾功能评价不敏感。两者都不适合于尿毒症患者，故临床上基本不用。

2. 昼夜尿比重试验（又称莫氏浓缩稀释试验）

试验时患者正常饮食，每餐饮水量不超过 500～600 mL。上午 8：00 排空膀胱，于 10：00、12：00、14：00、16：00、18：00 及 20：00 各收集一次尿液，此后至次晨 8：00 的夜尿收集在一个容器内，分别测定 7 份标本的尿量和尿比重。本法简便，安全可靠，易被患者接受，临床上应用较多。

3. 3小时尿比重试验（又称改良莫氏试验）

即在保持日常饮食和活动情况下，晨8：00排空膀胱后每3小时收集一次尿液，至次晨8：00共8份尿标本，准确测定每次尿量和尿比重。

以上方法都受尿中蛋白质、葡萄糖的影响，只能粗略地估计肾功能受损的程度，且水肿患者因水、钠潴留，影响试验结果，不宜做该试验。因此在条件允许的实验室，最好测定尿渗量，或进行尿酶、β_2微球蛋白等测定：以早期发现肾小管功能损害。

（二）参考区间

昼夜尿比重试验：24小时尿量为1 000～2 000 mL，昼夜尿量之比为（3～4）：1，12小时夜尿量少于750 mL；尿液最高比重应大于1.020；最高比重与最低比重之差大于0.009。

3小时尿比重试验：白天的尿量占24小时尿量的2/3～3/4，其中必有一次尿比重大于1.025，一次小于1.003。

（三）质量控制

（1）最好采用折射仪法测定尿比重。

（2）每次留尿必须排空膀胱，准确测量尿量及比重并记录。

（3）夏季夜间留尿需注意防腐，解释试验结果时还应考虑气温的影响。

（4）水肿患者因钠、水潴留，影响试验结果，不宜做该试验。

（四）临床意义

肾脏浓缩功能降低见于以下情况。

1. 肾小管功能受损早期

如慢性肾炎晚期、慢性肾盂肾炎，高血压、糖尿病、肾动脉硬化晚期，常表现为多尿、夜尿增多、低比重尿。当进入尿毒症期时，尿比重恒定在1.010左右，称为等渗尿。

2. 肾外疾病

如尿崩症、妊娠高血压、严重肝病及低蛋白水肿等。

（杨　威）

第三节　化学成分检查

一、酸碱度

尿液酸碱度简称为尿酸度，分为可滴定酸度和真酸度。前者可用酸碱滴定法进行滴定，相当于尿液酸度总量，后者指尿中所有能解离的氢离子浓度，通常用氢离子浓度的负对数表示。

（一）检测方法

1. 试带法

采用双指示剂法。模块中含溴麝香草酚蓝（pH 6.0～7.6）和甲基红（pH 4.6～6.2），变色范围为黄色（pH 5.0）、绿色（pH 7.0）、蓝色（pH 9.0），多由仪器判读，也可由肉眼目测与标准色板比较判断。

2. pH 试纸法

pH 广泛试纸是浸渍有多种指示剂混合液的试纸条，色泽范围为棕红色至深黑色，肉眼观察与标准色板比较，可判断尿液 pH 近似值。

3. 指示剂法

采用酸碱指示剂原理。常用 0.4 g/L 溴麝香草酚蓝溶液为指示剂。当指示剂滴于尿液后，显黄色为酸性尿，显蓝色为碱性尿，显绿色为中性尿。

4. 滴定法

采用酸碱中和反应原理。通常用 0.1 mol/L 标准氢氧化钠溶液将定量尿液滴定至 pH 7.4，由氢氧化钠消耗量求得尿可滴定酸度。

5. pH 计法

又称电极法，银—氯化银指示电极通过盐桥与对 pH 灵敏的玻璃膜和参比电极（甘汞电极，$Hg\text{-}Hg_2Cl_2$）相连。当指示电极浸入尿液后，H^+ 通过玻璃膜，指示电极和参比电极之间产生电位差，经电压计测得后转为 pH 读数。

（二）方法学评价（表 2-2）

表 2-2 尿酸度测定方法学评价

方法	评价
试带法	配套应用于尿液分析仪，是目前满足临床对尿 pH 检查需要且应用最广泛的一种筛检方法
pH 试纸法	操作简便，采用 pH 精密试纸可提高检测的灵敏度，但试纸易吸潮失效
指示剂法	溴麝香草酚蓝变色范围为 pH 6.0～7.6，当尿 pH 偏离此范围时，检测结果不准确；黄疸尿、血尿将直接影响结果判读
滴定法	可测定尿酸度总量。临床上用于尿酸度动态监测，但操作复杂，故少用
pH 计法	结果精确可靠，需特殊仪器，操作烦琐，故少用。可用于肾小管性酸中毒定位诊断、分型、鉴别诊断时尿 pH 精确测定

（三）质量保证

1. 检测前

应确保标本新鲜、容器未被污染。陈旧标本可因尿中 CO_2 挥发或细菌生长使 pH 增高；细菌和酵母菌可使尿葡萄糖降解为乙酸和乙醇，pH 降低。

2. 检测中

（1）试纸法或试带法：应充分考虑试带检测的范围能否满足临床对病理性尿液 pH 变化范围的需要；应定期用弱酸和弱碱检查试带灵敏度；应确保试纸或试带未被酸碱污染，未吸潮变质，并在有效期内使用。

（2）指示剂法：因一般指示剂不易溶于水，故在配制指示剂溶液时，应先用少许碱液（如 NaOH 稀溶液）助溶，再加蒸馏水稀释到适当浓度，以满足指示剂颜色变化范围，防止指示剂解离质点状态与未解离质点状态呈现的颜色不相同。

（3）pH 计法：应经常校准 pH 计，确保其处于正常状态。本法对测定温度有严格要求，当温度升高时 pH 下降，故首先应调整仪器测定所需的标本温度。新型 pH 计可自动对温度进行补偿。

3. 检测后

生理条件下，多见尿液为弱酸性或弱碱性。尿液 pH 大于 8.0 可见于：①标本防腐或保存不当，细菌大量繁殖并分解尿素产生氨；②患者服用大量碱性制剂。

建立完善的尿液检测报告审核制度，通过申请单获取临床信息，通过电话、实验室信息系统（LIS）、走访病房等形式与临床沟通，探讨异常结果可能的影响因素，对达到尿 pH 检测实用的临床价值很有必要。

（四）参考值

正常饮食条件下：①晨尿，多偏弱酸性，pH 5.5 ~ 6.5，平均 pH 6.0；②随机尿，pH 4.6 ~ 8.0。尿可滴定酸度：20 ~ 40 mmol/24 h 尿。

（五）临床意义

尿酸碱度检测主要用于了解机体酸碱平衡和电解质平衡情况，是临床上诊断呼吸性或代谢性酸/碱中毒的重要指标。同时，可经了解尿 pH 的变化调节结石患者的饮食摄入，通过酸碱制剂的干预帮助机体解毒或排泄药物。

1. 生理性变化

尿液 pH 受食物摄取、机体进餐后碱潮状态、生理活动和药物的影响。进餐后，因胃黏膜分泌盐酸以助消化，通过神经体液调节使肾小管的泌 H^+ 作用减低和 Cl^- 重吸收作用增高，尿 pH 呈一过性增高，即为碱潮。

2. 病理变化

病理状态下尿液 pH 变化见表 2-3。

3. 药物干预

（1）用氯化铵酸化尿液，可促进碱性药物从尿排泄，对使用四环素类、呋喃妥因治疗泌尿系统感染非常有利。

（2）用碳酸氢钠碱化尿液，可促进酸性药物从尿排泄，常用于氨基糖苷类、头孢菌素类、大环内酯类、氯霉素等抗生素治疗泌尿系统感染。

（3）发生溶血反应时，口服 $NaHCO_3$ 碱化尿液，可促进溶解及排泄血红蛋白。

表 2-3　影响尿液 pH 的病理因素

病理因素	尿酸性	尿碱性
肾功能	肾小球滤过增加而肾小管保碱能力正常	肾小球滤过功能正常而肾小管保碱能力丧失
疾病	①酸中毒、发热、慢性肾小球肾炎。②代谢性疾病：如糖尿病、痛风、低血钾性碱中毒（肾小管分泌 H^+ 增强，尿酸度增高）。③其他：如白血病、呼吸性酸中毒（因 CO_2 潴留）。④尿酸盐或胱氨酸尿结石	①碱中毒：如呼吸性碱中毒，丢失 CO_2 过多。②严重呕吐（胃酸丢失过多）。③尿路感染：如膀胱炎、肾盂肾炎、变形杆菌性尿路感染（细菌分解尿素产生氨）。④肾小管性酸中毒：肾小球滤过虽正常，但远曲小管形成氨和 H^+ 的交换功能受损，肾小管泌 H^+、排 H^+ 及 H^+-Na^+ 交换能力降低，机体明显酸中毒，尿 pH 呈相对偏碱性。⑤草酸盐或磷酸盐或碳酸盐尿路结石

二、尿蛋白定性检查

尿蛋白为尿液化学成分检查中最重要的项目之一。正常人的肾小球滤液中存在小分子量的蛋白质，在肾小管中绝大部分又被重吸收，因此终尿中的蛋白质含量很少，仅为 30 ~ 130 mg/24 h。随机一次检查尿中蛋白质为 0. 80 mg/L，尿蛋白定性试验呈阳性。当尿液中蛋白质超过 150 mg/24 h 或尿中蛋白质浓度大于 100 mg/L 时，常规化学定性试验呈阳性，称为蛋白尿。正常时分子量在 7 万以上的蛋白质不能通过肾小球滤过膜，分子量在 1 万 ~ 3 万的低分子量蛋白质虽大多可通过滤过膜，但又被近曲小管重吸收。肾小管细胞分泌的蛋白如 Tamm Horsfall 蛋白（T-H 蛋白）及下尿路分泌的黏液蛋白可进入尿中。尿蛋白 2/3 来自血浆蛋白，其中清蛋白（也称清蛋白）约占 40%，其余为小分子量的酶（溶菌酶等）、肽类、激素类，如将正常人尿液浓缩后再经免疫电泳，可按蛋白质的分子量大小分成以下 3 组。①高分子量蛋白质：分子量大于 9 万，含量极微，包括由肾髓袢升支及远曲小管上皮细胞分泌的 T-H 蛋白及分泌型 IgA 等。②中分子量蛋白质：分子量为 4 万 ~ 9 万，是以清蛋白为主的血浆蛋白，可占尿蛋白总数的 1/2 ~ 2/3。③低分子量蛋白质：分子量小于 4 万，绝大多数已在肾小管重吸收，因此尿中含量极少，如免疫球蛋白 Fc 片段，游离轻链、α_1 微球蛋白、β_2 微球蛋白等。

（一）加热乙酸法

1. 原理

加热可使蛋白质变性凝固，加酸可使蛋白质接近等电点，促使蛋白质沉淀。此外，加酸还可以溶解碱性盐类结晶。

2. 试剂

5%（*V/V*）冰乙酸溶液：取冰乙酸 5 mL，加蒸馏水至 100 mL。

3. 器材

酒精灯，13 mm × 100 mm 试管，试管夹，滴管。

4. 操作

（1）取尿液：取试管 1 支，加清澈尿液至试管的 2/3 处。

（2）加热：用试管夹夹持试管下端，斜置试管使尿液的上 1/3 于酒精灯火焰上加热，沸腾即止。

（3）加酸：滴加 5% 冰乙酸 2 ~ 3 滴。

（4）加热：再继续加热至沸腾。

（5）观察：立即观察结果。

（6）判断：见表 2-4。

表 2-4　加热乙酸法尿蛋白定性试验结果判断

反应现象	报告方式
清晰透明无改变	−
黑色背影下呈轻微浑浊	±
反应现象	报告方式
白色浑浊无颗粒	+
浑浊，有明显颗粒状物	+ +
有絮状物	+ + +
立即出现凝块和大量絮状物	+ + + +

（7）注意：①坚持加热—加酸—再加热；②加入醋酸要适量；③加热部位要控制；④观

察结果要仔细。

（二）磺基水杨酸法

1. 原理

在酸性条件下，磺基水杨酸的磺酸根阴离子与蛋白质氨基酸阳离子结合，形成不溶性蛋白质盐沉淀。

2. 试剂

200 g/L 磺基水杨酸溶液：磺基水杨酸 200 g 溶于 1 L 蒸馏水中。

3. 器材

小试管，滴管。

4. 操作

试管法。

（1）取尿液：试管 2 支，各加入清澈尿液 1 mL（约 20 滴）。

（2）加液：于一支试管内加入磺基水杨酸 2 滴，轻轻混匀，另一支试管不加试剂作空白对照。

（3）混匀。

（4）观察：1 分钟内在黑色背景下观察结果。

（5）判断：见表 2-5。

表 2-5　磺基水杨酸法尿蛋白定性试验结果判断

反应现象	报告方式
清晰透明无改变	-
仅在黑色背景下，可见轻度浑浊	极微量
不需黑色背景，可见轻微浑浊	±
明显白色浑浊，但无颗粒出现	+
明显浑浊并出现颗粒	+ +
更明显浑浊，并有絮状沉淀	+ + +
严重浑浊，并有大凝块	+ + + +

5. 注意

（1）本法敏感，能检出极微量的蛋白质，无临床意义。

（2）判断结果应严格控制在 1 分钟内，否则随时间延长可导致反应强度升级。

（3）浑浊尿液应离心后取上清液做试验，强碱性尿应使用稀乙酸酸化尿液至 pH 5.0 后再做试验。

（4）假阳性：见于受检者使用有机碘造影剂、大剂量青霉素等。尿中含尿酸或尿酸盐过多时，也可导致假阳性，但加热后消失。

（三）干化学试纸法

1. 原理

根据指示剂蛋白误差原理，即在 pH 3.2 时指示剂溴酚蓝产生阴离子，与带阳离子的蛋白质如清蛋白结合，发生颜色反应，蛋白质浓度越高变色程度越大。

2. 试剂

试带条。

3. 器材

尿分析仪或目测。

4. 操作

按说明书要求进行，一般要求将试带浸于尿液中，1 ~2 秒后取出，15 秒后与标准比色板比较，观察结果，也可在尿分析仪上比色，仪器自动打印出结果。

（四）方法学评价

尿蛋白定性试验为过筛性试验，目前常用加热乙酸法、磺基水杨酸法和干化学试带法。

1. 加热乙酸法

为古老传统的经典方法，加热煮沸尿液使蛋白变性、凝固，然后加酸使尿 pH 接近蛋白质等电点（pH 4. 7），有利于已变性蛋白下沉，同时可消除尿中某些磷酸盐因加热析出所致的浑浊。本法能使所有蛋白质发生沉淀反应，结果准确，灵敏度为 0. 15 g/L，影响因素少，但如加酸过少、过多，致尿 pH 远离蛋白质等电点，也可使阳性程度减弱。如尿中盐浓度过低，也可致假阴性。因操作烦琐，不适于筛检。

2. 磺基水杨酸法

在略低于蛋白质等电点的 pH 条件下，蛋白质带有正电荷的氨基与带负电荷的磺基水杨酸根相结合，形成不溶性蛋白质盐而沉淀。该法操作简便敏感，清蛋白、球蛋白、本周蛋白均可发生反应。但在用某些药物如青霉素钾盐及有机碘造影剂（胆影葡胺、泛影葡胺、碘酸），或在高浓度尿酸、草酸盐、黏蛋白等作用下均可呈假阳性反应，加热煮沸后沉淀可消失，有别于尿蛋白。现常被用作尿蛋白定性试验过筛方法，本法检测蛋白尿的敏感度为 0. 05 ~0. 1 g/L。

3. 干化学试带法

本法是利用指示剂的蛋白质误差原理（指示剂离子因与清蛋白携带电荷相反而结合，使反应显示的 pH 颜色变为较高 pH 颜色，这种 pH 颜色改变的幅度与清蛋白含量成正比）而建立的。该法有简便、快速等优点，适用于人群普查，还可以同时用肉眼观察和尿液分析仪检测，以减少误差。不同厂家、不同批号的试带显色有差异。缺点是指示剂只与清蛋白反应，与球蛋白反应很弱。

（五）参考值

定性试验：阴性。

（六）临床意义

1. 生理性蛋白尿

生理性蛋白尿或无症状性蛋白尿是指由于各种内外环境因素对机体的影响导致的尿蛋白含量增多，可分为功能性蛋白尿及体位性（直立性）蛋白尿。

（1）功能性蛋白尿：指剧烈运动、发热、低温刺激、精神紧张、交感神经兴奋等引起的暂时性、轻度的蛋白尿。其形成机制可能是上述原因造成肾血管痉挛或充血使肾小球毛细血管壁的通透性增加。当诱发因素消失时，蛋白尿也迅速消失。功能性蛋白尿定性一般不超过（+），定量小于0.5 g/24 h，多见于青少年期。

（2）体位性蛋白尿：指由于直立体位或腰部前突时引起的蛋白尿，又称直立性蛋白尿。其特点为卧床时尿蛋白定性为阴性，起床活动若干时间后即可出现蛋白尿，尿蛋白定性可达（++），甚至（+++），平卧后又转成阴性，常见于青少年，可随年龄增长而消失。此种蛋白尿生成机制可能与直立时前突的脊柱压迫肾静脉，或直立位时肾的位置向下移动，使肾静脉扭曲致肾脏处于瘀血状态，淋巴、血流受阻有关。

（3）摄食性蛋白尿：摄入蛋白质过多，也会出现暂时性蛋白尿。

2. 病理性蛋白尿

病理性蛋白尿，根据其发生机制可分为以下6类。

（1）肾小球性蛋白尿：因受到炎症、毒素等损害，肾小球毛细血管壁通透性增加，滤出较多的血浆蛋白，超过肾小管重吸收能力所形成的蛋白尿，称为肾小球性蛋白尿。形成蛋白尿的机制除肾小球滤过膜的物理性空间构型改变导致“孔径”增大外，还与肾小球滤过膜的各层，特别是唾液酸减少或消失致静电屏障作用减弱有关。蛋白电泳检查出的蛋白质中清蛋白占70%～80%，β_2微球蛋白可轻度增多。此型蛋白尿中尿蛋白含量常大于2 g/24 h，主要见于肾小球疾病如急性肾小球肾炎，某些继发性肾脏病变如糖尿病性肾病，免疫复合物病如红斑狼疮性肾病等。

（2）肾小管性蛋白尿：由于炎症或中毒引起的近曲小管对低分子量蛋白质的重吸收功能减退，出现以低分子量蛋白质为主的蛋白尿，称为肾小管性蛋白尿。通过尿蛋白电泳及免疫化学方法检查，发现尿中以β_2微球蛋白、溶菌酶等增多为主，清蛋白正常或轻度增多。单纯性肾小管性蛋白尿，尿蛋白含量较低，一般低于2 g/24 h。此型蛋白尿常见于肾盂肾炎、间质性肾炎、肾小管性酸中毒、重金属中毒及肾移植术后等。尿中β_2微球蛋白与清蛋白的比值，有助于区别肾小球与肾小管性蛋白尿。

（3）混合性蛋白尿：肾脏病变如果同时累及肾小球和肾小管，产生的蛋白尿称混合性蛋白尿。在尿蛋白电泳的图谱中显示低分子量的β_2微球蛋白及中分子量的清蛋白同时增多，而大分子量的蛋白质较少。

（4）溢出性蛋白尿：主要指血液循环中出现大量低分子量（分子量小于4.5万）的蛋白质，如本周蛋白、血浆肌红蛋白（分子量为1.4万），超过肾小管重吸收的极限，在尿中大量出现时称为溢出性蛋白尿。如肌红蛋白增多超过肾小管重吸收的极限，在尿中大量出现时称为肌红蛋白尿，可见于骨骼肌严重创伤及大面积心肌梗死等。

（5）组织性蛋白尿：由肾小管代谢生成的和肾组织破坏分解的蛋白质，以及由于炎症或药物刺激泌尿系统分泌的蛋白质（黏蛋白、T-H蛋白、分泌型IgA）形成的蛋白尿，称为组织性蛋白尿。组织性蛋白尿常见于尿路感染。

（6）假性蛋白尿：假性蛋白尿也称为偶然性蛋白尿，当尿中混有多量血液、脓液、黏液等成分导致蛋白定性试验阳性时称为偶然性蛋白尿。主要见于泌尿道炎症、出血及在尿中混入阴道分泌物、男性精液等，一般不伴有肾脏本身的损害。

三、尿糖定性检查

正常人尿液中可有微量葡萄糖，尿内排出量小于2.8 mmol/24 h，用普通定性方法检查为阴性。尿糖定性试验呈阳性的尿液称为糖尿，一般是指葡萄糖尿，偶见乳糖尿、戊糖尿、半乳糖尿等。尿糖形成的原因和机制为：当血中葡萄糖浓度大于 8.8 mmol/L 时，肾小球滤过的葡萄糖量超过肾小管重吸收能力即可出现糖尿。

尿液中是否出现葡萄糖取决于 3 个因素：①血中的葡萄糖浓度；②每秒流经肾小球的血浆量；③近端肾小管上皮细胞重吸收葡萄糖的能力即肾糖阈。肾糖阈可随肾小球滤过率和肾小管葡萄糖重吸收率的变化而改变，当肾小球滤过率低时可导致肾糖阈提高，肾小管重吸收减少时可引起肾糖阈降低。葡萄糖尿除可因血糖浓度过高引起外，还可因肾小管重吸收能力降低引起，后者血糖可正常。

（一）班氏法

1. 原理

葡萄糖还原性醛基在热碱性条件下，将蓝色硫酸铜还原为氢氧化亚铜，进而生成棕红色的氧化亚铜沉淀。

2. 试剂

甲液：柠檬酸钠 85 g，无水碳酸钠 76.4 g，蒸馏水 700 mL，加热助溶。

乙液：硫酸铜 13.4 g，蒸馏水 100 mL，加热助溶。

冷却后，将乙液缓慢加入甲液中，不断混匀，冷却至室温后补充蒸馏水至 1 000 mL 即为班氏试剂。如溶液不透明则需要过滤，煮沸后出现沉淀或变色则不能使用。

其中硫酸铜提供铜离子；柠檬酸钠可与铜离子形成可溶性结合物，防止生成氢氧化铜沉淀；碳酸钠提供碱性环境。

3. 器材

酒精灯，13 mm × 100 mm 试管，试管夹，滴管。

4. 方法

（1）取液：试管中加 1 mL 班氏试剂。

（2）煮沸：边加热边摇动试管，检查班氏试剂是否变质，如变色则试剂变质不能使用。

（3）加尿液：0.1 mL 尿液（2 滴）。

（4）再煮沸：1 ~ 2 分钟。

（5）观察：冷却后观察沉淀颜色。

（6）判断：见表 2-6。

表 2-6　班氏尿糖定性试验结果判断表

反应现象	结果报告
蓝色不变	－
蓝色中略显绿色，但无沉淀	±
绿色，伴少量黄绿色沉淀	+
较多黄绿色沉淀（黄色为主）	+ +
土黄色浑浊，有大量沉淀	+ + +
大量棕红色或砖红色沉淀	+ + + +

（7）注意：①标本必须新鲜，久置细菌能分解葡萄糖使结果偏低；②试剂与尿液比例为 10 ∶ 1；③尿中含有大量尿酸盐时，煮沸后可浑浊并略带绿色，但冷却后沉淀物显灰蓝

色不显黄色；④煮沸时应不断摇动试管，试管口不能对人；⑤非糖还原性物质也可呈阳性；⑥使用青霉素、维生素 C 等药物时，可出现假阳性反应。

（二）葡萄糖氧化酶试带法

1. 原理

尿液中的葡萄糖在试带中葡萄糖氧化酶的催化下，生成葡萄糖酸内酯和过氧化氢，在过氧化氢酶的作用下，使色原（邻甲苯胺等）脱氢，分子结构发生改变，色原显色。根据颜色深浅，可大致判断葡萄糖含量。

2. 试剂

试带条。

3. 器材

尿分析仪或目测。

4. 操作

按说明书要求进行，一般要求将试带浸于尿液中，1 ~ 2 秒后取出，15 秒后与标准比色板比较，观察结果，也可在尿分析仪上比色，仪器自动打印出结果。

（三）方法学评价

1. 班氏尿糖定性试验

此法稳定，敏感度为 5.5 mmol/L，是测定葡萄糖的非特异试验。凡尿中存在其他糖（如果糖、乳糖、戊糖等）及其他还原物质（如肌酐、尿酸、维生素 C 等）均可呈阳性反应，现多已不用。

2. 葡萄糖氧化酶试带法

此法特异性高，灵敏性高，简便、快速，并可用于尿化学分析仪，可进行半定量分析，假阳性极少，但有假阴性。酶制品保存要适当。

（四）参考值

定性试验：阴性。

（五）临床意义

1. 血糖增高性糖尿

（1）饮食性糖尿：可因短时间摄入大量糖类引起。因此为确诊有无糖尿，必须检查清晨空腹的尿液以排除饮食的影响。

（2）一过性糖尿：也称应激性糖尿。见于颅脑外伤、脑血管意外、情绪激动等情况下，因血糖中枢受到刺激，导致肾上腺素、胰高血糖素大量释放，出现暂时性高血糖和糖尿。

（3）持续性糖尿：清晨空腹尿中尿糖呈持续阳性，最常见于因胰岛素绝对或相对不足所致的糖尿病。此时空腹血糖水平已超过肾糖阈，24 小时尿中排糖近于 100 g 或更多，每日尿糖总量与病情轻重相平行，因而尿糖测定也是判断糖尿病治疗效果的重要指标之一。如并发肾小球动脉硬化症，则肾小球滤过率减少，肾糖阈升高，此时血糖虽已超过一般的肾糖阈值，但查尿糖仍可呈阴性。一些轻型糖尿病患者的空腹血糖含量正常，尿糖也呈阴性，但进食后 2 小时由于负载增加可见血糖升高，尿糖呈阳性。对于此型糖尿病患者，不仅需要同时进行空腹血糖及尿糖定量、进食后 2 小时尿糖检查，还需进一步进行糖耐量试验，以明确糖尿病的诊断。

（4）其他血糖增高性糖尿：①甲状腺功能亢进，由于肠壁的血流加速和糖的吸收增快，因而在饭后血糖高出现糖尿；②肢端肥大症，可因生长激素分泌旺盛致血糖升高，出现糖尿；③嗜铬细胞瘤，可因肾上腺素及去甲肾上腺素大量分泌，致使磷酸化酶活性增加，促使肝糖原降解为葡萄糖，引起血糖升高而出现糖尿；④Cushing 综合征，因皮质醇分泌增多，使糖原异生旺盛，抑制己糖磷酸激酶和对抗胰岛素作用，出现糖尿。

2. 血糖正常性糖尿

肾性糖尿属血糖正常性糖尿，因肾小管对葡萄糖的重吸收功能低下所致，见于范科尼综合征，患者出现糖尿但空腹血糖和糖耐量试验均正常。新生儿糖尿多因肾小管功能还不完善。后天获得性肾性糖尿可见于慢性肾炎、肾病综合征。以上均需与真性糖尿鉴别，要点是肾性糖尿时空腹血糖及糖耐量试验结果均为正常。妊娠后期及哺乳期妇女，出现糖尿可能与肾小球滤过率增加有关。

3. 其他

尿中除葡萄糖外还可出现乳糖、半乳糖、果糖、戊糖等，除受进食影响外，还可能与遗传代谢紊乱有关。

（1）乳糖尿：妊娠期或哺乳期妇女尿中可能同时出现乳糖与葡萄糖，是因为缺乏乳糖酶。如摄入过多乳糖或牛奶也可诱发本病。

（2）半乳糖尿：先天性半乳糖血症是一种常染色体隐性遗传性疾病，由于缺乏半乳糖-1-磷酸尿苷转化酶或半乳糖激酶，不能将食物内的半乳糖转化为葡萄糖所致。患儿可出现肝肿大，肝功损害，生长发育停滞，智力减退，哺乳后不安、拒食，呕吐、腹泻，肾小管功能障碍，蛋白尿等。

（3）果糖尿：遗传代谢缺陷性患者可伴蛋白尿与氨基酸尿，偶见于大量进食蜂蜜或果糖者。糖尿病患者尿中有时也可查出果糖。

四、尿酮体定性检查

酮体为乙酰乙酸、β-羟丁酸及丙酮的总称，为人体利用脂肪氧化产生的中间代谢产物。正常人产生的酮体很快被利用，在血中含量极微，为 2.0～4.0 mg/L。其中乙酰乙酸、β-羟丁酸、丙酮约占 20%、78%、2%。尿中酮体（以丙酮计）约为 50 mg/24 h，定性测试为阴性。但在饥饿、各种原因引起的糖代谢障碍、脂肪分解增加及糖尿病酸中毒时，因产生酮体速度大于组织利用速度，可出现酮血症，继而发生酮尿。

（一）粉剂法

1. 原理

丙酮或乙酰乙酸在碱性溶液中与硝普钠和硫酸铵作用，生成异硝基或异硝基铵，后者与 $Fe(CN)_5^{3-}$ 生成紫红色复合物。

2. 试剂

硝普钠 0.5 g，无水碳酸钠 10 g，硫酸铵 10 g。配制前分别将各种试剂烘干、称量并研磨混匀。密闭存于棕色瓶中，防止受潮。

3. 器材

玻片，塑料勺，滴管。

4. 方法

（1）取粉：取1小勺（约0 g）粉剂摊在玻片上。

（2）加尿液：以浸润粉剂为准。

（3）观察：有无紫红色出现，见表2-7。

表2-7　尿酮体定性试验（粉剂法）结果判断

反应现象	结果判断
5分钟以上不出现紫色	-
逐渐呈现淡紫色	+
立即呈现淡紫色而后转为深紫色	+ +
立即呈现深紫色	+ + + ~ + + + +

（4）注意：尿酸盐可致橙色反应，肌酐可致假阳性。粉剂一定要研细，否则会出现颜色不均。本反应需在试剂与水接触产热时使氨放出。

（二）环状法

1. 原理

丙酮或乙酰乙酸与硝普钠作用后，再与氨液接触可产生紫红色化合物。冰醋酸可抑制肌酥产生类似的反应。

2. 试剂

亚硝基铁氰化钠、冰醋酸、浓氨水（28%）。

3. 方法

（1）取尿液：2 mL。

（2）加酸：0.2 mL（3～4滴），避免肌酐引起假阳性。

（3）加液：加饱和硝普钠0.2 mL。

（4）混匀：混合均匀。

（5）加氨：沿管壁加入氨。

（6）观察色环：见表2-8。

表2-8　尿酮体定性试验（环状法）结果判断

反应现象	结果判断
10分钟后不显色	-
10分钟内显淡紫红色环	+
两液接触后渐显紫红色环	+ +
两液接触后即见深紫红色环	+ + +

（7）注意：黄色环不能判断为阳性，是尿酸盐所致。

（三）方法学评价

以往多采用硝普钠粉剂检查法，现多被简易快速的干化学试带法取代。此法主要对丙酮及乙酰乙酸起反应，也可用酶法定量或进一步用气相色谱法分析。

（四）参考值

定性试验：阴性。

（五）临床意义

1. 糖尿病酮症酸中毒

由于糖利用减少，分解脂肪产生酮体，使酮体增加而引起酮症。应与其他疾病（低血糖、心脑疾病乳酸中毒或高血糖高渗透性糖尿病昏迷）相区别。酮症酸中毒时尿酮体均呈阳性，而其他疾病时尿酮体一般不增高，但应注意糖尿病酮症者肾功能严重损伤而肾阈值增高时，尿酮体也可减少，甚至完全消失。

2. 非糖尿病性酮症

感染性疾病如肺炎、伤寒、败血症、结核等发热期，严重腹泻、呕吐、饥饿、禁食过久、全身麻醉后等均可出现酮尿，此种情况相当常见。妊娠期妇女常因妊娠反应、呕吐、进食少，易发生酮症而致酮尿。

3. 中毒

如氯仿、乙醚麻醉后，磷中毒等。

4. 服用双胍类降糖药

降糖灵等药物有抑制细胞呼吸的作用，可出现血糖下降，但酮尿阳性的现象。

五、尿胆色素定性检查

尿中的胆色素包括尿胆红素、尿胆原及尿胆素，俗称尿三胆。由于送检的多为新鲜尿，尿胆原尚未氧化成尿胆素，临床上多查前两者，俗称尿二胆。

（一）尿胆红素定性检查（哈氏浓缩法）

1. 原理

用 $BaSO_4$ 吸附尿液中的胆红素并浓缩，胆红素与 $FeCl_3$ 反应，被氧化为胆绿素而显绿色。

2. 试剂

（1）0.41 mol/L 氯化钡溶液：氯化钡（$BaCl_2 \cdot 2H_2O$）10.0 g，溶于 100 mL 蒸馏水中。

（2）Fouchet 试剂：100 g/L 的 $FeCl_3$ 溶液 10 mL，250 g/L 三氯乙酸溶液 90 mL，混合后备用。

3. 方法

（1）取尿液：取尿液 5 mL 加于试管中。

（2）加液：加 $BaCl_2$ 溶液 2.5 mL（尿量的一半）。

（3）混匀。

（4）离心：在 3 000 转/分下离心 3 ~ 5 分钟。

（5）弃液：弃上清液，留下管底沉淀。

（6）氧化：在沉淀上滴加福氏试剂 2 ~ 3 滴。

（7）观察：观察沉淀是否变色。

（8）判断：见表 2-9。

（9）注意：①尿与 $BaCl_2$ 的比例；②尿中 SO_4^{2-}，PO_4^{3-} 不足，沉淀可减少；③氧化剂用量应适当，过多可使胆红素被氧化为胆绿素，再进一步氧化为胆黄素；④受检者使用阿司匹林等药物可出现假阳性；⑤标本需新鲜，否则胆红素易分解。

表 2-9　胆红素定性检查（哈氏浓缩法）结果判断

反应现象	结果判断	报告方式
长时间不显颜色	阴性	-
逐渐出现淡绿色	弱阳性	+
逐渐出现绿色	阳性	+ +
立即出现蓝绿色	强阳性	+ + +

（二）尿胆原定性检查（改良欧氏法）

1. 原理

尿胆原在酸性条件下与对二甲氨基苯甲醛反应，生成樱红色化合物。

2. 试剂

Ehrlich 试剂：对二甲氨基苯甲醛 2.0 g，溶于 80 mL 蒸馏水，再缓慢加入浓盐酸 20 mL，混匀后储存于棕色瓶中备用。

3. 方法

（1）处理：去除尿中的胆红素。

（2）取尿液：取 1 mL 去除胆红素的尿液。

（3）加液：欧氏试剂 0.1 mL。

（4）混匀。

（5）静置：10 分钟。

（6）观察：在白色背景下，从管口向管底观察结果。

（7）判断：见表 2-10。

表 2-10　尿胆原定性检查（改良欧氏法）结果判断

反应现象	结果判断	报告方式
不变色	阴性	-
放置 10 分钟后呈微红色	弱阳性	+
放置 10 分钟后呈樱红色	阳性	+ +
立即出现深红色	强阳性	+ + +

（8）注意：①新鲜尿，否则尿胆原氧化为尿胆素，出现假阴性，只有两者均阴性方可否定；②干扰物呈红色且不溶于氯仿，可鉴别。

（三）尿胆红素定性检查

胆红素是红细胞破坏后的代谢产物，可分为未经肝处理的未结合胆红素和经肝与葡萄糖醛酸结合形成的结合胆红素。未结合胆红素不溶于水，在血中与蛋白质结合不能通过肾小球滤过膜。结合胆红素分子量小，溶解度高，可通过肾小球滤过膜，由尿排出。由于正常人血中结合胆红素含量很低，滤过量极少，因此尿中检不出胆红素，如血中结合胆红素增加，可通过肾小球滤过膜使尿中结合胆红素量增加，尿胆红素定性试验呈阳性反应。

1. 方法学评价

尿内胆红素检查方法有氧化法与重氮法两种。氧化法是用氧化剂将胆红素氧化为胆绿素，呈绿色为阳性。Smith 碘法操作最简单，但敏感性低，Harrison 法操作稍烦琐，但敏感性高。以2，4-二氯苯胺重氮盐偶联反应的干化学试剂带法操作简单，且可用于尿自动化分析仪，灵敏度为7～14 μmol/L，目前多用其做定性筛选试验。如果反应颜色不典型，应进一步分析鉴别。在尿液pH较低时，某些物质或其代谢产物（如吡啶和依托度酸）可引起假阳性反应，或不典型显色。1.42 mmol/L维生素C可引起假阴性反应。

2. 参考值

定性试验：阴性。

（四）尿胆原及尿胆素定性检查

尿胆原经空气氧化及光线照射后转变成黄色的尿胆素（粪胆素）。

1. 方法学评价

尿胆原的测定采用Ehrilich醛反应，即尿胆原与对二甲氨基苯甲醛反应后呈樱红色，既可用于定性检查也可用于定量检查。尿胆素的测定采用Schleisinger法，即将尿液中尿胆原氧化后加饱和的乙酸锌溶液，可观察到绿色荧光。在尿胆原为阴性时应用尿胆素检查进一步证实。检查尿胆原或尿胆素时均应除去胆红素，以免胆红素的色泽干扰。

2. 参考值

尿胆原定性试验，阴性或弱阳性（1 ∶ 20稀释后阴性）；尿胆素定性试验，阴性。

3. 临床意义

利用尿胆红素、尿胆原和血胆红素等检查可协助鉴别黄疸病因（表2-11）。

表2-11　不同类型黄疸的鉴别诊断

标本	指标	正常人	溶血性黄疸	肝细胞性黄疸	梗阻性黄疸
血清	总胆红素	正常	增高	增高	增高
	未结合胆红素	正常	增高	增高	正常/增高
	结合胆红素	正常	增高/正常	增高	增高
尿液	颜色	浅黄	深黄	深黄	深黄
	尿胆原	1 ∶ 20阴性	强阳性	阳性	阴性
	尿胆素	阴性	阳性	阳性	阴性
	尿胆红素	阴性	阴性	阳性	阳性
粪便	颜色	黄褐色	深色	黄褐色或颜色变浅	颜色变浅或为白陶土色
	粪胆素	正常	增高	减低/正常	减低/消失

（1）溶血性黄疸：当体内有大量红细胞破坏时未结合胆红素增加，使血中胆红素含量增高，由于未结合胆红素不能通过肾脏滤过，故尿胆红素试验呈阴性。当其排入肠道后转变为粪胆原，因而肠道吸收粪胆原及由尿中排出尿胆原的量也相应增加，尿胆原试验呈明显阳性。溶血性黄疸可见于各种溶血性疾病、大面积烧伤等。

（2）肝细胞性黄疸：肝细胞损伤时其对胆红素的摄取、结合、排除功能均可能受损。由于肝细胞摄取血浆中未结合胆红素能力下降，使其在血中的浓度升高，生成的结合胆红素又可能由于肝细胞肿胀、毛细胆管受压，在肿胀与坏死的肝细胞间弥散，经血窦进入血循环，导致血中结合胆红素升高。因其可溶于水并经肾排出，使尿胆红素试验呈阳性。此外，经肠道吸收的粪胆原也因肝细胞受损不能转变为胆红素，而以尿胆原形式由尿中排出，故肝细胞黄疸时尿胆红素与尿胆原测试明显呈阳性。在急性病毒性肝炎时，尿胆红素阳性可早于临床黄疸。其他原因引起的肝细胞性黄疸，如药物、毒物引起的中毒性肝炎也可出现类似的结果。

（3）梗阻性黄疸：胆汁淤积使肝胆管内压增高，导致毛细胆管破裂，结合胆红素不能排入肠道而逆流入血由尿中排出，尿胆红素测试呈阳性。由于胆汁排入肠道受阻，尿胆原也减少。可见于各种原因引起的肝内、肝外完全或不完全梗阻，如胆石症、胆管癌、胰头癌等。

六、乳糜尿定性检查

经肠道吸收的脂肪皂化后成乳糜液，由于种种原因致淋巴引流不畅而未能进入血循环，逆流至泌尿系统淋巴管中，可致淋巴管内压升高，淋巴管曲张、破裂，乳糜液流入尿中，使尿液呈不同程度的乳白色，严重者似乳状，故称乳糜尿。如在乳糜尿中混有血液时称为血性乳糜尿。尿中乳糜的程度与患者摄入脂肪量、淋巴管破裂程度及运动强度有关。乳糜尿中主要含卵磷脂、胆固醇、脂酸盐及少量纤维蛋白原、清蛋白等。如并发泌尿道感染，可出现乳糜脓尿。

（一）检查方法

1. 原理

乳糜尿含有大量脂肪颗粒，形成乳糜状浑浊尿。脂肪可溶于乙醚中，脂肪小滴可通过染色识别。

2. 试剂

（1）乙醚（AR）。

（2）苏丹Ⅲ乙酸乙醇染色液：5% 乙醇 10 mL，冰乙酸 90 mL，苏丹Ⅲ粉末 1 药匙。先将乙醇与冰乙酸混合，再倾入苏丹Ⅲ粉末，使之充分溶解。

（3）猩红染色液：先配制 70% 乙醇和丙酮 1 ∶ 1 溶液，后将猩红加入至饱和为止。

3. 样本

新鲜尿液。

4. 方法

（1）溶解脂肪：取尿液 5 ~ 10 mL，加入乙醚 2 ~ 3 mL，用力振摇，使脂肪溶于乙醚。

（2）静置离心：静置数分钟后，2 000 转/分离心 5 分钟。

（3）涂片染色：吸取乙醚与尿液界面层涂片，加苏丹Ⅲ乙酸乙醇染色液 1 滴。

（4）结果观察：低倍镜下观察是否有红色脂肪小滴（必要时可用高倍镜观察）。

（5）稀释：如为阳性，按 1 ∶ 20 稀释后再同上操作。

5. 注意

（1）乳糜含量和患者摄入脂肪量、运动强度和淋巴管破裂程度等因素有关。乳糜尿的浊度和颜色取决于乳糜量，乳糜尿可呈乳白色、乳酪样或色泽较浑浊。

（2）乳糜尿须与脓尿、大量盐类的浑浊尿和脂肪尿相区别。

（3）在丝虫病时，常可在尿沉渣中找到微丝蚴。

（二）方法学评价

乳糜尿由脂肪微粒组成，外观呈白色。尿液中加入乙醚充分振荡后，与原尿相比，如浑浊程度明显减轻则可确诊，因所含脂肪性成分被乙醚溶解。乳糜尿与脓尿或严重的结晶尿的鉴别要点为：后二者离心沉淀后上清液呈澄清状，沉渣显微镜检查可见多数白细胞或无定形磷酸盐结晶（加热、加酸后溶解），而乳糜尿离心沉淀后外观不变。丝虫病引起乳糜尿者，偶在尿液沉渣中查到微丝蚴，在乳糜尿中加入苏丹Ⅲ染液置显微镜下观察，见大小不等的橘红色球形小体则为阳性。

（三）临床意义

（1）淋巴管阻塞，常见于丝虫病。丝虫在淋巴系统中引起炎症反复发作，大量纤维组织增生，使腹部淋巴管或胸导管广泛阻塞。由于肾的淋巴管最脆弱，故易于肾盂及输尿管处破裂，出现乳糜尿。如为丝虫病引起，可在尿沉渣中于显微镜下见到微丝蚴。先天淋巴管畸形、腹腔结核、肿瘤压迫等也可以出现乳糜尿。

（2）胸腹创伤，手术伤及腹腔淋巴管炎或胸导管炎也可出现乳糜尿，但少见。

（3）过度疲劳、妊娠及分娩后、糖尿病脂血症、肾盂肾炎、包虫病、疟疾等也偶见乳糜尿。

七、尿液 HCG 检查

人绒毛膜促性腺激素（HCG）是受精卵移动到子宫腔内着床后形成胚胎，由胎盘滋养层细胞分泌产生，具有促性腺发育功能的一种糖蛋白激素。HCG 的主要功能就是刺激黄体，使雌激素和黄体酮持续分泌，以促进子宫蜕膜的形成，使胎盘生长成熟。HCG 由一条 α 多肽链、一条 β 多肽链组成。HCG 的 α 链与其他激素，如黄体生成素（LH）、促卵泡生成素（FSH）及促甲状腺素（TSH）的 α 链相似，而 β 多肽链基本是 HCG 所特有的，故用 β-HCG 的抗体来测定 HCG 有较高的特异性。HCG 主要存在于孕妇的血液、尿液、羊水、初乳和胎儿体内。当妊娠 1～2.5 周时，孕妇血清和尿中的 HCG 水平即可迅速升高，孕第 8 周达到高峰，至孕期第 4 个月始降至中等水平，并一直维持到妊娠末期。尿液 HCG 检查主要用于早期妊娠的诊断和滋养层细胞肿瘤的诊断和疗效观察。

（一）胶乳凝集抑制试验

1. 原理

将尿液与抗 HCG 血清混合，经过一段时间反应后，加入被 HCG 致敏的胶乳悬液。当尿液中有 HCG 时，HCG 先与抗血清结合，不引起胶乳的凝集反应，仍呈均匀的乳状。反之，当尿中无 HCG 时，抗血清中的抗体与胶乳抗原发生反应，出现凝集。

2. 试剂

抗 HCG 血清，HCG 胶乳抗原。

3. 方法

（1）加尿液：在玻片上滴加尿液 1 滴。

（2）加抗血清：滴加抗血清 1 滴。

（3）混匀：与尿液充分混匀。

（4）静置：1 分钟。

（5）加胶乳抗原：滴加 1 滴充分混匀的胶乳抗原。

（6）混匀：摇动 3 分钟。

（7）观察：在强光下观察有无肉眼可见的颗粒状凝集。

（8）对照：阴性对照，阳性对照。

（9）判断：阴性对照，凝集。阳性对照，不凝集。标本凝集为阴性，不凝集为阳性。

（10）注意：①标本新鲜、透明，浑浊尿应离心后取上清尿液检查；②抗原、抗体应是同一批号；③加液顺序不能错；④加液量一致；⑤试剂于 2～8 ℃保存，不能冷冻。

（二）胶体金试验

1. 原理

免疫胶体金法是将羊抗人 HCG 抗血清（多抗）、羊抗鼠 IgG 分别固定在特制的纤维素试带上并呈两条线上下排列，羊抗鼠 IgG 线在试带的上方为阴性对照，羊抗人 HCG 多抗在下方为测定。试带条中含均匀分布的胶体金标记鼠抗人 β-HCG 单克隆抗体和无关的金标记鼠 IgG。检测时将试带浸入被检尿液中（液面低于固定的两条抗体线）后迅速取出。尿液沿试带上行，尿中的 β-HCG 在上行过程中与胶体金标记单克隆抗体结合，待行至羊抗人 HCG 抗体检测线时，形成金标记的 β-HCG 单抗—尿 HCG—羊抗人 HCG 抗体的双抗体夹心式复合物，而在试带上呈红色区带，为 HCG 阳性反应，试带上无关的金标记鼠 IgG 随尿液继续上行至羊抗鼠 IgG 处时与之形成紫红色的金标记的抗原抗体复合物为阴性对照。判断结果时，含 HCG 的尿液试带可显示上、下两条紫红色线条，阴性标本则只显出上边一条紫红色线（图 2-1）。

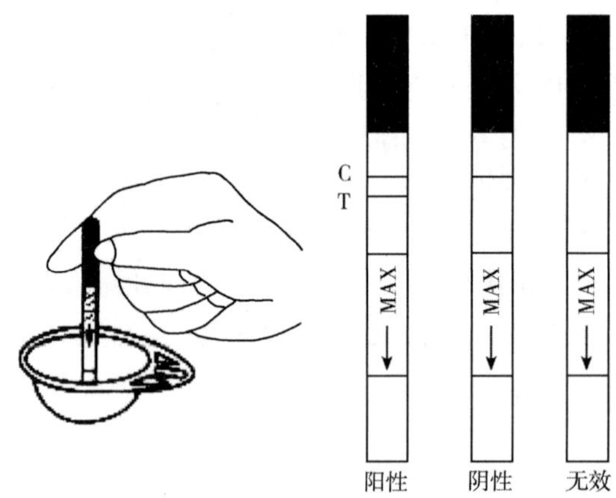

图 2-1　免疫胶体金法测定尿 HCG 示意图

2. 方法

（1）浸尿：将试纸浸入尿液 5 秒。

（2）取出：取出后平放。

（3）观察：5 分钟内观察结果。

3. 结果判断

上下两条红线——阳性。

仅上面一条红线——阴性。

仅下面一条红线——无效。

上下均无红线——无效。

（三）临床意义

HCG 的检查对早期妊娠诊断有重要意义，对与妊娠相关疾病、滋养细胞肿瘤等疾病的诊断、鉴别和病程观察有一定价值。

1. 诊断早期妊娠

孕后35～50天，HCG可升至大于2 500 IU/L。孕后60～70天，可达8 000～320 000 IU/L。

2. 异常妊娠与胎盘功能的判断

（1）异位妊娠：如宫外孕时，本试验只有60%的阳性检出率，在子宫出血3天后，HCG仍可为阳性，故HCG检查可作为异位妊娠与其他急腹症的鉴别。HCG常为312～625 IU/L。

（2）流产诊断与治疗：不完全流产如子宫内尚有胎盘组织残存，HCG检查仍可呈阳性；完全流产或死胎时HCG由阳性转阴性，因此可作为保胎或吸宫治疗的参考依据。

（3）先兆流产：如尿中HCG仍维持高水平多不会发生流产。如HCG在2 500 IU/L以下，并逐渐下降，则有流产或死胎的可能，当降至600 IU/L则难免流产。在保胎治疗中，如HCG仍继续下降说明保胎无效，如HCG不断上升，说明保胎成功。

3. 滋养细胞肿瘤诊断与治疗监测

（1）葡萄胎、恶性葡萄胎、绒毛膜上皮癌及睾丸畸胎瘤等患者尿液中HCG显著升高，可达10万到数百万单位，可用稀释试验诊断。如妊娠12周以前1∶500稀释尿液呈阳性，妊娠12周以后1∶200稀释尿液呈阳性，对葡萄胎诊断有价值。1∶500稀释尿液呈阳性对绒毛膜癌也有诊断价值，如男性尿中HCG升高，要考虑睾丸肿瘤如精原细胞癌、畸形及异位HCG瘤等。

（2）滋养层细胞肿瘤患者术后3周，尿液中HCG应小于50 IU/L，术后8～12周应呈阴性，如HCG不下降或不转阴性，提示可能有残留病变。

八、尿液成分的其他检查

（一）血红蛋白尿检查

正常人血浆中含有50 mg/L游离血红蛋白（Hb），尿中无游离Hb。当有血管内溶血，血中游离Hb急剧上升，超过触珠蛋白的结合能力（正常情况下最大结合力为1.5 g/L血浆）即可排入尿中，可通过尿游离Hb的试验（尿隐血试验）检出。

1. 方法学评价

血红蛋白尿检测采用的是与粪便隐血检查相同的化学法，如邻甲苯胺法、氨基比林法等，这两种方法除与Hb反应外，也与完整的红细胞反应（敏感度为红细胞达5～10 μL），故要注意尿沉渣中红细胞对结果的影响，现已被试带法取代。此外，尿路感染时某些细菌产生过氧化物酶可致假阳性，大剂量的维生素C或其他还原物质可导致假阴性。目前新发展起来的Hb单克隆抗体免疫检测法能克服以上缺点。

2. 参考值

定性试验：阴性。

3. 临床意义

（1）隐血阳性可见于各种引起血管内溶血的疾病，如6-磷酸葡萄糖脱氢酶缺乏患者在食蚕豆或用药物伯氨喹、磺胺、非那西丁时引起的溶血。

（2）血型不合引起急性溶血、阵发性冷性或睡眠性血红蛋白尿症。

（3）重度烧伤、毒蕈中毒、毒蛇咬伤。

（4）自身免疫性溶血性贫血、系统性红斑狼疮等。

（二）肌红蛋白尿检查

肌红蛋白（Mb）是横纹肌、心肌细胞内的一种含亚铁血红素的蛋白质，其结构及特性与血红蛋白相似，但仅有一条肽链，分子量为1.6万~1.7万。当有肌肉损伤时，肌红蛋白释放进入血循环，因分子量较小，易通过肾小球滤过，排入尿中。

1. 方法学评价

（1）化学法：因Mb分子中含血红素基团，也具有类似过氧化物酶样活性，故以往经常采用与血红蛋白相同的化学法检查。临床上已有多种隐血检查试剂及干化学试带，因此检查起来方便，灵敏度也较高。临床上常用来做过筛试验。

（2）分光光度法：Mb的氧化物在578 nm处有吸收光谱；而Hb在568 nm处有吸收光谱，借此可将二者区别，但不够敏感。

（3）单克隆抗体免疫法：是最为敏感、特异的方法，既可作为确诊试验又可进行尿液中Mb定量分析。尤其对急性心肌梗死的肌红蛋白尿液检查具有重要的临床价值。

2. 参考值

定性试验：阴性。

3. 临床意义

肌红蛋白尿多发生于有肌肉损伤时，例如：①阵发性肌红蛋白尿，肌肉痛性痉挛发作后72小时，尿中出现Mb；②创伤，如挤压综合征、子弹伤、烧伤、电击伤、手术创伤等；③组织局部缺血，如心肌梗死早期、动脉阻塞缺血；④砷化氢、一氧化碳中毒，巴比妥中毒，肌糖原积累等；⑤原发性（遗传性）肌疾病，如皮肤肌炎。

（三）本—周蛋白尿检查

本—周蛋白尿（BJP）实质为免疫球蛋白轻链或其聚合体从尿中排出，特性为将尿液在pH 4.5~5.5，56 ℃条件下加热出现白色浑浊及凝固，100 ℃煮沸后浑浊消失或明显减退，再冷却时又可重新凝固，又称凝溶蛋白。免疫球蛋白的轻链单体分子量为2.3万，二聚体分子量为4.6万。蛋白电泳时可在α_2球蛋白至γ球蛋白区带间的某个部位出现M区带，大多位于γ区带及β—γ区带之间。用已知抗κ和抗λ抗血清可进一步将其分型。BJP可通过肾小球滤过膜滤出，若量超过近曲小管所能吸收的极限，则从尿中排出，在尿中排出率多于清蛋白。肾小管对BJP具有重吸收及异化作用，当BJP通过肾排泄时，可抑制肾小管对其他蛋白成分的重吸收，并可损害近曲、远曲小管，导致肾功能障碍及形成蛋白尿，同时有清蛋白及其他蛋白成分排出。

1. 方法学评价

加热凝固法一般需尿中BJP大于0.3 g/L，有时甚至高达2 g/L，且必须在合适的pH下才能检出。如尿中存在其他蛋白如清蛋白、球蛋白时，加酸后可出现沉淀，煮沸时沉淀不再溶解，影响判断结果。当BJP浓度过高时加热至沸腾，沉淀也可不再溶解。目前多用对甲苯磺酸法过筛，灵敏度高。如尿中存在清蛋白不沉淀，球蛋白大于5 g/L可出现假阳性。乙酸纤维膜或聚丙烯酰胺凝胶电泳对BJP的阳性检出率可达97%，但如尿中含量较低，则需预先浓缩。

2. 临床意义

35%~65%多发性骨髓瘤的病例尿液中可出现BJP，且多为λ型。早期BJP可呈间歇性排出，半数病例每日大于 4 g，最多达 90 g。在血性腹腔积液或其他体液中也可查出。约 15% 的巨球蛋白血症患者也可出现 BJP 尿。重链病中 μ 链病也可有 BJP 尿。此外，淀粉样变性恶性淋巴瘤、慢性淋巴细胞白血病、转移癌、慢性肾炎、肾盂肾炎、肾癌等患者尿中也偶见 BJP，其机制还不清楚，可能与尿中存在免疫球蛋白碎片有关。动态观察 BJP 有助于了解是否伴有肾功能不全。BJP 产生水平常可反映产生 BJP 的单克隆细胞数，因此测定 BJP 对观察骨髓瘤病程和判断化疗效果等都有一定意义。

（四）尿液 β_2 微球蛋白检查

血清 β_2 微球蛋白（β_2M）平均浓度为 1.8 mg/L，β_2M 可自由通过肾小球滤过膜，在肾小管被重吸收，故尿中仅含滤量的 1%。可采用酶免疫法或放射免疫法测定。

1. 参考值

血：β_2M <3 mg/L。

尿：β_2M <0.2 mg/L。

2. 临床意义

（1）血或尿中的 β_2M 可用于肾小球与肾小管损伤的鉴别。当肾小管损伤时，如急性肾小管炎症、肾小管坏死、药物及毒物（如庆大霉素、汞、镉、铬、金制剂等）引起肾小管损害，使得肾小管重吸收不良，尿中排出 β_2M 增高。肾小球病变早期，虽然肾小球通透性增加，β_2M 大量滤过，但因肾小管重吸收功能尚好，故血或尿中 β_2M 均不增高。肾小球病变晚期，滤过功能降低，血中 β_2M 可明显增加。

（2）单纯性膀胱炎时尿中的 β_2M 正常。

（3）肾移植后如有排异反应，影响肾小管功能，尿中 β_2M 含量增加。

（4）自身免疫性疾病如红斑狼疮活动期，造血系统恶性肿瘤如慢性淋巴细胞白血病时，因 β_2M 合成加快，血中 β_2M 增加，尿中 β_2M 含量也可增高。

（五）尿含铁血黄素定性检查

人体内约有 25% 的储存铁，以铁蛋白和含铁血黄素两种形式存在。尿含铁血黄素是一种黯黄色不稳定的铁蛋白质聚合物，呈颗粒状。当发生血管内溶血时，大部分血红蛋白随尿排出产生血红蛋白尿，其中一小部分游离血红蛋白被肾小管上皮细胞吸收并分解为含铁血黄素，当细胞脱落时随尿排出。

1. 测定方法及评价

当尿中有含铁血黄素时，其中的高铁离子（Fe^{3+}）与亚铁氰化钾作用，在酸性环境中，生成蓝色的亚铁氰化铁沉淀，称为 Prussian 蓝反应；而含铁血黄素的低铁离子（Fe^{2+}）在酸性环境中被高铁氰化钾氧化成 Fe^{3+} 参加反应。本法阳性是诊断血管内溶血的有用指标，但尿含铁血黄素定性检查阴性也不能完全排除血管内溶血，因为只有含铁血黄素颗粒直径在 1 μm 以上时，才能在显微镜下观察出来。

2. 质量控制

（1）留清晨第一次尿，将全部尿液自然沉淀，再取沉淀物离心，提高阳性检出率。

（2）所用盛尿容器，检验用试管、玻片、试剂均应防止铁剂污染，否则会出现假阳性。

（3）每次试验应做阴性对照。如亚铁氰化钾与盐酸混合即显深蓝色，表示试剂已被污染。

（4）要保持盐酸的浓度，试验时盐酸过少，易出现假阴性。

3. 参考值

定性试验：阴性。

4. 临床意义

急、慢性血管内溶血，阵发性睡眠性血红蛋白尿症可引起含铁血黄素尿。在溶血初期，由于血红蛋白尚未被肾小管上皮细胞吸收，未形成含铁血黄素排出，虽然有血红蛋白尿，但该试验可呈阴性，而隐血试验可呈阳性。但有时血红蛋白含量少，隐血试验呈阴性，但本试验呈阳性。

（六）尿液亚硝酸盐定性检查

当尿液中有病原微生物增殖，并且尿液在膀胱中存留足够长时间的情况下，某些含有硝酸盐还原酶的感染病原菌可将尿中的硝酸盐还原为亚硝酸盐。最常见的细菌有：大肠杆菌属、克雷伯杆菌属、变形杆菌、假单孢菌属等。此外，产气杆菌、铜绿假单胞菌、某些厌氧菌以及真菌也富含硝酸盐还原酶。因此，亚硝酸盐定性试验可作为泌尿系统感染的筛选指标之一。

1. 测定方法及评价

NIT 测定基本上都是利用 Griss 原理，即 NIT 先与对氨基苯磺酸或氨基苯磺酰胺反应形成重氮盐，再与 α-萘胺结合形成红色偶氮化合物。

（1）湿化学法：即将混合药物的干粉直接与尿液作用，观察颜色的变化。此法使用方便，检测快速。

（2）干化学法：目前临床广泛使用的多联干化学试带是根据 Griss 原理设计开发的，主要用于检测尿路因大肠杆菌感染产生的亚硝酸盐。使用含白细胞测定模块的多联干化学试带对泌尿系统感染的诊断筛查更有意义。NIT 反应敏感度为 0.3 ~ 0.6 mg/L。此法也可用于仪器检测。

由于 Griss 反应取决于以下 3 个条件：感染的病原微生物的种类，尿液滞留时间，硝酸盐的存在。因此，NIT 测定对泌尿系统感染的阳性检出率并非 100%。

2. 参考值

定性试验：阴性。

3. 质量控制

（1）防止假阳性干扰：当标本被非感染性细菌污染时会呈假阳性，因此应用新鲜标本测定。

（2）控制假阴性。

1）最好使用晨尿，以便尿液在膀胱内有足够的存留时间使细菌完成还原作用。

2）患者服用利尿剂后，由于排尿次数增多会使结果呈假阴性。大剂量维生素 C 可抑制 Griss 反应而呈假阴性。

3）硝基呋喃可降低试验的敏感度，使用抗生素后可抑制细菌活动使反应转为阴性。

4）其他：高比重尿使反应的敏感度降低，当 NIT 含量小于 1 mg/L 时结果会呈阴性。另外若饮食中摄入蔬菜、水果过少，也会呈阴性。

（3）结果分析：本试验只针对具有硝酸盐还原酶的病原体，因此在分析结果时应结合镜检报告。仅有 NIT 阴性不能排除泌尿系统感染，反之 NIT 阳性也未必一定有泌尿系统感染，应进一步进行细菌学检查。

4. 临床意义

该指标可作为泌尿系统感染的过筛试验，但 NIT 阴性不能排除感染。

（七）尿卟啉定性检查

卟啉是构成血红蛋白、肌红蛋白及细胞色素等的重要成分，是血红素合成的中间体。正常人血和尿中含有很少量的卟啉类化合物。卟啉病患者卟啉代谢紊乱，其产物大量由尿和粪便排出。尿液中排出过多的卟啉即卟啉尿。可用乙酸乙酯提取尿中卟啉，再转入盐酸溶液，盐酸溶液中卟啉在紫外线照射下显红色荧光。本法最低检出量为 200 μg/L 尿。也可用溶剂抽提后，用分光光度法、薄层层析法、高效液相层析法等做定量测定。正常人阴性，阳性见于卟啉病。卟啉病是由于人体内一些酶缺陷，在血红蛋白合成过程中产生过多的卟啉或其前体的疾病。本病常为遗传性，后天性多因肝炎、肝硬化、化学药物和铅中毒引起。

（八）尿苯丙酮酸定性检查

苯丙酮酸是苯丙氨酸的代谢产物。苯丙酮酸尿是氨基酸尿的一种，为常染色体隐性遗传疾病。发病机制是由于肝脏中缺乏 L-苯丙氨酸羟化酶，苯丙氨酸不能转化为酪氨酸，只能转变为苯丙酮酸，大量苯丙酮酸不能被肾小管重吸收而排入尿中。尿苯丙酮酸定性检查（三氯化铁试验）是尿液中的苯丙酮酸与三价铁离子作用产生蓝绿色反应。该法较敏感，操作简单，试剂便宜，容易获得，缺点是尿中的干扰物质较多，与三氯化铁有显色反应，应注意观察。干扰显色而导致假阴性的是磷酸盐，可先用沉淀剂将磷酸盐转变成磷酸铵镁沉淀除去，如对羟基芬布芬、胆红素、尿黑酸、丙酮酸、乙酰乙酸、对氨基水杨酸、氨基比林等。正常人阴性，苯丙酮酸尿患儿出生后 5～15 天即可出现阳性，当排出量大于 0.5 g/24 h 时才能查出。

（李丹阳）

第四节　尿液沉渣检查

一、尿液沉渣显微镜检查

（一）制片

1. 取尿液

取刻度离心管，倒入混合后的新鲜尿液 10 mL。

2. 离心

1 500 转/分离心 5 分钟。

3. 弃液

吸去上清液，留下 0.2 mL 尿沉渣。

4. 混匀

将尿沉渣混匀。

5. 涂片

用滴管吸取混匀尿沉渣 1 滴，滴在载玻片上，用盖玻片覆盖；或滴入专用的尿沉渣计数板中。

（二）镜检

先用低倍镜（10×）观察管型、上皮细胞及结晶，再换到高倍镜（40×）观察红细胞、白细胞，分别观察20个低倍镜视野和10个高倍镜视野，以观察到的最低值和最高值报告或平均值报告。

（三）注意事项

1. 鉴别管型

应注意管型与假管型（如结晶团、细胞团、类圆柱体、黏液丝）的鉴别。

2. 鉴别其他

注意鉴别红细胞（RBC）与酵母菌等。

尿液显微镜检查是用显微镜对尿液中的有形成分进行鉴别观察，识别尿液中细胞、管型、结晶、细菌、寄生虫等各种病理成分，辅助泌尿系统疾病定位诊断、鉴别诊断及预后判断的重要常规实验项目。在一般性状检查或化学实验中不能发现的变化，常可通过尿液显微镜检查发现。如尿蛋白检查为阴性者，镜检却可见少量红细胞，这说明在判断尿沉渣结果时，必须与物理、化学检查结果相互参照，并结合临床资料等进行综合分析判断。

二、细胞检查

（一）红细胞

正常人尿中排出红细胞较少，如每个视野见到1～2个红细胞时应考虑为异常，若每个高倍视野均可见到3个以上红细胞，则诊断为镜下血尿。新鲜尿中红细胞形态对鉴别肾小球源性和非肾小球源性血尿有重要价值，因此除注意尿中红细胞数量外还要注意其形态。

1. 形态

用相差显微镜观察，可将血尿分成3种。

（1）均一红细胞血尿：红细胞外形大小正常，在少数情况下也可见到因丢失血红蛋白使细胞外形轻微改变而形成棘红细胞。总之，均一红细胞血尿中红细胞形态较一致，整个尿标本中不超过两种以上的红细胞形态类型。

（2）变形红细胞血尿：红细胞大小不等，呈两种以上的多形性变化。常见以下形态：胞质从胞膜向外突出呈相对致密小泡，胞膜破裂，部分胞质丢失；胞质呈颗粒状，沿细胞膜内侧间断沉着；有皱缩的红细胞及大型红细胞，胞质沿边缘沉着；细胞的一侧向外展，类似葫芦状或发芽状；胞质内有散在的相对致密物，呈细颗粒状；胞质向四周集中形似炸面包圈样，以及破碎的红细胞等。

（3）混合性血尿：为上述两种血尿的混合，依据其中哪一类红细胞超过50%又可分为以变形红细胞为主和以均一红细胞为主两种。肾小球源性血尿多为变形红细胞血尿，或以其为主的混合性血尿，可通过相差显微镜诊断，与肾活检的诊断符合率达96.7%。非肾小球疾病的血尿，则多为均一性血尿，与肾活检诊断符合率达92.6%。如果进一步用扫描电镜观察血尿标本，可观察到红细胞表面的细微变化，如红细胞有帽状、碗状、荷叶状、花环状等，即使红细胞有轻微的形态变化也可检出。

注意：不要把酵母菌误认为红细胞。

2. 临床意义

正常人特别是青少年在剧烈运动、急行军、冷水浴、久站或重体力劳动后可出现暂时性镜下血尿，这种一过性血尿属正常生理性变化范围。女性患者还应注意月经污染问题，应通过动态观察加以区别。引起血尿的疾病很多，可以归纳为下述 3 类原因。

（1）泌尿系统自身的疾病：泌尿系统各部位的炎症、肿瘤、结核、结石、创伤、肾移植排异、先天性畸形等均可引起不同程度的血尿，如急、慢性肾小球肾炎，肾盂肾炎，泌尿系统感染，肾结石，肾结核等，都是引起血尿的常见原因。

（2）全身其他系统的疾病：主要见于各种原因引起的出血性疾病，如特发性血小板减少性紫癜、血友病、DIC、再生障碍性贫血和白血病并发有血小板减少时，某些免疫性疾病如系统性红斑狼疮等也可发生血尿。

（3）泌尿系统附近器官的疾病：如前列腺炎、精囊炎、盆腔炎等患者尿中也偶尔见到红细胞。

（二）白细胞

除在肾移植术后发生排异及淋巴细胞白血病时可在尿中见到淋巴细胞外，尿中白细胞一般主要是中性分叶核粒细胞。尿中的白细胞来自血液，健康成人尿中排出的白细胞和上皮细胞不超过 200 万/24 小时。因此在正常尿中于每个高倍视野下可偶然见到 1 ~ 2 个白细胞，如果每个高倍视野见到 5 个以上白细胞为增多。

1. 形态

白细胞体积比红细胞大，呈圆球形，在中性、弱酸性或碱性尿中均见不到细胞核，通过染色可清楚地看到核结构。炎症时白细胞发生变异或已被破坏外形变得不规则，结构不清，称为脓细胞。急性肾盂肾炎时，在低渗条件下有时可见到中性粒细胞内颗粒呈布朗分子运动，由于光折射，在油镜下可见灰蓝色发光现象，因其运动似星状闪光，故称为闪光细胞。

2. 临床意义

（1）泌尿系统有炎症时可见到尿中白细胞增多，尤其在细菌感染时，如急、慢性肾盂肾炎，膀胱炎，尿道炎，前列腺炎，肾结核等。

（2）女性阴道炎或宫颈炎、附件炎时可因分泌物进入尿中，而见白细胞增多，常伴有大量扁平的上皮细胞。

（3）肾移植后如发生排异反应，尿中可出现大量淋巴细胞及单核细胞，肾盂肾炎时也偶可见到。

（4）尿液白细胞中单核细胞增多，可见于药物性急性间质性肾炎及新月形肾小球肾炎。急性肾小管坏死时单核细胞减少或消失。

（5）尿中出现大量嗜酸性粒细胞时称为嗜酸性粒细胞尿，可见于某些急性间质性肾炎患者。药物导致的变态反应，或在尿道炎等泌尿系统其他部位的非特异性炎症时，也可出现嗜酸性粒细胞尿。

（三）上皮细胞

尿中所见上皮细胞由肾小管、肾盂、输尿管、膀胱、尿道等处脱落掉入尿液中。肾小管上皮细胞为立方上皮细胞，在肾实质损伤时可出现于尿液中。肾盂、输尿管、膀胱等处均覆盖移行上皮细胞。尿道为假复层柱状上皮细胞，近尿道外为复层扁平鳞状上皮细胞。在这些部位有病变时，尿中相应的上皮细胞会增多。男性尿中偶尔可见到前列腺细胞。

1. 鳞状上皮细胞

正常尿中可见少量鳞状上皮细胞，这种细胞大而扁平，胞质宽阔呈多角形，含有小而明显的圆形或椭圆形的核。女性尿中可成片出现，无临床意义，如同时伴有大量白细胞应怀疑有泌尿生殖系统炎症，如膀胱炎、尿道炎等。在肾盂肾炎时也增多，肾盂、输尿管结石时也可见到。

2. 移行上皮细胞

正常时少见，有多种形态，如呈尾状称尾状上皮细胞，含有一个圆形或椭圆的核，胞质多而核小。在肾盂、输尿管或膀胱颈部炎症时可成片脱落，但形态随脱落部位而稍有区别。

3. 肾小管上皮细胞

来自肾小管，大小约为中性粒细胞的1.5倍，含一个较大的圆形细胞核，核膜很厚，因此细胞核突出易见，在尿中易变形呈不规则的钝角状，胞质中有小空泡、颗粒或脂肪小滴。这种细胞在正常人尿中极为少见，在急性肾小管肾炎时可见到，急性肾小管坏死的多尿期可大量出现。肾移植后如出现排异反应也可见成片脱落的肾小管上皮细胞。在慢性肾炎、肾梗死、充血性梗阻及血红蛋白沉着时，肾小管上皮细胞质中如出现脂肪颗粒或含铁血黄素颗粒，甚至将细胞核覆盖者称为复粒细胞。

（四）吞噬细胞

吞噬细胞比白细胞大2~3倍，为含吞噬物的中性粒细胞，可见于泌尿道急性炎症，如急性肾盂肾炎、膀胱炎、尿道炎等，且常伴有白细胞增多。

（五）肿瘤细胞

泌尿系统的肿瘤细胞脱落可随尿排出，用瑞氏—姬姆萨染色或巴氏染色进行识别辨认。

三、管型检查

管型为尿沉渣中有重要意义的成分，它的出现往往提示有肾实质性损害。它是尿液中的蛋白质和细胞颗粒成分在肾小管、集合管内凝固形成的圆柱状结构物。管型的形成必须有蛋白尿，形成基质物为Tamm-Horsfall糖蛋白。在病理情况下，由于肾小球基底膜的通透性增加，大量蛋白质由肾小球进入肾小管，在肾远曲小管和集合管内浓缩（水分吸收）酸化（酸性物增加），在肾小管腔内凝集、沉淀，形成管型。

管型形成的必要条件是：①原尿中含有一定量的蛋白质（原尿中的清蛋白和肾小管分泌的T-H蛋白）；②肾小管有使尿液浓缩酸化的能力，同时尿流缓慢及局部性尿液积滞，肾单位中形成的管型在重新排尿时随尿排出；③具有可供交替使用的肾单位。尿液通过炎症损伤部位时，有白细胞、红细胞、上皮细胞等脱落，这些细胞黏附在处于凝结过程的蛋白质上形成细胞管型。如附着的细胞退化变性，崩解成细胞碎屑，则形成粗颗粒或细颗粒管型。在急性血管内溶血时大量游离血红蛋白从肾小球滤过，在肾小管内形成血红蛋白管型。如肾小管上皮细胞出现脂肪变性，可形成脂肪管型，进一步变性可形成蜡样管型。

根据管型内含物的不同可分为透明、颗粒、细胞（红细胞、白细胞、上皮细胞）、血红蛋白、脂肪、蜡样等管型，还应注意细菌、真菌、结晶体及血小板等特殊管型。

（一）透明管型

透明管型主要由 T-H 蛋白构成。这种管型呈规则的圆柱体状，无色、半透明，两端钝圆，质地薄，但也有少许颗粒及少量细胞黏附在管型外或包含于其中。透明管型一般较狭窄而短，但也有形态较大者，多呈直形或稍弯曲状。观察透明管型应将显微镜视野调暗，否则易漏检。在剧烈运动、发热、麻醉、心功能不全时，肾受到刺激后尿中可出现透明管型。大量出现见于急、慢性肾小球肾炎，肾病，肾盂肾炎，肾瘀血，恶性高血压，肾动脉硬化等疾病。急性肾炎时透明管型常与其他管型并存于尿中，慢性间质性肾炎患者尿中可持续大量出现。

（二）细胞管型

细胞管型为含有细胞成分的管型，其中细胞成分超过管型的 1/3 体积。按细胞类别可分为红细胞管型、白细胞管型和肾小管上皮细胞管型和复合管型。

1. 红细胞管型

指管型中以红细胞为主超过 1/3 体积，通常管型内的红细胞已被破坏。尿中见到红细胞管型，提示肾单位内有出血，可见于肾小球或肾小管出血。常见于溶血性输血反应、急性肾小管坏死、肾出血、肾移植术后产生排异反应。在系统性红斑狼疮、肾梗死、肾静脉血栓形成等情况时红细胞管型也可能是唯一的表现。

2. 白细胞管型

指管型内以白细胞为主超过 1/3 体积，管型中白细胞多为退化变性坏死的白细胞。此种管型出现表示有化脓性炎症，常见于急性肾盂肾炎、间质性肾炎等，也可见于红斑狼疮肾炎、肾病综合征及肾小球肾炎等。

3. 肾小管上皮细胞管型

指管型内以肾小管上皮细胞为主超过 1/3 体积。所含细胞比白细胞略大，常见叠瓦状排列，根据细胞核的形状可与白细胞进行区别。此管型出现提示肾小管受累，肾小管上皮细胞剥离变性。常见于急性肾小管坏死，急性肾炎，肾淀粉样变性，间质性肾炎及重金属、药物中毒等。

4. 复合管型

指两种以上细胞同时存在的混合管型，如果识别困难，可统称为细胞管型。主要见于活动性肾小球肾炎、缺血性肾小球坏死及肾梗阻等。

有时管型中的细胞成分难以区别，可笼统称为细胞管型，必要时可借助化学染色来区别。在 DIC 时，尿液中可出现血小板管型，可用相差显微镜或经抗血小板膜糖蛋白的 McAb 加以区别。

（三）颗粒管型

颗粒管型内含大小不同的颗粒物，其量超过 1/3 体积时称为颗粒管型。颗粒来自崩解变性的细胞残渣，也可由血浆蛋白及其他物质直接聚集于 T-H 蛋白基质中形成。其外形常较透明管型短且宽，呈淡黄褐色或棕黑色，还可根据颗粒的大小分成粗颗粒、细颗粒管型。可见于肾实质性病变，提示肾单位内淤滞，如急、慢性肾小球肾炎，肾病，肾动脉硬化等。药物中毒损伤肾小管及肾移植术发生排异反应时也可见到。

（四）宽幅管型

宽幅管型又称肾功能不全管型，宽度可为一般管型的 2 ~ 6 倍，也有较长者。宽幅管型形似蜡样管型但较薄，可由损坏的肾小管上皮细胞碎屑在内径宽大的集合管内凝聚而成，或因尿液长期淤积使肾小管扩张，形成粗大管型，可见于肾功能不全患者的尿液中。急性肾功能不全者在多尿早期可大量出现这种类型的管型，随着肾功能的改善逐渐减少消失。宽幅管型出现于慢性肾炎晚期尿毒症时，常表示预后不良。

（五）脂肪管型

脂肪管型内可见大小不等、折光性很强的脂肪滴，也可见含有脂肪滴的肾小管上皮细胞，可用脂肪染色鉴别。脂肪管型为肾小管损伤后上皮细胞脂肪变性所致，可见于慢性肾炎，尤其多见于肾病综合征。

（六）蜡样管型

蜡样管型为浅灰色或淡黄色、折光性强、质地厚、有切迹的管型，一般略有弯曲或断裂成平齐状。在肾单位慢性损害、长期少尿或无尿的情况下，由颗粒管型或细胞管型等长期滞留肾小管中演变而来，是细胞崩解的最后产物，也可由发生淀粉样变性的上皮细胞溶解后逐渐形成。它的出现提示肾小管的严重病变，预后差。可见于慢性肾小球肾炎晚期、肾功能不全及肾淀粉样变性时，也可在肾小管炎症和变性、肾移植慢性排异反应时见到。

（七）其他管型

1. 细菌管型

指管型中含有大量细菌。在普通光学显微镜下呈颗粒管型，可借助相差及干涉显微镜仔细识别，常见于肾脓毒性疾病。

2. 真菌管型

指管型中含有大量真菌。可见于真菌感染时，但辨认困难，常需用细菌学及特殊染色等手段识别。发现此类管型，可早期诊断原发性及播散性真菌感染，对抗真菌药物的监测有一定作用。

3. 结晶管型

指管型透明基质中含尿酸盐或草酸盐等结晶，临床意义类似相应的结晶尿。如管型中含小圆形草酸钙结晶时易被误认为是红细胞管型，应注意仔细观察，也可用细胞化学染色来区别。

4. 血小板管型

在弥散性血管内凝血患者尿中可见到血小板管型。

5. 胆红素管型

管型中充满金黄色的非晶形的胆红素颗粒称为胆红素管型。

6. 空泡变性管型

肾病综合征并发重症糖尿病的患者尿中，可见到泡沫状的空泡变性管型。

（八）类管型、黏液丝及与管型相似的物质

1. 类管型

为类圆柱体形态，与管型相似，但一端尖细扭曲或弯曲呈螺旋状。常与透明管型并存，可在急性肾炎患者尿液中见到，与肾脏血液循环障碍或肾受刺激有关。

2. 黏液丝

为长线条形，边缘不清，末端尖细卷曲，可见于正常尿中，如大量存在常提示尿道受刺激或有炎症反应。

3. 与管型相似物质

包括非晶形尿酸盐或磷酸盐团、细胞团，其他异物如棉、毛、麻的纤维，毛发及玻片上的纹痕等，均应与管型鉴别。

四、结晶检查

尿液中出现结晶称为晶体尿，除包括草酸钙、磷酸钙、磷酸镁铵、尿酸及尿酸盐等结晶外，还包括磺胺及其他药物析出的结晶。尿液中是否析出结晶，取决于这些物质在尿液中的溶解度、pH、温度及胶体状况等因素。当各种促进与抑制结晶析出的因子和使尿液状态维持稳定动态平衡的因素失衡时，可见结晶析出。尿结晶可分为代谢性、病理性两大类。代谢性结晶多来自饮食，一般无重要临床意义。

（一）尿内常见的结晶

1. 磷酸盐结晶

包括无定形磷酸盐、磷酸镁铵、磷酸钙等。常在碱性或近中性尿液中见到，可在尿液表面形成薄膜。三联磷酸盐结晶无色透明闪亮，呈屋顶形或棱柱形，有时呈羊齿草叶形，加乙酸可溶解，一般在正常代谢中产生。如果长期在尿液中见到大量的磷酸钙结晶，应与临床资料结合考虑是否患有甲状旁腺功能亢进、肾小管性酸中毒，或因长期卧床骨质脱钙等。感染引起结石时，尿中常出现磷酸镁铵的结晶。

2. 草酸钙结晶

为八面体，无色方形闪烁发光，有两条对角线互相交叉，有时呈菱形。不常见的形态为哑铃形或饼形，应与红细胞区别。结晶溶于盐酸但不溶于乙酸，属正常代谢成分，但又是尿路结石主要成分之一。如草酸盐排出增多，患者临床表现尿路刺激症状（尿痛、尿频、尿急）或有肾绞痛并发血尿，应注意有患尿路结石症的可能，患者尿中偶尔可见到排出的结晶团。

3. 尿酸结晶

肉眼可见类似红细砂粒，常沉积在尿液容器底层。在显微镜下可见呈黄色或黯棕红色的菱形、三棱形、长方形、斜方形的结晶体，可溶于氢氧化钠溶液。尿酸为机体核蛋白中嘌呤代谢的终产物，常以尿酸或尿酸铵、尿酸钙、尿酸钠的盐类形式随尿排出体外，正常情况下如多食含高嘌呤的动物内脏可使尿中尿酸增加，但在急性痛风症、小儿急性发热、慢性间质性肾炎、白血病时，因细胞核大量分解，可排出大量尿酸盐。在肾小管对尿酸的重吸收发生障碍时也可见到高尿酸盐尿。

4. 尿酸铵结晶

黄褐色不透明，常呈刺球形或树根状，为尿酸与游离铵结合的产物。尿酸铵结晶可在酸性、中性、碱性尿中见到，正常人尤其是小儿（新生儿、乳儿）尿中易见。尿液放置时间过长后见到此结晶多无意义，如果出现在新鲜尿中应考虑可能存在膀胱的细菌感染。

（二）其他病理性结晶

1. 胱氨酸结晶

为无色、六边形、边缘清晰、折光性强的薄片状结晶，由蛋白分解形成，在尿沉淀物中少见。其特点是不溶于乙酸而溶于盐酸，能迅速溶解于氨水中，再加乙酸后结晶可重新出现。胱氨酸结晶可于先天性胱氨酸代谢异常时大量出现。

2. 亮氨酸与酪氨酸结晶

尿液中出现的亮氨酸与酪氨酸结晶，为蛋白质分解产生。亮氨酸结晶为淡黄色小球形油滴状，折光性强，并有辐射及同心纹，特性为不溶于盐酸而溶于乙酸。酪氨酸结晶为略带黑色的细针状结晶，常成束成团，可溶于氢氧化钠而不溶于乙酸。这两种结晶不见于正常尿中，可见于有大量的组织坏死的疾病如急性重型肝炎、急性磷中毒患者尿中，在糖尿病性昏迷、白血病或伤寒等患者尿液中也可能出现。

3. 胆固醇结晶

在尿沉淀物中很少见胆固醇结晶，如有则多在尿液表面呈薄片状。胆固醇结晶形态为缺角的长方形或方形，无色透明，可溶于氯仿、乙醚。胆固醇结晶常在乳糜尿中看到，偶见于脓尿中。

4. 胆红素结晶

镜下观察外形为黄红色、成束针状或小块状结晶，由于氧化有时可呈非结晶体色素颗粒，加硝酸后因被氧化成胆绿素而呈绿色，可溶解于氢氧化钠或氯仿中。可见于黄疸、急性重型肝炎、肝癌及磷中毒等患者的尿中。

（三）药物结晶

随着化疗的发展，尿中可见药物结晶日益增多。

1. 放射造影剂结晶

使用放射造影剂（如碘造影剂、尿路造影剂等）时患者如并发静脉损伤，可在尿中发现束状、球状、多形性结晶。尿比重可明显升高。结晶溶于氢氧化钠溶液，但不溶于乙醚、氯仿等有机溶剂。

2. 磺胺类药物结晶

某些磺胺类药物在体内乙酰化率较高，易在酸性尿中析出结晶引起血尿、肾损伤，甚至尿闭。磺胺嘧啶结晶为棕黄色不对称的麦秆束状或球状。磺胺甲基异恶唑结晶为无色透明、长方形（或正方形）的六面体，似厚玻璃块，厚度大，边缘有折光阴影，散在或集束成“+”“×”形等排列。

3. 解热镇痛药结晶

退热药如阿司匹林、磺基水杨酸也可在尿中出现双折射性斜方形或放射性结晶，应加以注意。

此外由于新药日益增多，也有一些可能在尿中出现结晶，但尚未被人识别。因此对尿中出现异常结晶应多加研究，以识别其性质及来源。

五、其他成分检查

（一）脂肪球

肾上皮细胞、白细胞发生脂肪变性，尿中可见发亮的大小不等的小滴（不足以形成乳糜尿），可被苏丹Ⅲ染色，多见于肾病综合征。

（二）细菌

正常人的尿液自形成到储存在膀胱中，这一阶段是没有细菌的，实验中检出的少量细菌，主要来自外生殖器。尿液是一种很好的培养基，放置后有利于细菌的生长繁殖，在夏季更为明显，因此尿液的细菌检查如不用无菌手段采取新鲜尿液，并立即进行检查是没有临床意义的。

（三）真菌

糖尿病患者、女性尿及碱性尿中有时可见酵母样真菌。一般无色，大小为2.5～5 μm的椭圆形或圆柱形，有时有芽生孢子而群集。念珠真菌还可见到假菌丝。

（四）寄生虫

阴道毛滴虫多见于女性尿中，也可偶见于男性尿中，一般为感染所致。无色、大小为10～30 μm，呈纺锤状，有鞭毛，在夏季新鲜尿中可见运动活泼，如失去活力且形体较小者，应与白细胞进行鉴别。

（五）精子

多见于男性遗精后及前列腺炎患者的尿中，也见于性交后的两性尿中。

（李丹阳）

第三章

粪便检验技术

正常情况下，每天排便量为100～200 g。粪便由未消化食物（如纤维素）、脱落的肠道上皮、肠道细菌、胃肠道分泌物（如消化酶）、胆色素、电解质和水组成。粪便物质在大肠内移动较慢，因此从大肠、小肠到最后形成粪便排出，一般需18～24小时。

小肠功能包括食物消化和吸收，大肠主要功能是水、钠和氯化物吸收。每天约9 000 mL，来自食物、水、唾液、胃分泌物、胆汁、胰腺分泌物和小肠分泌物的液体进入胃肠道。实际上每天只有500～1 500 mL液体进入大肠，最终随正常粪便排出约150 mL液体。因大肠吸收水分能力有限（最多2 700 mL），如大肠中液体量超过吸收能力，会引起水样便（腹泻）。同样，如水的吸收被抑制或吸收时间不够，也会引起腹泻。静止的肠内容物（或肠蠕动减少）会引起水分吸收增加，导致便秘。便秘者常有排便困难和排便疼痛，其粪便经常又小又硬，呈球形。

大肠内的肠道细菌发酵产生气体，一般每天产生400～700 mL气体。某些碳水化合物不能被肠道酶完全消化（如咖啡豆），而易被肠道细菌代谢产生大量气体。气体产生增加并进入粪便导致泡沫样便和漂浮粪便，可以是正常的，也多见于乳糖不耐症和脂肪泻患者。

第一节　标本采集与处理

粪便标本采集与处理涉及患者准备、采集容器和类型等方面，其中任何一方面都可能影响粪便检验结果，而采集容器还可引起标本运送过程中生物安全问题。因此，有必要对其逐一加以描述。

一、患者准备

排便不像排尿，个人控制方法有限。大多数人不乐意收集粪便标本，是引起大肠癌研究中粪便隐血试验标本高污染率（50%～90%）的原因。鉴于此，对患者进行试验重要性和正确采集粪便标本教育极其重要。应给患者提供口头和书面说明和适当标本采集容器。

二、采集容器

粪便采集容器依据采集标本量多少而不同。原则上应采用密封、不渗漏、干净、不易破损的容器。常需使用类似油漆筒的大容器来收集几天的粪便标本。单次随机标本可存放在尿杯或类似容器中，通常应指导患者采集哪些部分的粪便作为标本。某些商品化粪便收集器可收集便纸上粪便，这对患者采集粪便标本很有帮助。

三、采集类型和量

标本采集类型和量因检验项目不同而不同。粪便隐血、白细胞分析或粪脂肪定量只需随机采集少量粪便即可。因患者每日粪便排泄量与24小时内摄食量无关，所以粪便中任何物质的每日排泄量测定常需收集2～3天的粪便。另外，为收集到最佳粪便标本，收集前应进行饮食控制（如隐血试验和粪脂肪定量检测）。

四、注意事项

应避免尿液、手纸、花露水、清洁剂等对粪便污染。受尿液污染的粪便可影响原虫的检测，强力清洁剂或除臭剂可干扰化学试验。应指导患者避免污染采集容器和采集过多的标本。

（王雪梅）

第二节　理学检查

粪便理学检查主要包括颜色、硬度和形状、黏液和气味等方面，对消化系统疾病的诊断、病情观察和疗效判断有一定帮助。

一、颜色

胆汁使正常粪便呈棕色。当结合胆红素作为胆汁分泌入小肠后，水解为未结合胆红素。肠道厌氧菌将其分解为三种无色四吡咯，称为尿胆素原（包括粪胆素原、中胆色原和尿胆原）。尿胆原在肠道内自然氧化成尿胆素（呈橙棕色）或粪胆素和中胆色素，并使粪便着色。当胆汁分泌入小肠部分或全部受到抑制时，粪便颜色会发生改变。呈苍白色或黏土样便，称为无胆色素粪便，是肝后梗阻的特征。但使用硫酸钡评价胃肠道功能时，也可使粪便呈上述相同的颜色（如钡剂灌肠）。某些消化产物、药物或血液也可使粪便呈现不常见颜色。

二、硬度和形状

粪便硬度从稀薄、水样便（腹泻）到小的、硬块状（便秘）。正常粪便通常是成形块状，软便提示粪便中水分增加。软便可能是正常的，也可能与药物或胃肠道疾病有关。病史有助于决定患者粪便是否有显著变化。不消化食物或气体可导致粪便量大，粪便中也可有不消化食物，如果皮、蔬菜或肠道寄生虫。正常粪便呈成形圆柱状；细长、带状粪便提示肠道梗阻或肠腔狭窄。

三、黏液

正常粪便中没有半透明凝胶状黏液。当有黏液出现时，量可多可少，从少量到大量黏液（如绒毛状腺瘤）。黏液与肠蠕动或便秘时受压有关，也与结肠炎、肠结核、溃疡性憩室炎、痢疾、肿瘤和直肠炎等胃肠道疾病有关。

四、气味

正常粪便气味由肠道菌群代谢产物产生。如正常菌群遭到破坏或食物进入菌群发生显著变化时，粪便气味也会发生明显变化，如脂肪泻因细菌分解未消化脂肪而导致独特臭味。

（王雪梅）

第三节　显微镜检查

用粪便混悬液涂片进行显微镜检查，可帮助鉴别腹泻原因或进行脂肪泻筛查。通过显微镜检查可鉴别白细胞和未消化食物，如脂肪、肌肉纤维和蔬菜纤维。尽管这些检查只是定性的，但操作方便且可提供有助于诊断的信息。

一、细胞

1. 红细胞

正常粪便中无红细胞，肠道下段炎症（如痢疾、溃疡性结肠炎、结肠癌等）或出血时可见红细胞。阿米巴痢疾患者粪便中红细胞多于白细胞，成堆出现，并有残碎现象；细菌性痢疾患者粪便中红细胞少于白细胞，分散存在，形态正常。

2. 白细胞

粪便中有白细胞或脓液（一种包含白细胞的排泄物）有助于腹泻的鉴别诊断。通常，当肠壁感染或有炎症时，粪便白细胞见于炎性排泄物中。如黏膜壁没有受累，通常粪便中没有白细胞。正常情况下，粪便中没有白细胞。因此，少量白细胞（每高倍视野1～3个）也提示有侵袭性感染和炎症发生。为保证粪便白细胞鉴别，湿片可用瑞氏或亚甲蓝染色。粪便白细胞可直接检测，也可间接检测。直接测定法是使用闪烁扫描术对自体放射性标记的白细胞进行扫描。该法需先收集患者血液，再用^{111}铟或^{99}锝标记纯化的白细胞，最后经成像来定位标记的白细胞。该法能识别炎症的解剖位置，但比较贵且有侵入性，需专业人员操作，实用性较差。直接测定法与内镜下组织学发现相关性很好，主要用于炎症性肠病的诊断。

另一种半定量评估胃肠道白细胞数量的方法是对粪便标本中的白细胞做亚甲蓝染色，然后计数。健康人粪便中缺乏白细胞，当有侵袭性胃肠道感染时白细胞可增高，特别是志贺菌、沙门菌、侵袭性大肠埃希菌和阿米巴感染等会使粪便中中性粒细胞分叶核增高，而伤寒感染粪便中单个核白细胞会增高。非感染原因，如炎症性肠病（IBD）也可导致粪便白细胞增高。与霍乱弧菌、致病性大肠埃希菌导致的腹泻一样，先天性和病毒性腹泻的粪便中几乎没有白细胞。在一项采用志贺菌、沙门菌、霍乱弧菌、侵袭性大肠埃希菌或病毒诱导健康人腹泻的试验研究中发现，粪便白细胞计数对细菌性与非细菌性腹泻鉴别的特异性为89%。

住院引起感染性腹泻的最常见原因是艰难梭菌，但很难与其他疾病鉴别。与艰难梭菌毒素检测相比，粪便白细胞检测对于区分艰难梭菌感染与其他原因引起的感染能力有限，诊断灵敏度只有10%。另外，Savola等证实，粪便白细胞检测的诊断灵敏度在住院（25%）和门诊患者（57%）之间有显著性差异，诊断特异性分别为87%和89%，住院患者如此低的灵敏度提示粪便白细胞检测能力有限。

粪便白细胞亚甲蓝染色镜检相对快速和便宜，但需技术人员和特殊标本采集与处理，且解释主观，不适于现代实验室自动化检测。

3. 巨噬细胞

巨噬细胞体积常大于白细胞，细胞核较大且偏位，见于细菌性痢疾。

4. 脂肪（定性）

肉眼可见粪便中脂肪增加，可用显微镜和化学方法进行确认。脂肪泻（粪脂肪排出量>7 g/d）是消化不良或吸收不良的常见特征。虽可用显微镜做粪脂定性试验，但粪脂定量检测常作为脂肪泻的诊断依据。简单的玻片定性法可用来检测粪脂。将粪便与苏丹Ⅲ、苏丹Ⅳ或油红 O 混匀染色，中性脂肪（甘油三酯）显示特征性橙色到红色。健康者粪便中性脂肪球<60/HP。

在另一张玻片上，在粪便上滴加乙酸进行酸化，并加热加染液，可用作总粪脂含量的估算［中性脂肪+脂肪酸+脂肪酸盐（肥皂）］。酸化水解脂肪酸盐成脂肪酸，加热使脂肪酸与染液结合。因正常粪便中有脂肪酸和脂肪酸盐，因此玻片上观察到的橙红色脂肪球数量增加。正常情况下脂肪球<100/HP，直径不超过 4 μm（约为红细胞大小的一半）。当脂肪球数量增加和体积增大（如 40~80 μm）时常提示脂肪泻。

评估两张玻片所得结果常可鉴别消化不良和吸收不良。中性脂肪量正常（第一张玻片）而总脂量增加（第二张玻片）说明初级脂肪酸和脂肪酸盐增加，提示小肠不吸收所致吸收不良。仅第一张玻片中性脂肪量增加提示消化不良。

二、病原体

感染性腹泻是感染性胃肠炎发病的主要原因。全球每天估计有 2 200 名儿童因胃肠道感染而死亡，主要为发展中国家。美国每年估计有 1.8 亿人有胃肠道感染，至少有 47.4 万人因此而住院，5 000 人因此而死亡。各类微生物均可引起胃肠道感染，包括寄生虫、病毒和细菌。这些微生物可通过污染食物、水源和通过人人接触或环境传播而感染，或可因抗生素治疗继发菌群失调。

引起感染性胃肠炎的病因学鉴定既费力又费钱，且许多常用方法学的分析灵敏度欠佳。习惯上，病原菌通过常规细菌培养、核酸检测或抗原检测而鉴别，病毒通过核酸检测或抗原检测而鉴别，寄生虫通过抗原检测和显微镜检查、特殊染色而鉴别。这些检测方法中，有些方法可在几小时内完成，但有些方法需几天时间，并且比较昂贵，需一定的实验室资源和专业技术。最近，美国食品药品管理局批准了多种类复合核酸检测试剂盒，可用于细菌、病毒和寄生虫的鉴别。

许多非感染性疾病，如炎症性肠病（IBD，如溃疡性结肠炎和克罗恩病）、胃肠道肿瘤、肠易激综合征和食物过敏/不耐受等均可出现与感染性胃肠炎非常相似的症状。一种能快速鉴别感染性和非感染性胃肠炎，阴性预测值很高的生物标志物将有益于患者的临床分诊，而且理想的生物标志物还能快速鉴别细菌、病毒和寄生虫。在病因学鉴别前，临床医师可能还要识别哪些患者需要住院，做适当的病原学鉴别，开始最佳治疗或维持措施，或采取适当的感染预防措施。生物标志物有助于活动性、感染性患者的检测，以减少无症状寄生引起的潜在假阳性，减少不必要的住院费用，预防患者发病和做更多侵入性检查。

（一）肠道寄生虫

肠道寄生虫为感染人类和其他动物胃肠道的寄生虫。可寄居于全身，主要寄居于肠壁。寄生虫可由口进入肠道，通过未煮过或清洗过的食物、被污染水源或手，或皮肤接触被幼虫感染过的土壤，有时也可通过吻肛性行为传播。寄生虫进入肠道，在此繁殖并产生症状。儿童接触被污染土壤，如沙箱和学校操场后，没有彻底清洗就特别容易感染。发展中国家由于饮用可能被胃肠道寄生虫污染的水源而感染。肠道寄生虫主要类型为原虫和蠕虫。原虫包括隐孢子虫、微孢子虫和等孢子球虫，这些原虫最常见于 HIV 感染者。这些寄生虫的每一种都可感染消化道，有时候可有两种或以上的寄生虫同时感染。肠道寄生虫可通过蠕虫感染使其宿主受害而致病。见到肠道寄生虫成虫，哪怕很少也可做出诊断；相反，若未见到肠道寄生虫成虫，有两种常用检测方法可协助诊断，如收集粪便标本检查寄生虫虫卵或幼虫，或将黏纸贴在肛门周围来检查寄生虫虫卵。

在人体肠道内寄生的寄生虫所致疾病统称为肠道寄生虫病，常见的寄生虫有蛔虫、钩虫、蛲虫、绦虫、鞭虫、阿米巴原虫、贾第鞭毛虫和阴道毛滴虫等。肠道寄生虫种类众多，在人体内寄生过程复杂，引起的病变也并非局限于肠道。依据感染寄生虫的种类和部位，以及人体宿主免疫状况、临床症状和体征做出疾病诊断。

寄生虫病，如蛔虫病、钩虫病、类圆线虫病和鞭虫病可通过显微镜下检查粪便中有无蠕虫幼虫或虫卵而诊断。随着分子生物学技术发展，PCR、PCR-ELISA 和基因芯片技术正逐渐用于寄生虫的检测，已成为最灵敏和特异的检测方法。目前，采用分子生物学技术可检测的肠道寄生虫有卡氏肺孢子虫、阿米巴原虫、蓝氏贾第鞭毛虫和细粒棘球绦虫。

1. 蛔虫

蛔虫病常依据粪便或呕吐物中的虫卵做出诊断。由于蛔虫能产大量虫卵，所以只要用一张或两张粪便涂片就可做出诊断。有几种浓缩或增加可见度的方法用于新鲜粪便涂片显微镜检查虫卵，如乙醚沉淀法或加藤法。幼虫性肺病时可在胸腔积液中找到幼虫。白细胞计数显示嗜酸性粒细胞增多，但对蛔虫病来说是非特异性的。X 线下显示长 15 ~ 35 cm 充盈缺损，有时候带弯曲外观的蛔虫。

2. 十二指肠钩虫

早期感染时，粪便镜检查不到虫卵，但十二指肠钩虫病诊断还是取决于粪便镜检发现特征性的钩虫卵。感染早期症状是肛周有幼虫蠕动和肛周瘙痒。蠕虫在肠道释放时，虫卵包含一个不分裂的卵子，顺着上消化道到达肠道，卵子发育，随粪便排出的卵子是一个分裂的卵子，常含 4 ~ 8 个卵细胞。因为钩虫卵和美洲板口线虫卵很难鉴别，所以两者鉴别应进行培养，使其孵出幼虫。如粪便标本放置≥1 天或炎热环境下，幼虫会很快孵化，此时，钩虫与类圆线虫幼虫难以鉴别。两种幼虫虽在镜下可鉴别，但常规工作中不做。除内镜检查、外科手术或尸检外，成虫虽然罕见，但只要发现，就可基于口腔前庭、头、食管间隙长度进行鉴别，十二指肠钩虫幼虫的口腔前庭较长，而类圆线虫幼虫的口腔前庭较短。最近研究发现，PCR 检测可作为粪便十二指肠钩虫正确诊断的方法。

3. 鞭虫

鞭虫前端有一个狭窄的食管末端，后端有一个短而厚的肛门。呈粉红色或白色的蠕虫穿过黏膜层，并通过纤细的前末端黏附宿主，吸食组织分泌物。雌虫大于雄虫，雌、雄虫长度分别 35 ~ 50 mm 和 30 ~ 45 mm。雌虫有一个钝而圆的后末端，雄虫有一个弯曲的后末端。虫卵特征是呈桶状、棕色，两极突起。

4. 蛲虫

是一种常见寄生虫，主要寄生于人体盲肠，一般在体内存活 4 周，儿童感染率居高，城市大于农村，主要通过手感染饶虫卵后，经口传人体内，具有易治难防的特点，症状为肛门瘙痒。虫卵自虫体排出时，卵内已有一蝌蚪形幼虫。

5. 裂头绦虫

粪便中虫卵镜检是特异性诊断的基础。通常有大量的虫卵，无须浓集就可证实。检查粪便中排出的孕节也有诊断价值。尽管识别虫卵和孕节的种级有困难，但种级鉴别几乎没有临床价值，因为像肠道内大多数成虫一样，该种的所有绦虫都对同一种药物敏感。

6. 类圆线虫

类圆线虫病的诊断依赖于粪便或十二指肠液中幼虫的镜检（呈杆状，有时呈丝状）。但粪便直接镜检常不灵敏。可用直接浓缩（甲醛—乙酸乙酯）、贝尔曼漏斗分离、Harada-Mori 滤纸分离培养和琼脂培养后，再用显微镜进行检查，以提高检测灵敏度。培养技术是最敏感的，但不常用。应马上检查新鲜的粪便标本，因十二指肠钩虫卵冷却后孵化，其幼虫很难与类圆线虫区别。粪便类圆线虫检查，约 70% 的结果是阴性的。若怀疑感染，应多次采集粪便和做十二直肠活检。患者痰液中也可检出幼虫。

7. 贾第鞭毛虫

根据美国疾病预防与控制中心的要求，检测粪便中贾第鞭毛虫表面抗原是目前诊断贾第鞭毛虫病的首选方法，比显微镜检查更敏感。粪便三色染色是另一种用于贾第鞭毛虫的检测方法。镜检可查见粪便中贾第鞭毛虫活动的滋养体或卵圆形包囊。也可采用吞线试验（肠内试验），让患者吞下附有细线的胶囊，细线固定在患者脸颊上，然后拉出胶囊，并在生理盐水中漂洗，使滋养体释放至生理盐水中，再用显微镜检查生理盐水中的滋养体。现可用 ELISA 方法进行贾第鞭毛虫的检测，检出率可达到 90% 以上。因贾第鞭毛虫检测比较困难，常导致误诊，所以一周内应做数次检查。

8. 结肠小袋纤毛虫

结肠小袋纤毛虫有两个发展阶段：滋养体和包囊。滋养体呈椭圆形、球形，典型的长 30 ~ 150 μm，宽 25 ~ 120 μm，是人体内最大的寄生原虫，有一大一小两个核，通常两个核均可见，大核很大，呈腊肠形，小核不明显，滋养体不具传染性，但可通过二次分裂进行繁殖。包囊很小，呈球形，直径 40 ~ 60 μm，和滋养体表面覆盖纤毛不一样，包囊有一个厚的细胞壁，不能运动和繁殖，是该寄生虫引起感染的形式。结肠小袋纤毛虫病的诊断很复杂，因为患者的症状可有可无，若患者有腹泻，有相关接触史，如旅行史、肛交史等，就可考虑诊断为结肠小袋纤毛虫病。另外，可通过粪便或组织标本的镜检做出诊断。

9. 痢疾阿米巴

痢疾阿米巴可通过粪便标本进行诊断，但不可能仅凭显微镜就与其他物种区分。新鲜粪便制片中可查见滋养体，普通粪便标本中可查见包囊。也可使用 ELISA 法或 RIA 法进行检测。

10. 结肠内阿米巴

结肠内阿米巴滋养体可通过宽而呈锥形的伪足得以鉴别。但包囊大小与痢疾阿米巴类似，易误诊为痢疾阿米巴，其成熟的包囊中有 8 个核是鉴别要点。

11. 隐孢子虫

许多水处理厂用传统过滤技术处理来自河流、湖泊和水库的生水作为公共饮用水。直接过滤颗粒含量低的水处理，包括凝结和过滤，但不包括沉淀。其他常见的过滤处理，包括慢沙滤池、硅藻土过滤器、去除99%隐孢子虫的滤膜等。滤膜式、滤袋式和盒式过滤器可特异性的去除隐孢子虫。隐孢子虫对氯消毒剂高度抵抗，但足量的二氧化氯和长时间臭氧处理，隐孢子虫会失活。研究发现，紫外线能杀灭隐孢子虫，而低剂量紫外线处理不能使隐孢子虫失活。粪便标本镜检可见卵母细胞，但易与外形上相似的其他物体混淆。大多数隐孢子虫大小为3～6 μm，有些稍大。现可通过联机系统和实时监测技术检测隐孢子虫。饮用水最易被隐孢子虫污染，最安全的做法是把饮用水煮开。

12. 等孢子球虫

镜下呈大而形状典型的卵囊，是等孢子球虫诊断的基础。因卵囊排出可能是少量和间歇性的，推荐对粪便进行重复多次检查或浓缩后再检查。若粪便检查结果呈阴性，需行十二指肠活检或行吞线试验（肠内试验）。湿片上卵囊可用微分干涉相差显微镜和荧光显微镜观察。也可用改良抗酸染色进行染色。

（二）细菌

某些细菌性疾病可通过粪便培养来检测，也可检测细菌的毒素，如艰难梭菌。

1. 霍乱弧菌

霍乱弧菌通过污染水和食物而致病，患者和携带者为传染源。从2002年开始，霍乱在我国总体处于低发水平，局部地区时有疫情暴发，以食源性感染为主，特别是因摄入污染霍乱弧菌的水产品所致。除O_1群EL Tor型菌株流行外，O_{139}群霍乱弧菌也持续引起散发或爆发。2006—2012年，我国平均年报告霍乱弧菌病例100例左右。

2. 痢疾志贺菌

正常粪便标本并非无菌，所以应使用选择性培养基进行志贺菌培养。如接种木糖赖氨酸脱氧胆盐琼脂、二氯乙酸钠琼脂或HE琼脂。若非乳酸发酵菌生长呈无色菌落。接种三糖铁琼脂斜面显示碱性斜面和酸性斜面，但不产气或H_2S。在生长的SIM试管中加入柯氏试剂显示无吲哚形成（2、7和8血清型会产生吲哚）。福氏志贺菌表现为葡萄糖产酸产气；宋内志贺菌表现为甘露醇和鸟氨酸阳性，乳糖迟发酵（ONPG阳性）；某些志贺菌可产吲哚。

3. 致病性大肠埃希菌

大肠埃希菌是革兰阴性、兼性厌氯和非芽孢菌。细菌呈杆状，长约2.0 μm，宽0.25～1.00 μm。可在不同基质中生长，厌氧条件下利用混合酸发酵产乳酸、琥珀酸盐、乙醇、醋酸盐和二氧化碳。大肠埃希菌的最优生长温度是37 ℃，但有的实验菌株可在高至49 ℃环境下繁殖。可使用多种氧化还原反应在有氧或无氧呼吸环境下生长。有鞭毛菌株是能动的，有周身鞭毛。大肠埃希菌和相关细菌有通过细菌接合、转导或转移DNA的能力，将遗传物质通过种群进行水平传递。此过程导致编码志贺毒素基因从志贺菌传递到由噬菌体保持的大肠埃希菌O_{157}：H_7中。大肠埃希菌有致病性和非致病性之分。非致病大肠埃希菌是肠道正常菌群；致病性大肠埃希菌则能引起食物中毒，进一步又分为侵袭性和产毒素性大肠埃希菌。前者引起的腹泻与痢疾相似，常称为急性痢疾型；后者引起的腹泻为胃肠炎，常称为急性胃肠炎型。产毒素性大肠埃希菌产生的肠毒素，分为耐热毒素和不耐热毒素。前者加热至100 ℃经30分钟尚不能被破坏，后者加热至60 ℃仅1分钟就能被破坏。土壤、水源受粪便污染后可含致病性大肠埃希菌，易引起婴儿感染。因带菌食品加热不彻底，或生熟食交叉或熟食污染，也可引起食物中毒。

4. 副溶血弧菌

副溶血弧菌是一种嗜盐菌，多因摄入污染的海产品所致，我国沿海地区夏季散发和暴发事件较多。常见副溶血弧菌血清型为 O_3：K_6、O_1、O_4：K_{68}、O_1：K_{25}、O_3：K_{29}和 O_1：K_{56}等。河弧菌、拟态弧菌、创伤弧菌等也能引起感染性腹泻。

5. 沙门菌

沙门菌是人兽共患菌，有 2 500 多个血清型，以鼠伤寒和肠炎沙门菌最多见，一年四季都有发病。污染动物、植物、加工食品和水源都能引起感染，常有食源性暴发。患者所分离菌株常有多重耐药。我国沙门菌是感染性腹泻最常见的病原菌，也是食物中毒暴发最常见的病原菌。

6. 弯曲菌

弯曲菌是人兽共患菌，通过未煮熟的肉类，污染的蔬菜、牛奶和水源传播。发达国家弯曲菌感染年发病率为 44/10 万 ~93/10 万。弯曲菌感染后腹泻常为脓血便，部分患者会发生严重并发症，如吉兰—巴雷综合征、反应性关节炎和肠易激综合征。

7. 气单胞菌和类志贺邻单胞菌

广发分布于淡水中，能引起感染性腹泻，通过污染淡水产品而感染，也有水产养殖从业人员感染的报道。

8. 蜡样芽孢杆菌

蜡样芽孢杆菌为条件致病菌，部分菌株能产肠毒素，以突发恶心、呕吐为主，或以腹痛、腹泻为主。呕吐型多与食用未冷藏剩饭有关，腹泻型多与加工处理不当食物有关。

9. 产气荚膜梭菌

产气荚膜梭菌属厌氧菌，A 型菌产生的肠毒素导致腹泻，β 毒素可致坏死性肠炎。食源性感染常与室温下保存时间较长的动物性食物有关，如肉汤类食品。产气荚膜梭菌也是部分抗菌药物相关性腹泻的病原菌。

10. 小肠结肠炎耶尔森菌

广泛分布于自然界，能产耐热性肠毒素，因摄入被该菌污染的食物而引起肠炎。该菌在 4 ℃左右也能生长，长时间冷藏的食品食用前如不彻底加热有感染小肠结肠炎耶尔森菌的危险。

11. 艰难梭菌

在检测艰难梭菌前，常由结肠镜或乙状结肠镜检测而做出初诊诊断。结肠或直肠黏膜出现伪膜应高度怀疑艰难梭菌感染，但不能做出病情诊断。伪膜由炎性碎片、白细胞组成的渗出物沉着所致。尽管可用结肠镜和乙状结肠镜检查，但粪便检查艰难梭菌是一线诊断方法。常检测毒素 A 和毒索 B 两种毒素。此试验不是 100% 正确，重复检测仍有相当高的假阴性率。

细胞毒性试验：艰难梭菌毒素在细胞培养时有一个细胞病变效应，用特异的抗血清观察中和作用，是新近艰难梭菌感染诊断的金标准。在选择性培养基上进行产毒素培养，是最敏感和特异的试验，但比较耗时且费力。

（三）病毒

病毒也可引起成人和婴幼儿腹泻，粪便中检出病毒，如轮状病毒结合患者腹泻、腹痛等临床表现即可诊断。

1. 轮状病毒

一般在严重腹泻的胃肠炎诊断时才作轮状病毒检测。因胃肠炎入院的大多数儿童进行轮状病毒A检测，若儿童粪便中检出病毒就可做出轮状病毒A感染的特异性诊断。在研究型实验室中，采用电镜和PCR检测轮状病毒，逆转录聚合酶链反应可检测和确定人轮状病毒的所有种类和血清型。

2. 诺如病毒

常规PCR或定量PCR是诊断诺如病毒的特异性方法，几小时内可出结果。方法非常敏感，可检测少至10个的病毒颗粒。有检测诺如病毒株混合物抗体的试剂盒，但缺乏特异性和灵敏度。

3. 腺病毒

腺病毒含双股DNA，平均直径70 nm，已有41个血清型，还有某些未能分型的腺病毒。腺病毒能在普通培养细胞上生长，粪便中腺病毒仅在选择性细胞上生长，称为肠腺病毒。De Jong等用限制性内切酶分析肠腺病毒，发现有两种不同的电泳图谱，称为Ad40和Ad41。在病毒性胃肠炎中，肠腺病毒检出率为5%～14%。

4. 柯萨奇病毒

柯萨奇病毒是一种肠病毒，分为A和B两类，是一类常见的经呼吸道和消化道感染人体的病毒，感染后会出现发热、打喷嚏、咳嗽等感冒症状。妊娠期感染可引起非麻痹性脊髓灰质炎，导致胎儿宫内感染和致畸。

三、其他有形成分

1. 肌肉纤维

为粪便中未消化的食物，如肌肉和蔬菜纤维，可通过显微镜鉴别。肌肉纤维呈长方形，有特征性横纹。通常肌肉纤维鉴别和肌肉纤维定性评估可采用类似粪脂定性检查的方法。在做中性脂肪球筛查的第一张玻片上，同时进行肌肉纤维评估；在另一张玻片上加几滴粪悬液，用10%伊红乙醇液染色。肌肉纤维量的增加与消化不良、肠道内未消化物快速运送有关。

2. 淀粉颗粒

正常粪便中的食物残渣均系消化后无定形细小颗粒，偶见淀粉颗粒和脂肪小滴。淀粉颗粒为大小不等的卵圆形颗粒，可用碘染色加以区分。

3. 植物细胞和植物纤维

正常粪便中仅见少量，形态多样，肠蠕动亢进所致腹泻时量会增多。

4. 肠黏膜上皮细胞

小肠、大肠黏膜上皮细胞均为柱状上皮细胞，直肠齿状线处由复层立方上皮细胞和未角化复层鳞状上皮细胞覆盖。生理情况下，少量脱落的柱状上皮细胞多已破坏，故正常粪便中见不到。炎症时，上皮细胞量可增多，呈卵圆形或柱状，两端钝圆，常夹杂于白细胞间。多见于伪膜性肠炎，此外黏胨样分泌物中也大量存在。

5. 肿瘤细胞

在乙状结肠癌、直肠癌患者血性粪便中有时可见成堆癌细胞。

（秦瑞杰）

第四节　化学与免疫学检查

粪便化学与免疫学检查有助于消化道出血、炎症、肿瘤和遗传性疾病的诊断和鉴别诊断。

一、隐血

从口腔（牙龈出血）到肛门（痔疮出血），胃肠道任何部位的出血，粪便中均可检出。因粪便中血液是直肠癌常见和早期症状，美国癌症协会建议 50 岁以上人员每年进行筛查。所有胃肠道癌症中，50% 以上是肠癌，早期检测和治疗直接与预后相关。除癌症、牙龈出血、食管静脉曲张、溃疡、痔疮、炎症、刺激肠道黏膜的各种药物（如阿司匹林、铁剂）可导致粪便中有血外，当出血量大时，肉眼观察即可见血液。当下消化道出血时，粪便表面可有鲜血；当上消化道出血时，粪便常呈黑色或褐色。大量血液（50 ~ 100 mL/d）可致黯黑色粪便称为黑粪症。粪便黑色是由肠道和细菌酶对血红蛋白降解（血红素氧化）造成。

健康情况下，粪便中每天丢失的血液不超过 2.5 mL（约 2 mgHb/g 粪便）。粪便出血量的增加都有临床意义，需要进一步查明原因。

粪便中少量出血常常是看不见的，称为隐血。影响粪便隐血试验（FOBT）的因素有：①胃肠道出血常是间歇性的；②患者不愿意采集粪便标本。因此，如出血不是发生在标本采集时，那无论采用哪种试验，也许结果都是阴性的。为了能很好地开展粪便隐血试验，样品应方便收集，便于患者配合，使用的隐血试验应既灵敏又特异。

粪便隐血试验也可用于区分病毒性和细菌性胃肠炎。在 FOBT 对炎症性、细菌性胃肠炎效用的 Meta 分析发现，受试者工作特征曲线下面积在不发达国家为 0.63，在发达国家为 0.81。研究显示，FOBT 性能略低于粪便白细胞镜检，与粪便乳铁蛋白性能相似。因此，FOBT 不能可靠地用于诊断或排除感染性胃肠炎。

检测粪便隐血的两种主要方法是愈创木酯法和免疫化学法，可用于下消化道（如结肠）出血性肠癌的筛查。荧光法不常用，主要用于检测上消化道出血。

1. 愈创木酯法

基于血红蛋白的类过氧化物酶活性而设计。含类过氧化物酶和过氧化物酶的有血红蛋白、肌红蛋白、细菌过氧化物酶、水果和蔬菜过氧化物酶。

因任何具有过氧化物酶或类过氧化物酶活性物质均可催化反应产生阳性结果，当使用低灵敏指示剂愈创木酯来检测时，应控制饮食，避免：①肉和鱼中肌红蛋白和血红蛋白的类过氧化物酶活性；②避免水果和蔬菜的天然过氧化物酶。虽然这些试验灵敏度根据粪便血液浓度和肠道细菌过氧化物酶做过调整，但仍存在假阳性。

许多因素可干扰愈创木酯法粪便隐血试验（gFOBT），如粪便标本太多、太少，水、经血或痔疮血污染。药物也可干扰，如阿司匹林、非类固醇抗炎药、铁剂、华法林和抗血小板药可导致上消化道出血，导致假阳性结果。抗酸剂和抗坏血酸可干扰化学反应，导致假阴性结果。假阴性结果也可见于：①过氧化氢显色剂过期；②试纸缺陷（如过期）；③检测前粪便标本或试纸储存超期（如 >6 天）。

当血红蛋白分解就失去类过氧化物酶活性，用 gFOBT 不能检出。血红蛋白分解可发生于：①肠道内；②粪便标本储存期间；③粪便加在愈创木酯试纸上。研究显示，如试纸上粪便标本在检测前被水合，会出现假阳性结果。因此，美国癌症协会建议，应在标本采集后6天内检测，检测前不能脱水。研究显示，饮食控制和采集多份粪便标本的患者遵医行为较差。

2. 免疫化学法

免疫化学法粪便隐血试验（iFOBT）使用直接抗人血红蛋白单抗。方法具有高特异性，且不受gFOBT的饮食和药物干扰。当血红蛋白通过消化道时，因消化和细菌酶分解血红蛋白，上消化道（食管、胃）出血用iFOBT通常测不出，免疫法对下消化道（如盲肠、结肠、直肠）出血更特异。

许多iFOBT的采集容器随厂商不同而不同，样品采集容器加盖后送往临床实验室。检测可以是自动的，也可以是手工的。检测原理都是抗人血红蛋白抗体与样品中血红蛋白结合，但检测血红蛋白抗体复合物的方法各不相同。

该法优点是无须限制饮食和药物，缺点是费用较贵。因此，iFOBT检测胃肠道出血特异性较好（低假阳性），但肠癌筛查方案中仍以gFOBT为主。

使用血红素定量试验也可完成粪便血液定量检测。该法基于亚铁血红素化学转换成强烈荧光物质卟啉，该试验能检测和定量粪便中总血红蛋白量，包括完整血红蛋白存在部分，也包括肠道内转化为卟啉部分。上消化道出血或标本储存过久，粪便中血红蛋白可能由亚铁血红素转化为卟啉形式。因血红素定量检测仅检测亚铁血红素和转化卟啉，所以不受干扰。但红肉等非人源性血红蛋白可导致假阳性结果。血红素定量检测价格昂贵、费时费力，目前该法主要由参考实验室完成，临床使用较少。

3. 转铁蛋白

血液糖蛋白与铁结合后成为转铁蛋白，通过与铁结合来控制体液中游离铁。人类转铁蛋白由TF基因编码。转铁蛋白的蛋白质与铁结合非常牢固，但可逆。铁与转铁蛋白结合不足体内总铁的0.1%（4 mg），是铁池的重要组成，铁池的最高周转率为25 mg/24 h。转铁蛋白分子量约80 kDa，含两个特异的高度紧密的三价铁结合位点。转铁蛋白三价铁亲和力极高，随pH下降，结合力逐渐下降。在没有与铁结合时，称为脱铁运铁蛋白。当转铁蛋白在细胞表面遇见转铁蛋白受体时，会与之结合，通过受体介导的胞饮作用运输到细胞内囊泡。囊泡pH通过氢离子泵降至5.5左右，导致转铁蛋白释放铁离子，受体在胞饮作用周期内被运回细胞表面，准备铁吸收下一个循环。每一个转铁蛋白分子可携带两个铁离子。编码转铁蛋白的基因位于染色体3q21上。在铁缺乏和铁超负荷疾病时可检查血清转铁蛋白。转铁蛋白主要存在于血浆中，在健康人粪便中几乎不存在，在消化道出血时粪便中大量存在。同时，转铁蛋白稳定性明显高于血红蛋白。针对上消化道出血，在检测血红蛋白同时检测转铁蛋白，能减少假阴性。用两种免疫学方法同时检测两种抗原，能起到互补作用。当血红蛋白被破坏时，转铁蛋白作为补充检测手段，是临床判断是否存在出血最有价值的方法，对鉴别消化道出血部位也有临床意义。

二、粪脂定量

粪脂定量检测是诊断脂肪泻的决定性试验。尽管该化学试验可确认饮食脂肪量的异常，但不能鉴别排泄增加的原因。标本收集前3天，包括标本收集期间，患者应控制每天脂肪摄入量在100～150 g/d，并应停用泻药、合成脂肪替代品（如零卡油）、无脂肪营养品等。收集标本期间应避免矿物油、润滑剂或乳脂对标本的污染，这会导致假阳性结果。

收集标本期间，患者将 2～3 天所有粪便收集至一个大的预称重的容器中（如油漆罐）。在实验室内，全部粪便被称重和搅匀（如使用机械混匀器）。匀质化粪便标本采用称重法、滴定分析法或核磁共振光谱法进行脂含量分析。称重法和滴定分析法使用溶剂萃取粪便标本中的脂质。在滴定法中，中性脂肪和肥皂在萃取之前被转化成脂肪酸。脂肪酸合成解决方案是萃取和用氢氧化钠滴定。因为滴定法不能完全覆盖中链脂肪酸，测量约占总粪脂含量的 80%。相反，称重法提取和定量所有的粪脂。在核磁共振方法中，粪便标本首先用微波干燥，然后用氢核磁共振光谱法分析（^{1}HNMR），该法快而准，与称重法获得结果可比。

粪脂含量以每天排泄多少克脂肪报告，正常成人每天排泄 2～7 g/d。如脂肪排泄量处于临界，或没有采用（如儿童）标准脂肪饮食（100～150 g/d），需得到一个系数或脂肪残留比例。为决定该参数，需仔细记录饮食摄入量，计算公式如下：脂肪残留比例 =（饮食脂肪 - 粪脂）/饮食脂肪 ×100。正常情况下，3 岁及以上儿童和成人至少吸收 95% 消化饮食脂肪，吸收率 <95% 提示有脂肪泻。

三、胎儿血红蛋白检测

此试验即 Apt 试验（Apt test），对来源于新生儿粪便、呕吐物或者胃管的血液进行检测。此血液可以来自婴儿消化道或者可能是分娩期间摄取的母体的血液，区别这两个来源很重要的，可以做一个基于抗碱胎儿血红蛋白的血源定性评估。

标本必须包含新鲜的红色血液，如新鲜带血的粪便或被污染的带血的尿布。不接受黑色的柏油样粪便，因为血红蛋白已转化为血红素。使用 Apt 试验时，用水制作标本（如粪便、呕吐物、胃管液）的混悬液，离心去除带有微粒的粉红色上清液。将 5 mL 粉红色上清液转入两个试管中。第一管用作第二管或碱性管颜色变化的参考。往碱性管中加入 1 mL 氢氧化钠（0.25 mol/L），混匀试管，至少 2 分钟后观察液体颜色变化。如果 2 分钟内最初的粉红色变化为黄色或者棕色，则样品中的血红蛋白是成人血红蛋白。如果仍保持粉红色，则为胎儿血红蛋白。注意每次检测样品必须同时检测质控品。阳性质控品可以用婴儿外周血或脐带血制备，阴性质控品可以用成人血液标本制备。

四、粪便 DNA 检测

PreGen-Plus 试剂盒从粪便中提取并检测人类 DNA，DNA 的变化与癌症有关。这个检测观察人类 DNA 的变化，包括在 APC、KRAS 和 p53 基因中 21 号位点的变化，这个试剂盒也检测 BAT26 基因和所有 DNA 的完整分析，BAT26 基因涉及微卫星的不稳定。

SEPTIN9 是一种由人类 SEPT9 基因编码的蛋白质，它与 SEPT2 和 SEPT7 相互作用。和 AH-NAK、eIF4E 和 S100A11 一起，SEPT9 在伪足突出、肿瘤细胞转移和侵袭方面是必不可少的。在大肠癌的筛查方面，检测甲基化的 SEPT9 不是首选的方法。它的特异性和敏感度与粪便愈创木酯试验或者粪便免疫试验相当，而且那些试验应该优先使用。当医生强力推荐结肠镜检查而患者拒绝结肠镜检查和其他试验时，这个试验优于根本不做筛查的患者。

五、粪便碳水化合物

当小肠内的双糖转化为单糖的酶（双糖酶）不足或缺乏时，双糖就不被吸收，从而进入大肠。因为这些没有水解的双糖是有渗透活性的，导致大量的水滞留在肠腔内，造成渗透性腹泻。

遗传性双糖酶缺乏不常见但必须在腹泻体重减轻的婴儿中被考虑和排除。由疾病（如乳糜泻、热带脂肪泻）或者药物（如口服新霉素、卡那霉素）引起的继发性双糖酶缺乏是一种获得性疾病，通常影响一个以上双糖，且只是临时的。成人乳糖不耐症常见，尤其在非洲和亚洲人群中。这些人在儿童期可以充分消化乳糖，当他们成年时就渐渐丧失消化乳糖的能力。因此，这些患者乳糖的摄取导致胃肠胀气和爆炸性腹泻。肠腔内肠道细菌发酵乳糖导致这些双糖酶缺陷的临床表现。发酵的结果导致产生大量的肠道气体和特征性 pH 下降的（5.0~6.0）腹泻性粪便。正常情况下，由于胰腺和其他肠道分泌物的原因，粪便是碱性的。用 pH 试纸检测腹泻粪便的上浮物可以快速获得定性的粪便 pH。使用尿糖检测试纸也可筛选腹泻粪便中碳水化合物的存在（或糖的减少）。尽管制造商不主张尿糖检测试纸用于粪便检测（如没有申请 US FDA 认可），但是它在粪便还原物质检测的用途是广泛的且有文献记载。为了实施粪便中糖类的试纸检测，需要将腹泻粪便的上浮液 1 ∶ 3 稀释。粪便还原物质的排出超过 250 mg/dL 被认为是异常的。糖试纸检测阳性提示有还原物质存在但不确定这个物质有分泌。注意这个方法不能检测蔗糖，因为蔗糖不是还原性的糖。要定量或特异性确认粪便中的糖，必须使用色谱分析或者特殊的化学方法。

决定一种肠道酶缺乏（如乳糖酶缺乏）最多的诊断试验包括肠上皮特异性的组织化学检查。一种较方便的方法是使用特殊的糖（如乳糖、蔗糖）做一个口服耐量试验。这种口服耐量试验包含由患者摄入一种特殊双糖（如乳糖、蔗糖）的测量计量。如果患者有足量的适当的肠道双糖酶（如乳糖酶），双糖（如乳糖）就会水解成相应的单糖（如葡萄糖和半乳糖），而这些单糖被吸收入患者的血流。血糖增加超过患者固定血糖水平 30 mg/dL 以上提示酶活性（如乳糖酶）充足；血糖增加低于患者固定血糖水平 20 mg/dL 以上提示酶活性缺乏。

当肠道吸收不充分时粪便中也可以有糖出现。要区分糖吸收不良和糖消化不良，需做木糖吸收试验。木糖是一种不依赖于肝脏或胰腺作用来消化且易在小肠被吸收的戊糖。正常情况，血液中戊糖不以显著性水平存在，且机体不代谢它。另外，木糖容易通过肾小球过滤屏障而随尿液排出。木糖吸收试验包含患者摄入一定剂量的木糖，随后收集一个 2 小时血液标本和一个 5 小时尿液标本。测量血液和尿液中木糖浓度。依据最初口服剂量的大小，成人正常分泌量至少占木糖消化剂量的 16% ~24%。

六、粪便乳铁蛋白

乳铁蛋白是中性粒细胞颗粒中的一种铁结合糖蛋白，存在于各种分泌液包括母乳中。它的名字来源于它存在于母乳中，其结构又同源于转铁蛋白。乳铁蛋白在先天性的免疫防御中起着广泛作用。以中性粒细胞积聚为特征的肠道炎症导致粪乳铁蛋白水平升高。相反，单核细胞和淋巴细胞浸润不会导致粪乳铁蛋白水平升高，因为这些细胞不表达乳铁蛋白。

相对于肠道炎症的其他粪便生物标志物，包括粪白细胞、髓过氧化物酶和白细胞酯酶，乳铁蛋白的主要优点在于它的升高是稳定的。乳铁蛋白相对抵抗冻融循环和蛋白水解，体外 4 ℃保存可稳定 2 周，尽管在急性胃肠感染诊断方面这个性能的好处尚不清楚。

可以买到一些商品化的乳铁蛋白试剂盒，包括雅培的一种叫作白细胞 EZ Vue 的定性免疫色谱侧流分析和定量的 ELISA 法试剂盒 IBD-SCAN。在来自瑞士的区分 IBD 和 IBS 的一项简单的研究中，IBD-SCAN ROC 曲线下面积为 0.84。非炎症性原因的 Meta 分析中，乳铁蛋白在 1 ：50 稀释 1^+ 的情况下，ROC 曲线下面积为 0.79，灵敏度为 95%，特异性为 29%。

七、系统性炎症标志物

C 反应蛋白（CRP）和红细胞沉降率是两个用于系统性炎症的首选标志物。虽然这两个炎症标志物已被广泛普及，且容易操作，但是它们缺乏特异性，限制了其作为感染性胃肠炎标志物的使用。

CRP 是由肝脏相应代表宿主部分炎症反应的白介素 6 合成。它是一种急性时相反应物，它的部分功能通过激活补体途径体现。20 世纪 30 年代人们首次在急性感染具有肺炎双球菌 C 多聚糖病原的人类血清中检测到。CRP 可用几种免疫方法检测。根据 2014 年 CAP 心脏危险能力验证调查结果，免疫比浊法是如今最普遍使用的方法。近来高敏 CRP 试剂盒已被独立研发出来，通过混合患者血清与包被 CRP 抗体的乳胶颗粒来检测。血清中 CRP 引起乳胶颗粒凝集，导致可通过浊度测定的浑浊，且与 CRP 浓度成比例。CRP 检测既准确又便宜，且可在 1 小时内完成。CRP 作为胃肠道炎症标志物的应用主要见于儿科研究。有关儿童的很多研究评价了血清 CRP 在区别细菌性和病毒性尤其是轮状病毒引起的胃肠炎中的作用。在这些研究中，CRP ROC 曲线下的面积为 0.75～0.91，敏感度为 54%～92%，特异性为 52%～89%。

八、血清因子

细胞因子的检测被公认为是提示胃肠炎的病原体是细菌还是病毒的有用的生物标志物。另外建议细胞因子浓度可以作为鉴别患者感染胃肠道病原体的广泛的标志物。已经评估了几个血清标本中的细胞因子，包括白介素 6、白介素 8、α 干扰素、γ 干扰素和肿瘤坏死因子 α。这些细胞因子在介导和调节细菌和病毒感染的免疫系统应答中起各种重要作用。商品化试剂可用于血清标本细胞因子的检测。

区别细菌和病毒胃肠道感染的细胞因子水平的定量分析，还得通过研究获得相同结果予以确认。在某种程度上，许多研究动力不足，这是复杂的事实，血清细胞因子在系统性感染或炎症条件下升高，而在胃肠道感染诊断的情况下可能会特异性下降。

九、粪便钙网蛋白

钙网蛋白是由 S100A8 和 S100A9 组成的异二聚体蛋白复合物，存在于中性粒细胞、单核细胞和巨噬细胞内，通过胃肠道细菌并与钙和锌结合。钙网蛋白约占中性粒细胞胞质蛋白的 60%，在中性粒细胞激活部位大量流入。粪便钙网蛋白水平与 IBD 患者粪便中铟标记的中性粒细胞浸润相关性较好。粪便钙网蛋白在室温可稳定 7 天，且不被细菌降解，因此无须特殊标本运送和防腐。

健康人钙网蛋白水平与年龄成反比，年轻人、健康婴儿水平较高。粪便钙网蛋白在 IBD 患者显著升高，且能用于 IBD 疗效监测。粪便钙网蛋白水平检测还能用于区分 IBD 和 IBS。其他疾病也会导致粪便钙网蛋白水平升高，如囊性纤维症、克罗恩病、溃疡性结肠炎、胃肠道恶性肿瘤和风湿性关节炎。

商品化试剂可定量检测粪便钙网蛋白，结果通常报告为 μg/g 粪便，或 mg/kg 粪便。

（秦瑞杰）

第五节　自动化检查

粪便检验费时费力，不同人员检测差异较大。近年来，围绕生物安全、提高工作效率、减轻检验人员工作强度、提高检验结果的可比性等问题，国内研制了粪便检验自动化仪器。目前，自动化仪器可实现自动取样、自动稀释、自动搅拌、自动混匀、自动吸样充池、自动对焦拍照、自动图像识别、自动结果判读等功能。但其性能评价国内外还没有相应的标准，使用过程中应加以注意。

一、有形成分

通过自动取样、自动稀释、自动混匀、自动充池、自动对焦拍照、自动图像识别，能对红细胞、白细胞、寄生虫卵、脂肪滴等成分进行自动定量检测。

应注意取样的代表性、滤网对有形成分的拦截作用、携带污染问题、沉降时间对聚焦影响、沉降时间与检测速度关系等。

二、隐血试验

免疫化学法通常采用板块，取样、稀释、混匀过程与有形成分检查过程完全一致。吸取 50～100 μL 粪便混悬液滴入板块检测孔中，1 分钟后对免疫反应区域自动拍照并与预设结果进行比对，从而判断检测结果。

三、免疫成分

用免疫化学法检测各种病原体的抗原或抗体成分（如轮状病毒）。

（刘文文）

第四章

脑脊液检验技术

人体脑膜、脑室和脉络丛是脑脊液形成、成分组成和循环的解剖结构。保护脑和脊髓的有3层脑膜：软脑膜、蛛网膜和硬脑膜。脑膜外层是硬脑膜，为致密结缔组织；内层是软脑膜，柔软地覆盖在脑和脊髓上；两者之间是蛛网膜，为一层薄的线状结缔组织膜，附着于软脑膜上。

脑脊髓膜腔位于脑室和蛛网膜下隙之间，是蛛网膜和软脑膜之间的间隙。脑脊液（CSF）由脑室脉络膜丛产生。脑室是脑内4个互相连通的腔隙，CSF循环是通过2个侧脑室和1个第三脑室，经导水沟到第四脑室，然后从3个小孔排入蛛网膜下隙，循环于脑半球和脊髓的周围，最后通过蛛网膜微绒毛和蛛网膜粒重吸收穿过硬脑膜的静脉窦，从蛛网膜半球进入硬脑膜窦腔和其他静脉结构。CSF的基础是血浆超滤液，由特定脑膜上皮细胞的微绒毛分泌入脑室。来自脑间质的蛛网膜外液体是CSF的另一来源。

脉络膜丛中央由富含毛细血管的结缔组织组成，外衬表面有许多微绒毛的上皮细胞，微绒毛具有增加表面积、易于分泌和重吸收的作用。上皮细胞有致密的顶膜形成屏障，有助于稳定脑脊液成分。

脑脊液形成机制有3个方面，即滤过、分泌和吸收。脉络膜毛细血管内的静水压梯度能促使液体经毛细血管上皮细胞屏障滤入结缔组织，到达上皮细胞内衬。然后，水和溶质通过上皮细胞或顶膜的分泌机制转运，以钠转运为主。选择性代谢物、阴离子、有机物也可重吸收入脑脊液，以除去不良的、潜在的有毒物质。

成人CSF参考区间为100～150 mL，儿童为60～100 mL，婴儿为10～60 mL。每天约产生500 mL，每5～6小时完全更新一次。

CSF有很多功能：首先，能防止压力变化，有效减缓50～1 500 g压力对脑部的冲击作用，能保护脑部重要结构免受颅骨的压迫坏死；其次，能保护神经系统，提供稳态化学环境，是营养物和废物交换的载体；最后，可作为血液和中枢神经系统的缓冲，调节血浆内物质进入脑。在解剖学上，血脑屏障由脉络膜丛上皮细胞和与CSF接触的毛细血管内皮组成。某些血浆成分易通过屏障扩散，如葡萄糖和尿素，而某些成分则扩散很慢，如大分子蛋白质和某些药物。

血脑屏障和血—脑脊液屏障的破坏常见于脑膜炎、脑肿瘤和脑梗塞。血液和脑中成分易漏出至CSF中，可用理学和化学方法检测。脑脊液标本常需要检测总蛋白质、酶、特异性抗体，甚至是肿瘤标志物。

第一节　标本采集与处理

美国临床和实验室标准协会（CLSI）“H56-A 体液细胞成分分析”对标本采集和处理提出共识性要求。

一、标本采集

脑脊液通常由腰椎穿刺收集，也可通过侧脑室或小脑延髓池穿刺获得。必须无菌采样，避免细菌污染。

腰椎穿刺时，几乎所有患者都采用 $L_2 \sim L_3$ 或稍高位置的脊髓末端的延髓圆锥区内穿刺，婴儿和新生儿可采用 $L_3 \sim L_4$ 或 $L_4 \sim L_5$ 穿刺入脊髓蛛网膜下隙。多数成人和儿童采取颈部和膝关节弯曲的侧卧位。新生儿和婴儿偶采取颈部弯曲坐位。

另一采集方法是从硬膜下积液抽取液体，多用于婴儿和儿童患者。此为硬膜下液体，不是脑脊液，没有可做的常规检测，但可做培养。

CSF 标本常应无菌连续采集 3 ~ 4 支试管：第 1 管做化学和免疫学检查［如有穿刺创伤出血，则此管不能用于以蛋白质检查为主要目的的 CSF 分析（如怀疑多发性硬化症时）］；第 2 管做微生物学检查（现不再使用第 1 管，因易受皮肤细菌污染）；第 3 管做细胞计数和分类计数（此管应是 CSF 采集的主要目的，可获得准确的细胞计数结果）。如怀疑恶性肿瘤，则可加第 4 管用于细胞学检查。在 CSF 分析前，非常重要的是，如有问题，则实验室应与临床进行沟通。脑脊液多数不会凝固，偶因穿刺创伤引起凝固，因此，一般无须使用抗凝剂。由于脑脊液量较少，采集总量有限，成人推荐采集量为 10 ~ 20 mL，婴儿安全采集量不应超过 8 mL。颅内压升高患者采集量不宜超过 2 mL。

二、标本处理和运送

脑脊液标本采集后应在室温条件下尽快送至实验室。脑脊液在采集后 1 小时内就会发生细胞变性，因此细胞计数应尽快完成。用于微生物检验的标本在运送前/后都不应冷藏保存，因为部分微生物的培养条件特殊，并对温度敏感，冷藏保存可能会使其失去活性。

三、脑脊液压力测定

一旦液体流出，将液压计连接到三通活塞上，测量开放压力。婴儿压力应小于 110 mmH_2O，儿童应小于 150 mmH_2O，成人应小于 180 mmH_2O（肥胖者应小于 250 mmH_2O）。

四、质量保证和建议

欧洲神经病学联盟（EFNS）关于脑脊液采集的质量要求和推荐等级如下。

1. 标本采集及储存

要确保脑脊液检查最佳性能和结果，应有合适而标准化的脊椎穿刺和标本处理方案（证据等级Ⅰ）。

2. 脑脊液分析时限

采集后应立即检验（<1 小时）（推荐等级：GPP）。

3. 脑脊液标本量、分装和储存

总量 12 mL 脑脊液，分装 3 ~4 支无菌试管（推荐等级：B）。CSF 结核分枝杆菌、真菌或寄生虫检查用量为 10 ~15 mL。标本分装前，标本不可沉淀。

短期储存为 4 ~8 ℃，长期储存为 −20 ℃。储存 CSF 标本只适用于蛋白质和（经适当制备后）RNA 分析（推荐等级：GPP）。3 ~5 mL 标本储存于 4 ℃用于一般检查、细菌和真菌显微镜检查、抗体测定和抗原聚合酶链反应（PCR）检测。

（刘文文）

第二节　理学检查

脑脊液理学检查包括离心前的颜色和透明度，以及离心后上清液的颜色和凝固性检查。

一、颜色和透明度

正常 CSF 呈透明无色。但白细胞仅为 200/μL 或红细胞为 400/μL 也可引起浑浊。因需做进一步细胞计数，故没必要给浊度分级。

颜色应根据所含胆红素、氧合血红蛋白（橙色/粉红色）和高铁血红蛋白，相应报告为无色、黄色、橙色、粉红色和棕色等。虽然不同颜色可根据其独特的吸收光谱来鉴定，并用分光光度法来定量，但在常规检验工作中没必要开展。

黄变症是指脑脊液的颜色异常（通常是黄色、橘黄色或粉红色），多数是红细胞溶解导致血红蛋白降解成氧合血红蛋白、高铁血红蛋白和胆红素所致。颜色变化始于脑脊液中出现红细胞 2 小时后，持续 2 ~4 周。90% 以上蛛网膜下隙出血和血清胆红素水平在 100 ~150 mg/L 的患者 12 小时内出现黄变症。CSF 蛋白质水平至少达 1.5 g/L（见于许多感染和炎症性疾病）或穿刺创伤含红细胞 100×10^9/L，提示出现脑脊液黄变症。

某些病例，CSF 可呈现另一种强烈提示诊断的颜色，如假单胞菌脑膜炎 CSF 可呈亮绿色。

二、凝固性

黏度不作常规报告。正常脑脊液没有凝块，但穿刺创伤会引起凝块。

三、穿刺创伤和蛛网膜下隙出血的鉴别

CSF 中红细胞可因蛛网膜下隙出血（早期发现）或腰穿时造成硬膜外静脉创伤所致。鉴别颅内出血所致红细胞的最简单方法是，检查 CSF 离心后上清液是否呈黄色。按标准采集技术的三管采集体系。试管按顺序编号，第 1 管代表初始液体，其他按序编号。对穿刺创伤和蛛网膜下隙出血或出血性休克者的鉴别，可通过连续观察几管的颜色或透明度的差异来判断。穿刺创伤者，液体逐渐透明，第 1 管血液溢出最多，而真性出血者，所有试管颜色均一。

1. 蛛网膜下隙出血

黄变症能由穿刺操作的临床医师观察到，但临床实验室的识别和确认更为准确。当黄变症由极高浓度的血清胆红素（ >100 mg/L）溢出所致，此类高胆红素血症患者常在腰穿前

即可识别（如新生儿黄疸、已知肝病）。此外，新鲜标本离心出现黄变症是存在蛛网膜下隙出血的证据。应注意的是，CSF 蛋白质浓度极高，也可完全阻塞脊椎，致使液体呈黄色而无红细胞。蛛网膜下隙出血所致黄变症可持续几周，其诊断灵敏度高于非增强头颅 CT 扫描，特别是蛛网膜下隙出血发生在 3 ~4 天以前。

2. 穿刺创伤

在床旁，若 CSF 混合不均匀、逐步透明或凝块形成，临床医师常怀疑为穿刺伤。约 20% 腰穿会发生穿刺伤。若伴红细胞数量增加，常提示为穿刺伤或中枢神经系统出血。连续计数 3 ~4 管 CSF 中细胞逐渐减低，多提示穿刺创伤，但此法不可靠。有时候，需再次对一个较高的椎间盘进行腰穿以获取透明液体。

CSF 显微镜检查有助于鉴别诊断。发现骨髓细胞提示穿刺创伤，红细胞吞噬现象提示蛛网膜下隙出血。应注意的是，红细胞吞噬现象发生于中枢神经系统出血数小时后，或穿刺创伤后在试管内形成，因此需尽快处理和检查标本。

（李岩斌）

第三节　显微镜检查

脑脊液显微镜检查是为了识别细胞、感染性因子、结晶和其他颗粒。在脑脊液穿刺后应尽快做细胞学检查以保持细胞形态，CSF 所含营养物很少，因此细胞退化变性快。重要的是，显微镜检查本身仅是必须的诊断性试验之一，其检查结果尚需与其他检查整合，才能确立诊断。

一、细胞计数

用血细胞计数盘计数细胞。细胞总数增高称为脑脊液细胞计数增加，分为轻度（$5\times10^6/L\sim50\times10^6/L$）、中度（$51\times10^6/L\sim200\times10^6/L$）或高度（$>200\times10^6/L$）3 个级别。许多情况下，脑脊液有核细胞计数会升高，其数值对脑膜炎诊断具有特殊意义。病毒性和细菌性脑膜炎时，有核细胞计数会升高，前者以淋巴细胞为主，后者以中性粒细胞为主。脑膜炎时，增加的细胞计数和细菌培养阳性有关联。其他引起脑脊液有核细胞数增高的感染有真菌、分枝杆菌和寄生虫感染等。

采用血细胞计数盘法做细胞计数，标准化稀释方案与初步估计值和标本是否血性有关。方案应包括何时和如何稀释脑脊液标本，必要的结果计算方法，公式如下：

$$总细胞计数值/微升 = 计数值\times计数量\times稀释倍数$$

1. 稀释方案

（1）充分混匀 CSF，若浑浊或不透明，将 1 滴液体放在载玻片上，判断恰当的稀释方法。

（2）若无须稀释，直接加入计数池中，在计数盘中静置 5 ~10 分钟。高倍镜下计数一侧 9 个大格，加上另一侧 1 个大格。

（3）若需稀释，稀释液用 3 mL 生理盐水加 1 ~2 滴网织红细胞试剂（含新亚甲蓝）混匀而成，不能引起蛋白沉淀，并能将白细胞（有核）和红细胞（无核）细胞区分。使用前，加 1 滴在载玻片上，加盖玻片，观察颗粒或污染物。在工作表上记录。

（4）若标本肉眼观察为血性，应采用新鲜 10% 冰醋酸溶解红细胞，确保白细胞计数正确。

（5）少数情况下，需分别（做 2 次）稀释。当单次稀释不能同时适用于准确计数红细胞和白细胞（如 WBC 1 ：20 稀释但 RBC 需 1 ：100 稀释，或 RBC 1 ：10 稀释但 WBC 需 1 ：20 稀释）时，应分别制作稀释标本。

2. 稀释和计数方法

（1）1 ：10 倍稀释方法：采用 1 mL 移液管分配稀释液入 12 mm × 75 mm 试管，去除 100 μL 稀释液，加 100 μL CSF 标本。充分混匀，滴入计数池，计数 4 角 4 个大方格内细胞数，乘以 25，即得计数值/微升。

（2）1 ：20 倍稀释方法：采用 1 mL 移液管分配稀释液入 12 mm × 75 mm 试管，去除 50 μL 稀释液，加 50 μL CSF 标本。充分混匀，滴入计数池，计数 4 角 4 个大方格内细胞数，乘以 50，即得计数值/微升。

（3）1 ：100 倍稀释方法：采用 1 mL 移液管分配稀释液入 12 mm × 75 mm 试管，去除 10 μL 稀释液，加 10 μL CSF 标本。充分混匀，滴入计数池，计数 25 个中方格中的 5 个，乘以 5 000，即得计数值/微升。

3. 红细胞计数

红细胞数量反映中枢神经系统出血或穿刺创伤出血。通过比较采集的第 1 管和第 3 或第 4 管脑脊液标本的红细胞计数，可区分两种出血，最后一管红细胞计数明显降低，是穿刺创伤出血。若是穿刺出血，脑脊液中增加的白细胞数可通过计数脑脊液红细胞数和外周血白细胞/红细胞比值求得，即：

出血增加的白细胞数 = 外周血白细胞数 × 脑脊液红细胞数/外周血红细胞数

出血增加的白细胞数要从脑脊液的白细胞数中减去，以确定没有穿刺出血污染时脑脊液的实际白细胞计数：

实际脑脊液白细胞数 = 脑脊液白细胞计数值 – 出血增加的白细胞数

二、分类计数

一旦得出细胞计数值，常有必要做细胞识别和分类计数。采用细胞离心法制片进行分类，比血细胞计数盘识别细胞更好，可识别正常和异常细胞。需要注意的是，并非所有非造血细胞都是异常的，而可能是整个病理或标本采集“人为”因素的一部分。

体液涂片制备不适合采用直接楔形制片法，原因是不能完整保存细胞形态。使用细胞离心法制片可形成单层细胞，使细胞集中，最大限度地减少细胞变形。在圆形区域内细胞随机分布，镜检可对有核细胞进行分型。若怀疑为恶性肿瘤时，因恶性细胞出现概率很低，应对整个涂片进行镜检。

细胞离心机通常由 1 个离心转筒和多个载玻片配件组成。配件包括 1 个放置在载玻片上的过滤卡和装载标本的标本室，以及起固定作用的标本夹。标本室的出口正对过滤卡的圆孔，过滤卡下面有载玻片承接。离心机静止时，标本室中的液体标本不会接触到玻片。离心时液体和细胞离开标本室出口，进入载玻片。过滤卡吸收了液体，而细胞则附着在玻片上。

细胞离心法可将细胞浓缩约 20 倍。即使细胞计数为零的标本在离心后，每张玻片中也可有约 35 个细胞，但对体积小的细胞如淋巴细胞，不具有代表性。离心速度和时间、标本室中样品量、滤纸吸收性能都可影响细胞产量和细胞形态。细胞离心法制片并不复杂，了解一些标本处理及仪器技术可提高制片质量。

制片应选用新鲜、未固定的标本。细胞可能在采样后数小时内开始衰亡，尤其在蛋白质含量低的体液如脑脊液中。如制片所用时间过长（即脑脊液推片超过4小时），报告中应注明可能因细胞衰亡影响分类计数准确性。

对脑脊液和其他体液来说，对细胞离心涂片进行空气干燥，进行Romanowsky染色，有助于清晰观察细胞的细节，与血液或骨髓中对应的同类细胞形态相似。若怀疑有恶性细胞，采用乙醇固定做Papanicolaou染色。常用瑞氏—姬姆萨染色做分类计数。

CSF中出现的白细胞主要来自循环血液。正常CSF也可罕见源自脉络膜上皮、室管膜上皮或蛛网膜的细胞。CSF若出现良性细胞也可用于疾病的诊断，如CNS出血可见红细胞吞噬现象。单个核吞噬细胞（红细胞吞噬现象、中性粒细胞吞噬现象等）源自血液中单核细胞。CSF中的大多数恶性细胞来自转移性肿瘤，多数为乳腺和肺部肿瘤。CSF恶性细胞不难识别，但某些正常退变细胞，如室管膜细胞可能与肿瘤细胞混淆，需做进一步免疫组织化学或免疫表型检查。诊断标准有助于鉴别个体细胞的类型。

（一）脑脊液正常细胞

1. 正常细胞

（1）成人淋巴细胞：正常CSF含有少量淋巴细胞。形态上，细胞类似于外周血淋巴细胞，75%～95%是T淋巴细胞。含有少数单核细胞。淋巴细胞与单核细胞比例常为7∶3。

（2）新生儿淋巴细胞和单核细胞：儿童，特别是新生儿，CSF单核细胞多于淋巴细胞，可达70%～80%。淋巴细胞和单核细胞和外周血中外观相同。

2. 脑脊液细胞增多

脑脊液细胞增多是指细胞形态正常，但数量异常；如淋巴细胞增多、中性粒细胞增多和嗜酸性粒细胞增多等。

（1）淋巴细胞：出现正常或反应性淋巴细胞见于部分脑膜炎如病毒性脑膜炎，神经病变如多发性硬化症和中枢神经系统动脉炎如结节性多动脉炎。当淋巴细胞活化时，可出现明显的大小和核形变化，包括浆细胞样淋巴细胞、免疫母细胞和淋巴母细胞。以淋巴细胞为主的混合细胞反应常见于结核性、真菌性和钩端螺旋体性脑膜炎。异常淋巴细胞数量增多见于累及中枢神经系统的白血病和淋巴瘤。

（2）中性粒细胞：多数炎症和反应性疾病可见数量增多。病毒性脑膜炎首先是中性粒细胞数量增多。尤其是在急性感染时，细胞很快退化。查见吞噬细菌可诊断为细菌性脑膜炎。

（3）单核细胞：各类脑膜炎单核细胞均增加，其次是中枢神经系统出血或梗塞和外来异物反应，如脑室腹膜分流术，伴恶性疾病。大多数病例，单核细胞增加伴淋巴细胞、中性粒细胞和浆细胞增加，称为“混合细胞反应”。CSF中单纯单核细胞增多很罕见。单核细胞也可见于吉兰—巴雷综合征，多数患者显示中度增高，可达$10 \times 10^6/L$或稍低些，少数患者可达$50 \times 10^6/L$。25%多发性硬化症患者达$50 \times 10^6/L$或更多。

（4）嗜酸性粒细胞：嗜酸性粒细胞脑膜炎定义为嗜酸性粒细胞超过$10 \times 10^6/L$或CSF细胞分类超过10%为嗜酸性粒细胞。最常见原因是寄生虫感染，其他病毒性、真菌性或立克次体性脑膜炎偶见CSF中嗜酸性粒细胞增高。另外，脑室腹膜分流术、白血病、淋巴瘤和肿瘤、急性多神经炎、药物不良反应也可伴嗜酸性粒细胞增多。

（5）嗜碱性粒细胞：见于炎症性疾病、寄生虫感染、癫痫后和异物反应，如脑室腹膜分流术。另外，慢性粒细胞白血病嗜碱性粒细胞数量增加，此病可累及中枢神经系统，嗜碱性粒细胞增加是主要证据。

（6）混合细胞反应：由浆细胞、淋巴细胞、中性粒细胞和单核细胞组成。常见于慢性炎症性疾病，包括脑膜炎如结核性脑膜炎、钩端螺旋体性脑膜炎和真菌性脑膜炎。

3. 脑室衬细胞（室管膜细胞/脉络膜细胞）

衬于脑室（室管膜细胞）或脉络丛（脉络膜细胞或脉络丛细胞）的细胞可脱落到 CSF 中，特别是新生儿（特别是早产儿）或脑室分流/储液器中。CSF 直接由脑室、近期中枢神经系统手术或脑室分流/储液器内获得。脉络膜和室管膜细胞没有诊断意义，但必须与恶性细胞鉴别。

室管膜细胞和脉络膜细胞常不能相互鉴别。其形态学特点是，细胞大小为 20～40 μm；核质比低，小于1 ：3；细胞呈圆形或卵圆形，可单个，多疏松聚集成堆，有时细胞边界不清呈组织样碎片；核呈圆形或卵圆形，偏位，核膜光滑，核轮廓规则；核染色质分布均匀，呈网状或致密，偶见核固缩；无核仁；双嗜性（粉红色和蓝色）、颗粒状胞质，偶见蓝色（室管膜细胞的特征），可有微绒毛（脉络膜细胞的特征），退化的脉络膜和室管膜细胞可见裸核。需与恶性细胞（非造血细胞）、神经元、软骨细胞、软脑膜细胞和单核细胞/巨噬细胞鉴别。常见于新生儿，脑室标本，脑室分流/储液器，脑积水，近期中枢神经系统手术，近期中枢神经系统创伤，缺血性脑卒中，脊髓造影术后或椎管内治疗。儿童较成人多见。

4. 生发基质细胞

生发基质细胞又称为不能分类的软脑膜细胞，是小型原始样细胞，典型聚集成堆。细胞核质比高，核染色质细致，单个小核仁。生发基质细胞需与脉络膜细胞、室管膜细胞、淋巴母细胞、神经母细胞和髓母细胞鉴别。生发基质细胞源自室管膜细胞下层。主要见于新生儿，大量小血管通过此区域，常见出血，特别是早产儿。

5. 神经组织

神经组织内含毛细血管碎片、纤维脑皮质组织内的神经元（神经节细胞）、神经胶质细胞和这些细胞的碎片。可见于颅内出血、中枢神经系统创伤术后、脑室分流、近期神经外科术后的 CSF 或脑室液体中。

瑞氏—姬姆萨染色下，神经组织形态较大，占40 倍视野约一半；呈不规则形，无边界；无清晰外观，呈嗜碱性或粉红色淡染，易碎，伴纤维状、细颗粒状基质，内含毛细血管、神经元、神经胶质细胞、裸核、炎症细胞或无细胞；伴退变的神经元或胶质细胞。无细胞的神经组织碎片不易与硬脑膜碎片区别，硬脑膜是由散在的细胞、疏松的纤维血管基质组成的致密黏膜，位于蛛网膜下隙，覆盖于脊髓和脑上。硬脑膜碎片和神经组织碎片可见于类似的临床病变。

6. 神经元

神经元罕见，常见于近期神经外科手术、中枢神经系统创伤、脑室分流、脑积水和颅内出血。

完整的神经元细胞大小为30～50 μm；胞质完整，核质比低（1 ：1）；细胞呈锥形或星形；核呈圆形或卵圆形；核染色质呈网状；可见单个居中核仁；胞质可破损，显示长轴突状，若完整，可含嗜碱性 Nissl 物质。神经元常因损伤而脱落入 CSF 中，仅显示致密核和裸核。神经元能通过其锥形外观和轴突状识别。散在的胶质细胞类似单核细胞，很难鉴别。需与硬膜外碎片、脑室衬细胞、软脑膜细胞和恶性细胞鉴别。理论上，免疫细胞化学方法是有帮助的，但此类细胞较罕见，背景染色较深时很难解释。一旦考虑此可能，对剩余物或液体用细胞离心法制片，做胶原纤维酸性蛋白、S-100 蛋白、神经元特异性烯醇化酶等标志物，或直接涂片做 Papanicolaou 或瑞氏—姬姆萨染色，对选择性病例是有帮助的。但是，这些细胞具有典型的微管，若涂片含脑组织碎片，结合临床病史，无须更多证据就能正确识别。

7. 浆细胞

浆细胞有时数量较多，见于 Lyme 病、神经梅毒和囊虫病，也可见于各种非感染性炎症性疾病，如吉兰—巴雷综合征、结节性多动脉炎、亚急性硬化性脑炎、累及中枢神经系统的类肉瘤病、多发性硬化症和 Castleman 病。

8. 骨髓细胞

穿刺损伤椎骨后可见正常骨髓成分。若出现巨核细胞，最主要原因是未注意采样抽到骨髓，罕见，需鉴别正常骨髓和白血病进程，但不能由脑脊液检查做出白血病诊断。

9. 巨噬细胞

累及中枢神经系统的各类感染或炎症性疾病，如创伤、出血、梗塞、结核或真菌感染的患者常出现巨噬细胞。也可见于原发性或继发性中枢神经系统肿瘤，储存池病如神经鞘磷脂沉积病，或脑室分流术。

10. 软骨细胞和毛细血管

术后或创伤后可见软骨细胞和（或）毛细血管。罕见原发性中枢神经系统肿瘤，如脊索瘤或胶质瘤的脱落细胞，形似软骨细胞。

（二）脑脊液异常细胞

1. 急性白血病原始细胞

各类急性白血病可累及中枢神经系统，如白血病性脑膜炎。释放到中枢神经系统内的细胞与血液或骨髓内相似。最常见累及中枢神经系统的白血病是儿童的急性淋巴细胞白血病。必须与穿刺性创伤所见的正常骨髓成分鉴别。

2. 慢性淋巴细胞白血病细胞、慢性髓细胞白血病细胞、弥漫性大 B 细胞淋巴瘤细胞和 Burkitt 淋巴瘤细胞

慢性白血病所致脑膜炎很罕见，最常见的是慢性淋巴细胞白血病。慢性髓细胞白血病累及脑脊液较少见，多涉及急性白血病期，称为“原始细胞危象”。必须与穿刺创伤所见的正常骨髓成分鉴别。

淋巴瘤浸润脑膜，5% ~15% 患者脑脊液内可出现淋巴瘤细胞。高风险中枢神经系统淋巴瘤患者伴 ATDS 或其他免疫抑制状态。报道见于各种淋巴瘤，包括 Sezary 综合征，一种皮肤 T 细胞淋巴瘤。原先健康的儿童，最常见累及脑脊液的淋巴瘤是 Burkitt 淋巴瘤。原先健康的成人，最常见淋巴瘤是弥漫性大 B 细胞淋巴瘤。

3. 骨髓瘤细胞

骨髓瘤可累及中枢神经系统，脑脊液中可出现此类细胞。若见到幼稚浆细胞，考虑骨髓瘤的可能性更大。但出现浆细胞可见于任何反应性疾病。除骨髓瘤患者外，见到浆细胞常提示为穿刺创伤，穿刺针穿过软组织浆细胞瘤，穿刺针穿过脊椎肿瘤进入蛛网膜下隙，或含浆细胞白血病患者的外周血。

4. 髓母细胞瘤细胞和多形性胶质母细胞瘤细胞

大多数原发性中枢神经系统恶性肿瘤位于脑实质的深部，细胞不会脱落到蛛网膜下隙。成人最常见肿瘤包括高度星形细胞瘤（胶质母细胞瘤）和室管膜细胞瘤。儿童原发性肿瘤常见为髓母细胞瘤和视网膜母细胞瘤。中枢神经系统罕见原发性肿瘤包括松果体母细胞瘤、脊索瘤、鳞状上皮细胞癌，出现表皮囊肿与 Rathke 穿孔痕迹或原发性脑膜黑色素瘤。

5. 恶性黑色素瘤细胞和转移癌细胞

30% 系统性恶性患者会累及中枢神经系统。最常见系统性恶性肿瘤包括黑色素瘤、乳腺癌和肺癌。脑部常见转移性肿瘤是黑色素瘤、绒癌和胃癌。儿童最常见累及中枢神经系统的肿瘤为小蓝细胞肿瘤，包括 Wilm 肿瘤、Ewing 肿瘤、神经母细胞瘤和胚胎性横纹肌肉瘤。约 10% 脑膜转移癌的原发部位未知。

三、病原体检查

已有许多中、小型研究分析了脑脊液病原体诊断试验的灵敏度和特异性，但尚缺乏对照研究。有关微生物检查程序的指证、灵敏度和特异性，尚无有效的研究数据。针对感染性脑脊液的一般检查，现有建议是基于临床实践和理论合理的程序。检测抗原或特异性抗体主要取决于抗原类型。

1. 细菌抗原检测

结果必须与脑脊液显微镜检查和培养结果一起解释。如显微镜检查结果阴性，则不推荐常规检测细菌抗原。不推荐单独的细菌抗原检测（有污染风险）诊断神经系统的细菌感染。

2. 墨汁染色镜检

应用印度墨汁染色进行隐球菌显微镜检查。

3. 革兰染色镜检

应用革兰或亚甲蓝、金胺 O 或齐—尼染色进行结核分枝杆菌显微镜检查。

4. 培养

根据临床表现进行细菌、真菌孵育培养很有用。仅在怀疑脑脓肿时，推荐厌氧培养基。

5. 聚合酶链反应（PCR）

具有速度快、成本低的优点，适应证为：①CSF 显微镜检查、培养或血清学检查不灵敏或不适当时；②虽临床疑似感染性脑膜炎/脑膜脑炎，但培养阴性时；③免疫缺陷患者。PCR 阳性与阴性患者相比，被确诊为中枢神经系统病毒感染的可能性增加了 88 倍。

PCR 阴性可用于中枢神经系统病毒感染的排除诊断，可信度为中等（与 PCR 阳性结果相比，PCR 阴性确定中枢神经系统病毒感染的概率仅为 0.1）。如患病后 3 天内或发病 10 天后采集 CSF 标本，则 PCR 检测结果极可能为假阴性。

在与艾滋病相关中枢神经系统淋巴瘤鉴别时，脑脊液 EB 病毒 DNA 检测可作为活动性 EB 病毒感染和淋巴瘤鉴别的工具，EB 病毒 PCR 检测灵敏度为 80% ~100%，特异度为 93% ~100%。

四、质量保证和建议

EFNS 关于脑脊液显微镜检查的质量要求和推荐等级如下。

1. 细胞计数时限

因红细胞、白细胞均易发生溶解，故应在脑脊液采集后2小时内，最好在30分钟内完成细胞学检查。

2. 细胞计数器材

脑脊液细胞计数常用Fuchs-Rosenthal血细胞计数盘（3.2 μL），将细胞计数原计数值除以3，换算至标准容积1 μL报告。

3. 脑脊液细胞

只要发现异常增多或可疑软脑膜转移或病理性出血，就应评估细胞形态学（细胞学染色）。

4. 脑脊液红细胞

如怀疑中枢神经系统出血，而细胞学检查无法确定时，推荐在患者发病2周后测定胆红素。

5. 细胞学检查

假阳性：误认炎症细胞为肿瘤细胞，或脑脊液污染外周血时。假阴性：中枢神经系统细胞学检查恶性细胞常出现假阴性。提高恶性细胞检出率的方法：①脑脊液标本量至少10.5 mL；②细胞学检查结果阴性时，须重复此检查流程；③恶性肿瘤细胞检查阳性率，首次腰椎穿刺脑脊液仅为50%～70%，而第二次可提高至85%～92%，更多次腰椎穿刺的诊断灵敏度仅略增高。

6. 制订细胞学培训计划

可提高脑脊液细胞的正确识别率（从11%提高到93%）。

（李岩斌）

第四节　化学与免疫学检查

CISI和EFNS关于脑脊液化学和免疫学检查及质量保证已有共识性指南。

一、蛋白质

（一）总蛋白和清蛋白定量分析

血—脑脊液屏障的完整性和脑脊液总流量决定了脑脊液蛋白含量。新生儿脑脊液蛋白浓度较高，出生后第1年蛋白浓度逐渐减低，并于童年期保持低浓度。成人脑脊液蛋白浓度随年龄增加。脑脊液清蛋白含量/血清清蛋白含量比值（Qalb）可用于评估血—脑脊液屏障完整性。Qalb由血浆清蛋白浓度进行校正，不受鞘内蛋白质合成影响，而且是鞘内免疫球蛋白合成的一个组成部分。Qalb是一种独立的检测量，使得不同实验室可使用相同参考区间。正常脑脊液蛋白浓度应与患者年龄（新生儿和60岁后浓度较高）和腰穿部位有关。正常蛋白质浓度确切的上限随检测技术、实验室的不同而异。

1. 总蛋白和Qalb浓度梯度

在脑室液浓度最低，在腰椎液浓度最高。腰椎穿刺时，从最初0～4 mL到最后21～24 mL脑脊液，Qalb显著减低。Qalb还受体重、性别、下背部退行性疾病、甲状腺功能减退、乙醇消耗量和吸烟影响。不活动的卧床患者，脑脊液蛋白体位性浓度较高。

2. 脑脊液蛋白浓度增高

见于以下情况。

（1）大多数细菌性（0.4～4.4 g/L）、隐球菌性（0.3～3.1 g/L）、结核性（0.2～1.5/L）脑膜炎患者和神经包柔螺旋体病。与其他炎症性疾病相比，细菌性脑膜炎蛋白浓度＞1.5 g/L，特异（99%）但不灵敏（55%）。

（2）病毒性神经感染者，蛋白浓度增高程度较小（常＜0.95 g/L）；50%单纯疱疹病毒性脑膜炎患者在发病第1周蛋白浓度正常。

（3）非感染性疾病，如蛛网膜下隙出血、中枢神经系统血管炎和中枢神经系统肿瘤，脑脊液蛋白增加，有时伴细胞计数增加。

（4）急、慢性炎症性脱髓鞘性多发性神经病患者，血清总蛋白浓度增高伴脑脊液细胞计数正常（蛋白—细胞分离）是标志之一，但在第1周蛋白水平可正常。

（5）80%软脑膜转移性肿瘤患者，其中值为1.0～2.4 g/L，个体甚至更高。

（6）正常脑脊液压力、脑积水、椎管狭窄、多发性神经病、高体重和高体重质量指数，与Qalb增加相关。

总之，总蛋白和Qalb浓度增高主要支持细菌性、隐球菌性和结核性脑膜炎及软脑膜转移性肿瘤的诊断。因两者并非是脑脊液的唯一常规检查，因此，结合CSF其他检查项目，可提高诊断特异性，如吉兰—巴雷综合征存在蛋白—细胞分离现象。

（二）鞘内免疫球蛋白合成

1. 定量检测

鞘内免疫球蛋白合成增加见于炎症性疾病。Qalb与脑脊液—血清IgG浓度商（QIgG）之间有密切关系，即IgG指数（QIgG/Qalb）。赖伯双曲线公式和Ohman扩展Ig指数均基于IgG、IgA和IgM的Qalb与脑脊液—血清浓度商之间的非线性关系。就诊断灵敏度和特异性而言，要检出鞘内IgG合成，则检测IgG寡克隆带优于测定IgG指数。技术上，检测IgG寡克隆带比定量检测要求更高。在疑似多发性硬化症（MS）患者，当IgG指数＞1.1时，可不做寡克隆带分析，此类患者几乎100%有鞘内合成IgG寡克隆带。

多发性硬化症和其他神经系统疾病患者的鉴别使用非线性公式较好。鞘内IgA、IgG和IgM合成公式有助于鉴别神经系统各种感染性疾病。有研究表明，赖伯公式测定值的增加并不总反映鞘内IgM合成，在一些非炎症性疾病患者，其值虽增加，但脑脊液并无IgM寡克隆带。总之，在神经系统疾病诊断中，尚无证据支持使用常规定量法评估鞘内Ig合成；在疑似MS情况下，可用IgG指数作为确定鞘内IgG合成的一种筛选程序。

2. 定性检测

检测脑脊液鞘内寡克隆IgG在诊断上很有用，是实验室支持临床诊断MS的标准之一；也有助于诊断中枢神经系统自身免疫性疾病，如副肿瘤性疾病和中枢神经系统感染。利用电泳技术可根据所生成的抗体克隆数量对体液免疫反应进行分类。

以往的方法已被更灵敏的等电聚焦电泳和免疫固定电泳技术所取代。在中枢神经系统非感染性炎症性疾病中，有Ⅰ级证据支持用预测性和诊断性的脑脊液IEF试验诊断MS；在其他非中枢神经系统感染的炎症性疾病，有Ⅱ级和Ⅲ级证据支持用脑脊液IEF试验对其他诊断试验进行补充。

（三）脑脊液抗体指数

指脑脊液鞘内特异抗体合成的估算，>1 为阳性。计算公式为：

抗体指数（AI）=（CSF 抗体浓度×血清 IgG 浓度）/（血清抗体浓度×CSF IgG 浓度）

鞘内 IgG 合成可用不同的定量方法进行检测，但至少对 MS 诊断，用合适方法检测寡克隆带优于任何现有方案。其他鞘内炎症性疾病，如中枢神经系统感染，应首选由非线性公式计算鞘内 IgA 和 IgM 合成，不用线性 IgA 和 IgM 指数。

二、葡萄糖

1. 应同时检测 CSF 和血浆葡萄糖

因葡萄糖主动跨越血脑屏障进行转运，故 CSF 葡萄糖浓度，直接与血浆葡萄糖浓度成正比。正常 CSF 葡萄糖浓度为血清葡萄糖浓度的 50% ~60%。

2. CSF 葡萄糖浓度/血浆葡萄糖浓度

如数值<（0.4~0.5），考虑为病理性。CSF 葡萄糖浓度与血浆葡萄糖浓度平衡需数小时，而异常情况下，CSF 葡萄糖浓度高于血浆葡萄糖浓度可持续数小时。

3. CSF 葡萄糖浓度增高

无特异性诊断价值，而与血浆葡萄糖浓度增高相关，如糖尿病。脑脊液葡萄糖浓度与血浆葡萄糖浓度相关，最好使用 CSF 葡萄糖浓度/血浆葡萄糖浓度比值，比值减低支持细菌性、真菌性脑膜炎或软脑膜转移性肿瘤。

三、乳酸

脑脊液乳酸测定重要性类似 CSF 葡萄糖浓度/血浆葡萄糖浓度比值，但脑脊液乳酸浓度不依赖于血乳酸浓度。除线粒体病外，脑脊液乳酸与 CSF 葡萄糖浓度/血浆葡萄糖浓度比值呈负相关。乳酸增高可早于葡萄糖浓度减低。脑脊液乳酸增高提示细菌性、真菌性感染或软脑膜转移性肿瘤。

四、酸碱度

1. 脑脊液 pH

略低于动脉血 0.1 个单位，为 7.30~7.36。动脉血 pH 波动时，脑脊液 pH 仍维持基线水平，除非持续的酸中毒或碱中毒。pH 调节涉及控制 CSF 碳酸氢盐浓度的补偿机制。

2. 原发性 CSF 酸中毒

见于中枢神经系统疾病（如蛛网膜下隙出血、细菌性脑膜炎和创伤）。此时，动脉血 pH 正常。二氧化碳饱和度、HCO_3 和 pH 测定虽有意义，但不作为常规临床应用。

五、其他

1. 脑脊液 14-3-3 蛋白检测

作为快速神经退行性变的生物标志物，见于克—雅病。与 S-100B 联合，是胶质细胞增生的标志物。结合其他检查，可提高诊断灵敏度。

2. 脑脊液 tau 蛋白、磷酸化 tau 蛋白（P-tau）和淀粉样蛋白 Aβ1-42 抗体检测

用于慢性神经系统疾病，如作为阿尔茨海默病的生物标志物，以及进行代谢组学研究。

3. 肿瘤标志物检测

灵敏度和特异性差，应用有限。这些标志物可能是非特异性的，如β-葡萄糖醛酸苷酶、乳酸脱氢酶、β_2微球蛋白、癌胚抗原、中枢神经系统穿透分子（如基质金属蛋白酶、组织蛋白酶）、肿瘤细胞趋化因子和血管内皮生长因子受体增高，可强烈提示软脑膜转移性肿瘤，但灵敏度（51.4%~100%）和特异度（71%~100%）变化很大，也无足够的灵敏度提高细胞学诊断性能。肿瘤细胞趋化因子CXCL12和CXCL13有介导中枢神经系统淋巴瘤细胞的趋化作用，而测定脑脊液CXCL13可作为预后指标。

特定器官特异性肿瘤标志物，如CA 15-3、CA 125、CA 19-9、CA 724、AFP、NSE、CYFRA 21-1和β-HCG，如脑脊液中增高而血清中增高不明显时，对软脑膜转移性肿瘤诊断相对特异。如脑脊液AFP和（或）β-HCG增高，可用于诊断儿童中枢神经系统转移性生殖细胞瘤。

4. 抗凝血酶

增高见于中枢神经系统淋巴瘤患者，并与总生存率缩短和对化疗反应差有关。

5. 免疫球蛋白重链（IgH）基因重排

脑脊液PCR分析IgH基因重排，其检测灵敏度为58%，特异度为85%。

六、质量保证和建议

EFNS关于脑脊液化学和免疫检查的质量要求和推荐等级如下。

1. 脑脊液与血清清蛋白浓度商

作为检测血—脑脊液屏障功能，与总蛋白检测相比，目前尚无大样本的未选择患者的确凿数据。CSF蛋白质检测可源自血液或脑室，故应使用相同方法平行检测CSF和血清标本蛋白质，以减少变异。应采用Qalb而非总蛋白浓度值，使CSF蛋白质定义既明确，又不受其他蛋白质干扰。

2. 脑脊液葡萄糖

CSF标本中葡萄糖易发生降解，故采集后须立即测定。

（贺旭东）

第五节 自动化检查

在适当情况下，自动化体液计数方法比手工法能计数更多的细胞，提高了精密度。可进行体液细胞计数的仪器类型和检测方法很多，包括电阻抗、数字成像流式细胞术、流式细胞术、光散射、染色、荧光、核酸荧光标记，或联合运用这些技术。制造商应声明仪器的预期用途，明确何种类型的体液已获监管机构批准，可用仪器检测。

脑脊液标本中细胞数较高时，可用自动化仪器计数；而细胞数较低时，则仪器检测灵敏度就会受限制，应参考仪器的要求进行调整，仍需人工计数。

检测特殊体液（如CSF）标本应遵循制造商的推荐程序。能否使用自动细胞计数仪的关键是：能否确保对体液细胞数量低的标本也能提供可靠的计数结果。因此，每个实验室须制定有核细胞和红细胞计数的最低检测限，如低于该值时，仪器分析结果就不可靠。检测限不应低于制造商推荐的限值。临床实验室须建立自动细胞计数仪的可接受范围，当细胞计数低于下限时应确定使用替代方法。当仪器报警时，临床实验室应有替代方法来验证结果，还应说明何时需手工分类计数，作为自动化仪器计数的补充。

一、流式细胞术法

目前，采用流式细胞术法作体液细胞分析的仪器有两类：一类是流式细胞仪，基于细胞免疫表型的特点，可对体液中细胞做免疫表型分析；另一类是血液分析仪，能进行自动的细胞计数和简单分类。仪器有助于检测每个细胞的范围特征、细胞绝对数，具有高灵敏度和特异性。

现有的多种型号血液分析仪能对体液细胞进行自动计数，虽能提高检测的精密度和缩短周转时间，但也有不少问题。例如：体液基质不同于血液，大细胞（如间皮细胞、吞噬细胞、肿瘤细胞）或非细胞颗粒（细菌、隐球菌）会干扰检测。基于电阻抗技术的多数血液分析仪背景计数很高，对体液（如 CSF）中少量细胞的计数结果准确度不高。当细胞数量小于 $10\times10^6/L$ 时，仪器就不能进一步分类。

在 CSF 细胞计数时，能提供总有核细胞数、白细胞计数和红细胞计数，有的还能提供白细胞部分分类，即单个核细胞（淋巴细胞和单核细胞）和多个核细胞（中性粒细胞、嗜酸性粒细胞、嗜碱性粒细胞），并提供计数结果和散点图。也可用于胸腔积液、腹腔积液、透析液和心包腔积液细胞计数。

流式细胞仪是一种能够检测单克隆 B 淋巴细胞（占总数 0.01%）异常灵敏的方法；对 CSF 血液恶性肿瘤细胞的检出率达 86%，高于传统的形态学分析。流式细胞仪检测可定位 CSF 可疑恶性血液病患者软脑膜转移，深入了解多种神经炎性疾病如多发性硬化症和神经系统副肿瘤综合征发病机制。

在技术上，流式细胞仪检测面临脑脊液低细胞数、白细胞存活率快速减低的挑战。流式细胞仪、显微镜和分子技术均有各自长处，互相结合最为理想。使用细胞离心法，免疫细胞化学方法检测脑脊液细胞表面抗原。此技术检测血液恶性肿瘤软脑膜定位的灵敏度为 89% ~ 95%，特异度为 89% ~100%。但仅用于强烈怀疑有中枢神经系统软脑膜转移的血液恶性肿瘤，而 CSF、细胞学检查阴性的患者。

二、数字成像分析法

自动显微镜分析仪与血液分析仪的测定方法不同，既可用于尿液细胞和颗粒的分析，也可用于体液细胞的计数，包括脑脊液、胸腔积液、腹腔积液、透析液、腹腔灌洗液、心包腔积液和关节腔积液等液体。与尿液分析相同的数字流式细胞影像技术能显示数字结果和细胞数字影像，并由人工进行编辑。无须预先清洁或标本处理，可随时分析体液标本。

三、质量保证和建议

自动化体液计数仪应遵循制造商说明使用，正确选择适当的体液进行检测。推荐使用已经确认并注明预期用途的仪器。在临床实验室修改已确认的检测系统，或使用制造商未说明性能特征的仪器时，须在患者检测报告之前，先验证检测系统的性能特性，包括准确性、精密度、分析灵敏度、分析特异性（含干扰物质）、检测系统结果报告范围、参考区间和测试所需其他性能特征。

与手工法相比，仪器法提高了计数的准确度、精密度和效率。但如何验证自动化仪器计数体液细胞的性能是临床实验室所面临的诸多难题之一。2014 年，国际血液学标准化委员会（ICSH）的体液细胞自动计数仪性能和验证国际工作组，为提供准确而可靠的自动体液细胞的计数结果，发布了有助于临床实验室计划和实施自动细胞计数仪验证的指南。

在加拿大、美国、英国和日本的实验室开展了一项实践调查，以确定使用仪器计数体液细胞的实验室数量和仪器计数的性能指标。根据调查结果，ICSH 成立了体液细胞自动计数仪性能和验证国际工作组。为了提供自动体液细胞计数准确可靠的结果，工作组制定了一套有助于实验室规划和实施自动细胞计数仪验证的指南，经 ICSH 大会讨论并通过国际专家组审核后，进一步形成了共识。

（一）现状

由加拿大质量管理计划—实验室服务制定的调查问卷，分发到参加加拿大 QMP-LS 的实验室、美国病理学家学会的实验室和英国血液室间质量评价的实验室，以及参加日本实验血液学学会性能验证计划的实验室。调查问卷的目的：确定实验室是否使用自动仪器计数脑脊液和其他体液细胞；如何确定这些仪器的性能特征。实验室需说明仪器的性能特征，以确定仪器是否符合体液细胞计数的质量要求。各实验室的仪器性能有很大的差异，包括精密度（19% ~83%）、正确性（26% ~86%）、灵敏度（11% ~64%）、特异度（5% ~33%）和可报告范围（2% ~71%）。与精密度和正确性相比，对灵敏度、特异度和可报告范围进行评估的实验室较少。北美地区进行仪器这些性能的验证比英国和日本的频率更高。调查还询问了实验室采用何种程序来保证结果的质量。这些程序包括实验室是否做体液质控标本、检测标本前是否做背景计数，以及对假性检测结果有无处理的程序。须注意的是，仅有少数实验室使用独立的体液细胞计数质控品。

因此，ICSH 指出在使用具有体液检测模式的自动化方法做体液细胞计数时，临床实验室应验证制造商声称的每一类型体液的检测性能特征，包括 CSF、浆膜液（心包腔、胸腔、腹腔）和滑膜液。特别重要的是，要验证仪器能准确计数低值细胞的性能，低值细胞计数常见于各种体液，尤其是脑脊液标本。

（二）自动化方法性能验证

ICSH 文件指出，提供仪器有能力报告可靠结果证据是规范实验室的做法，在有些国家这是法规的要求。与外周血相比，体液有不同于全血的基质，所含细胞种类也不同。因此，确保临床实验室对准备分析的每种体液类型的结果生成具有真实性和可靠性很重要。外周血标本不能用于确认或验证。许多仪器有专门的体液模式，因此，对全血细胞计数的验证不能满足体液细胞计数报告的法规要求。每个临床实验室应确定自己的体液细胞计数模式的可接受性，连同性能指标的研究。

如临床实验室有多台仪器，或为医疗大集团整体健康网络的一部分，则可对其中一个地点的一台仪器进行完整验证，其他仪器则可进行转移验证；若仪器来自同一制造商且型号相同，也就是说，对其他仪器无须进行完整验证，但在开展临床实验室认可的其他地点，须有来自仪器经完整验证可用数据。如实施患者相关性研究的完整确认需 40 例标本。只要标本在运送过程中能保证完整性，就可在不同地点之间共享标本。

1. 正确度

正确度可用两种不同的方法进行验证。①可使用分割标本进行比对试验，通常至少有

40 例均匀覆盖可报告范围的患者标本。结果与实验室定义的限值进行比较，以判断差异有无显著性。若以手工计数为比较方法，则难度较大。②也可使用定值的参考物质如商品化质控品的预期回收值。实验室应设定可接受范围的限值。

2. 精密度（重复性）

必须对仪器精密度进行评价，需考虑所有可能影响仪器的变异因素。重要的是，测试标本应与临床标本具有相同特性。建议检测≥2 个浓度的标本，通常采用 1 个高浓度和 1 个低浓度，包括一个任意的医学决定水平的标本。建议所有标本应至少测定 10 次，以确定批内精密度。完成 10 次有困难时，应视可用标本量而决定次数，而有效统计至少应检测 5 次。

还应测定标本在一段时间内的再现性。因标本不稳定，故不可能在不同的日期测定同一标本，但可用仪器的体液质控品做精密度研究。

3. 相关性

应按临床实验室可接受的程序和制造商建议的方法来处理和检测标本。可用实验室当前使用的、制造商声称的方法或参考方法进行研究。应注意的是，大多数情况下，由制造商提供的用于确认的方法是基于手工计数法。

建议至少检测 40 例标本，且应覆盖分析测量范围，特别是医学决定水平。每一类型体液应做相关性确认。要确定分析测量范围限值的偏倚，体液计数必须有高值和低值。这对小型实验室来说可能很难，但标本越多，则相关性越好，且对抗系列性标本干扰物的机会就越大。如参考方法是手工计数法，则建议对同一标本计数 2 次，以提高手工计数的精密度。应考虑标本的稳定性。为避免标本储存成为可变因素，标本应在相同条件下储存，并在 2 小时内检测完毕。

CLSI H56 文件指出，自动化仪器法和参考方法的相关性研究最好采用回归性分析来确定相关系数、斜率和截距，有关方法比对详细要求见 CLSI EP9 文件。

4. 携带污染

要确保高浓度标本不会对随后的标本造成正偏倚，从而导致假性增高的结果，这对 CSF 标本尤为重要。建议在检测体液标本前先做空白测试，同样重要的是，要确保在分析体液标本前，吸入非血液的液体不会引起体液标本的稀释，从而造成假阴性结果。

应先检测高计数值标本，随后测定低计数值标本。高值标本应测定 3 次，记为 A1、A2 和 A3，随后测定低值标本 3 次，记为 B1、B2 和 B3。计算携带污染：

$$携带污染率 = \frac{B1 - B3}{A3 - B3} \times 100\%$$

有些临床实验室在分析体液标本前先检测空白标本，重要的是，要确保此做法不因预稀释而造成结果假性减低。如按临床实验室可接受性标准，当携带污染不可接受时，则要求仪器进行维修或保养，然后再重复携带污染研究。

CLSI H56 文件指出，上一个标本对下一个标本检测的影响应最小化。如血性脑脊液不能影响到随后的清澈无色的脑脊液。任何被污染的检测结果应是无临床意义的。携带污染有 2 种类型：①阳性携带污染；②阴性携带污染；阳性携带污染指高浓度标本对后续低浓度标本的影响；阴性携带污染指低浓度标本对后续高浓度标本的影响。检测时，稀释液/清洗剂对标本的稀释效应也属此情况。有许多方法可检测携带污染。

5. 检测下限

检测下限可能是最关键的验证步骤之一，尤其对 CSF 细胞计数。制造商必须规定总有核细胞计数和红细胞计数的下限，且此下限不应低于制造商建议的限值。临床实验室计划分析的所有体液类型均应实施检测下限的验证，以证明标本的基质效应。验证时，没有必要使用不同批号的试剂。

了解各种低浓度不同限值及其之间的关系，并验证制造商声称的限值很重要。

（1）空白限：是多个空白标本经重复测量，所获得的空白标本最高测量值。

LoB 验证：如可能，则重复测定一种类型以上、不含任何细胞的体液。建议使用体液标本，以避免基质效应，但如不可能使用体液标本，则可用稀释液。每个标本应至少重复检测 10 次。考虑到实验室环境不同，此项研究至少应进行 2 ~ 3 天。没有必要连续数天进行检测，这取决于标本的可用性。如制造商有特定的 LoB，而重复测定的结果中最少有 3 次小于或等于制造商 LoB，则可接受制造商声称的 LoB。

（2）检出限或分析灵敏度：是标本中能检出的分析物最低测量值，通过重复检测至少 4 ~ 6 个低浓度细胞计数的标本而获得，标本浓度通常在 LoB 到 4 倍 LoB 范围内。

LoD 验证：如制造商有特定的 LoD，则采用等同于制造商声称的低浓度标本和相同的程序。如 95% 的结果一致，则可使用制造商声称的 LoD；否则，实验室必须建立自己的 LoD。

（3）定量限：是在可接受的精密度和正确度下，可检出的标本分析物最低测量值，须符合临床实验室对准确度或总允许误差的要求。各限值之间的关系是 LoB < LoD ≤ LoQ。LoD 和 LoQ 常为相同的值，但必须高于 LoB。

LoQ 验证：无论观察到的 LoD 精密度是否符合临床实验室设定的可接受精密度目标，均需做 LoQ。可使用检测 LoD 相同的过程测定 LoQ。LoD 或 LoQ 是可靠检测的最低细胞计数值，故符合临床实验室不确定度即偏倚和不精密度的目标。

CLSI H56 文件指出，制造商须注明灵敏度限值，即每种体液成分的最低检出浓度。临床实验室操作规程应详述遇到标本成分浓度接近或低于灵敏度限值时应采取步骤（如浓度接近或低于灵敏度限值时替代方法）。仪器准确可靠地检测并计数低浓度红细胞和有核细胞能力很重要。灵敏度取决于仪器携带污染、精密度和正确度，须对制造商确定的检测限进行灵敏度验证。有关检测限验证的详细要求见 CLSI EP17 文件。

6. 分析特异性（包括干扰因素）

制造商应确定任何可能会导致结果错误的干扰物。体液中干扰物可以是小凝块、结晶等任何物质，临床实验室应查出这些干扰物对结果的影响。研究应预先确定考虑实验室的特定患者群体，应涵盖各种体液类型，包括有干扰物的体液和来自各种疾病状态患者的体液。此项研究可纳入患者的相关性研究。

CLSI H56 文件指出，仪器准确识别体液有形成分的能力可能会受到干扰物质的影响。制造商应清楚标识体液检测时，任何可能的干扰物质。有关方法精密度和正确度验证的详细要求见 CLSI EP5 和 EP15 文件。

7. 分析测量范围

指细胞计数的范围，是仪器未经任何预处理（如稀释标本）能准确测量的能力。应使用和体液基质相似的标本进行研究，因此，建议临床实验室对仪器预期要检测的每一类型体液均作线性研究。

制造商必须确定 AMR，临床实验室有责任验证这些声明。此可经检测制造商声称的线性范围内 5 ~7 个浓度予以证明，每个浓度应重复测定 3 次，并使用制造商建议的稀释液。重要的是，要使用医学决定值、最高浓度和检测下限值的细胞计数浓度，尤其是 CSF 标本。

在验证期间，可能很难找到高浓度的标本。若日后收到高值标本可再做线性研究，并更新临床实验室方案，以反映更高的检测上限。

CLSI H56 文件指出，制造商须注明所测体液中每种成分的可接受 AMR。临床实验室操作规程应详述遇到标本浓度超过 AMR 限值时须采取步骤（如对浓度超过 AMR 上限时稀释处理，或低于 AMR 下限时替代方法）。

（三）质量保证要求

自动计数的体液标本与外周血标本的处理过程不同。临床实验室应注意标本采集过程的分析前变异，包括影响可报告结果的容器类型、标本运送和储存。标准操作规程应包括标本处理、仪器模式更改和标本检测等所有步骤。每个临床实验室必须有标准操作规程，此规程应遵循所在地区建议的指南。

1. 标本前处理

制造商声称的预期用途必须表明标本检测前是否须做特殊处理。如为了降低滑膜液标本的黏度，会用透明质酸酶对标本进行预处理。很多文献报道标本采集后数小时内就会发生细胞退化、溶解和细菌生长，这取决于所用时间、贮存条件和标本类型。应在标本稳定的时间内检测标本，而两种方法之间的相关性比较则应在 2 小时内完成。

2. 标本量

大多数临床实验室进行验证或确认研究时，面临的最大障碍可能是标本的可利用性。一旦决定做自动体液计数，就应将数据收集整合到每日常规的工作之中。每次收到标本时，应采用两种方法检测，即当前方法和验证方法，并保存数据供日后统计比较。累积数据应定期审核，以确保各类体液都得到验证，并确定何处存在较差的相关性，应在标本之间查找各种常见原因。

对小型临床实验室而言，要满足验证研究所需标本数量会很难。重要的是，只有足够的标本量才能达到有效的统计，并确保仪器能提供真实的结果，特别是在医学决定值的水平之上。在实际问卷调查中，对验证标本用量问题进行了提问，而实验室使用的标本量为 1 ~10 份，有的甚至大于 80 份。为了有效统计，对每一标本类型，建议至少使用 40 份标本进行研究。

3. 背景核查

在检测任何标本，尤其是 CSF 标本前，应确保吸样通道清洁，以避免标本受污染。如在开管模式下检测标本，对进样针外部进行清洁也是规范实验室的做法。背景计数必须小于或等于空白值下限，否则应重做。如复做后背景计数仍很高，则仪器应进行清洗或日常维护。

4. 处理假性结果的程序

检测结果未经复核，则不应接受。此时，大多数系统会出现报警。临床实验室操作程序应说明体液标本发生报警时，应如何进行调查和采取所需的措施。这些程序应包括：如何检出造成假性结果的各种碎片或细胞团块，以及表明是否有必要使用替代的计数方法。方法可采用外观检查或湿片显微镜检查。如实验室政策认为，对不可弥补的标本，即使不合格，也应检测，则实验室检测报告应包括对这些不合格的发现及对结果准确性影响程度的描述。

还应注意鉴别标本中非细胞物质，特别是引起计数结果假性增高或阻塞计数孔的物质。

5. 结果超出报告范围的处理程序

当检测结果超出实验室验证的 AMR 时，临床实验室必须确定每种体液的可报告上限和下限（见分析测量范围和线性）。临床实验室应有处理超出可报告范围上限和下限标本的书面程序，包括结果超出 AMR 实施稀释的程序。

6. 测量单位

要求临床实验室表明用于报告体液细胞计数的测量单位，而调查结果显示临床实验室使用了不同的测量单位，这可造成医生的困惑。因此，建议自动体液计数使用与全血细胞计数相同的测量单位，以消除可能导致错误结果的计算过程。在患者报告中应明确标明所用的测量单位。

7. 室内质量控制

必须对定量检测体液标本的分析系统进行控制。虽然有可用的商品化体液质控品，但也存在一些困惑，即有无必要做独立的质控，或是否可接受日常使用的商品化 CBC 质控品。新近的血液分析仪具有特定的体液检测模式，而重要的是，要了解此模式与 CBC 模式相比，是否有不同的检测通道、吸样路径、标本稀释、报告模式、计数体积或细胞分析。如体液标本采用不同的检测方法，则需有独立的质控品。也有用于检测仪器体液 AMR 下限值的商品质控品。其他应考虑的是细胞分类计数是否由仪器报告。

CLSI H56 文件指出，对自动化仪器进行质控可确保仪器运行正常，并符合制造商的操作说明。注意质控品应与标本处理和检测过程一致（如两者检测通道一样）。适当的质控检测包括检测系统的背景计数，对须使用体液检测系统的其他液体（如稀释液、细胞溶解剂等不属于仪器主要检测液体）也要做质控。除非制造商对质控检测有特别的说明，临床实验室须按当地认证机构要求，将质控检测作为常规工作。美国病理学家学会（CAP）规定，如血液和体液在同一台仪器上检测，则无须使用不同的质控品。

8. 能力验证

能力验证是临床实验室认可的要求。对临床实验室来说，如无来自外部能力验证计划可用的检测标本，则必须用其他方式来证明检测准确性的能力，如采用盲样检测或临床实验室之间的标本交换及比对，以满足与法规的符合性。

除仪器所分析的体液类型不同外，对体液细胞自动计数仪进行的确认/验证，应视为与外周血细胞标本自动计数的验证一样。最为重要的是，确定体液细胞低值计数的正确性和精密度。验证/确认的目的就是确定仪器适合其预期用途，并识别任何潜在的误差，此误差可提供错误结果，这可能会影响到患者的诊疗。

（贺旭东）

第五章

阴道分泌物检验技术

本章主要介绍阴道分泌物实验室常规检查项目，包括理学检查、显微镜检查、化学与免疫学检查，并介绍我国和国外对阴道分泌物检查相关临床疾病诊断的指南及循证检验医学评价，以便对现有的阴道分泌物检验项目有科学客观的认识，以促进检验医学为临床服务的水平。有关阴道分泌物检验的重要指南包括中华医学会妇产科学分会感染性疾病协作组的“细菌性阴道病诊治指南（草案）”“滴虫阴道炎诊治指南（草案）”，中华医学会“念珠菌病诊治策略高峰论坛”专家组的“念珠菌病诊断与治疗：专家共识”，以及英国、美国妇产科学会等最新指南。

生育年龄女性有一定程度阴道分泌物（白带）是健康现象。正常时，阴道和外阴常有少量分泌物保持湿润。阴道分泌物由阴道黏膜渗出物、宫颈腺体及子宫内膜分泌物组成，含阴道上皮脱落细胞、白细胞等，通常透明、白色、无味、黏度高。宫颈黏液量变化随月经周期的激素水平波动。排卵前，雌激素水平增加，宫颈黏液由黏稠变为清晰、湿润、有弹性和滑爽。排卵后，雌激素水平下降，孕激素水平升高，宫颈黏液变厚，黏性增加。阴道环境是一个动态生态系统，约含 10^9 个菌落形成单位。阴道有一些定植共生菌（正常阴道菌群）。正常菌群主要是乳酸杆菌，其他为潜在的病原菌。青春期雌激素水平升高，导致乳酸杆菌分解阴道上皮的糖原产生乳酸，因此，阴道环境为酸性，通常 $pH \leqslant 4.5$。酸性环境和其他免疫因子抑制细菌生长。有些乳酸杆菌可产生强效杀菌的过氧化氢。其他共生菌包括厌氧菌、白喉杆菌、凝固酶阴性葡萄球菌和甲型溶血性链球菌。有些共生菌过度生长，可引起阴道分泌物改变，包括白色念珠菌、金黄色葡萄球菌、无乳链球菌（B 组链球菌）等。

生育年龄女性异常阴道分泌物最常见原因有 3 类：①感染（非性传播性），如细菌性阴道病、念珠菌病（念珠菌性阴道炎）；②感染（性传播性），如阴道毛滴虫、沙眼衣原体、淋病奈瑟菌、单纯疱疹病毒；③非感染性，如异物（如滞留卫生棉条、避孕套）、宫颈息肉、宫颈糜烂、生殖道恶性肿瘤、瘘管、过敏反应。

妇科患者常主诉阴道溢液、阴道不适、阴道异味，其主要病因是细菌性阴道炎、念珠菌病和滴虫性阴道炎。虽然这 3 种疾病临床症状很相似，但病原体各不相同，治疗也截然不同，故在开始治疗前，明确病原体非常关键。有时，有必要对患者的性伴侣同时进行诊治，以免再次感染。

阴道分泌物的实验室检查，主要是外观理学检查、显微镜检查、化学与免疫学检查。理学检查、显微镜直接湿片检查、胺试验或“胺臭味试验”、加氢氧化钾（KOH）镜检和革兰染色有助于鉴别细菌性阴道炎、念珠菌病和滴虫性阴道炎。虽然这些检查项目简单易行，但结果准确性仍依赖于检验人员的经验和技术能力。检测阴道分泌物可鉴别阴道溢液和阴道不适的病原菌，有助于医生及时诊治阴道炎/阴道病。

第一节　标本采集与处理

阴道分泌物的正确采集、处理和储存，可使检测微生物和其他细胞成分更为有效。通过理学、显微镜、化学与免疫学检查，可诊断外阴、阴道各种炎症性疾病。

一、标本采集

在阴道穹隆部采集阴道分泌物时，应避免窥阴器使用抗微生物制剂的润滑油。用灭菌拭子（头部包有聚酯棉球），或用灭菌圈无菌采集。选择采样器材很重要，棉球对淋病奈瑟菌有不良反应，木质器材对沙眼衣原体有不良反应。可使用一个或多个拭子采集标本。标本采集后应尽快送检。申请单上，除写明患者信息外，还应包括患者与疾病相关情况，如月经状况，是否接触性传播疾病，是否使用阴道润滑剂、阴道霜剂、阴道冲洗器等。

二、标本储存

阴道分泌物标本应尽快送检，否则应于室温保存。冷藏不利于淋病奈瑟菌复苏和影响阴道毛滴虫滋养体的识别（因检查依赖于其特征性运动）。然而，检测沙眼衣原体或病毒（如单纯疱疹病毒）的标本应冷藏保存，以防止正常菌群大量生长。

三、标本制备

包括用生理盐水显微镜检查涂片、氢氧化钾涂片、阴道酸碱度检查和胺（胺臭味）试验。

（付婷婷）

第二节　理学检查

阴道分泌物理学检查主要包括颜色、气味、性状和量。

一、颜色、气味和性状

正常阴道分泌物为白色稀糊状，无气味。病理情况下，阴道分泌物外观呈黄色或黄绿色脓性、味臭，多见于滴虫性或化脓性阴道炎等。呈脓性泡沫状，多见于滴虫性阴道炎。呈豆腐渣样，多见于真菌性阴道炎。呈黄色水样，多见于子宫黏膜下肌瘤、宫颈癌、输卵管癌等引起的组织变性坏死。呈血性伴臭味，多见于恶性肿瘤、宫颈息肉、老年性阴道炎、慢性宫颈炎和使用宫内节育器副反应。呈灰白色、奶油状和稀薄均匀状，多见于细菌性阴道病。呈无色透明黏液样，多见于应用雌激素后和卵巢颗粒细胞瘤。

二、量

正常阴道分泌物量多少不等，与生殖器官充血和雌激素水平有关。病理状态时，可见分泌量增多，如应用雌激素、精神刺激、盆腔肿瘤、子宫后屈、慢性全身性疾病、慢性宫颈炎、宫颈内膜炎、宫颈糜烂和恶性肿瘤（宫颈癌、阴道癌、宫体癌、输卵管癌）等。

（付婷婷）

第三节　显微镜检查

阴道分泌物标本的显微镜检查，主要包括直接湿片检查，胺试验湿片检查或再加第 3 张涂片用于革兰染色检查。

一、检查方法

1. 直接湿片检查

一般将采集的阴道分泌物拭子直接置于 0.5 ~ 1.0 mL 无菌生理盐水（0.9% NaCl）中，取出适量涂片，进行镜检。或者，取 1 滴无菌生理盐水置于载玻片上，将阴道分泌物拭子涂抹制片后镜检。可用亮视野显微镜或相差显微镜在低倍镜（100 ×）和高倍镜（400 ×）下观察。低倍镜是用于标本成分总体筛检评价，如评估上皮细胞的参数有细胞数、细胞类型，是否有聚集现象。通常，湿片直接镜检可见：红细胞、白细胞、细菌大致形态、酵母菌、菌丝/假菌丝、毛滴虫、线索细胞、副底层细胞、基底层细胞和鳞状上皮细胞等。

2. 胺（氢氧化钾）试验湿片检查

本项检查也称"胺臭味试验"。方法是：在玻片上滴加阴道分泌物悬液，将 1 滴 10% KOH 直接滴加在悬液上，即刻判断是否有"鱼腥"挥发味。此恶臭味刺激是三甲胺，因添加了 KOH 后 pH 改变引起胺类挥发产物。细菌性阴道病时，阴道菌群改变，产胺类细菌显著增多。阴道分泌物改变和脱落上皮细胞的增多与胺类增加有直接关系。正常阴道分泌物本试验阴性。

二、病原体检查

阴道分泌物湿片镜检可见的主要病原体如下。

1. 细菌

阴道中菌群复杂多样，健康人阴道中主要细菌是占 50% ~90% 的乳酸杆菌，其形态鲜明，大且无动力，为革兰染色阳性杆菌，代谢产物为乳酸，可维持健康阴道酸性环境（pH3.8 ~4.5）。此外，部分乳酸杆菌产过氧化氢，帮助平衡阴道菌群，防止其他细菌繁殖，特别是阴道加德纳菌和普氏菌。乳酸杆菌和鳞状上皮细胞数量减少代表菌群失调。正常阴道分泌物也可见少量其他形态的细菌，若其数量增多甚至占优势则视为异常。这类细菌包括小且无动力，革兰染色不定的球杆菌（如阴道加德纳菌）；细且弯曲，有动力，革兰染色不定的杆菌（如动弯杆菌属）；革兰染色阳性球菌（如消化链球菌属、葡萄球菌、链球菌、肠球菌属）；革兰染色阴性杆菌（如普氏菌属、牙龈卟啉菌属、类杆菌属、大肠杆菌类）。

2. 酵母菌

正常阴道分泌物中也偶见酵母菌或芽生孢子。由于酵母菌和红细胞看上去相似，要鉴别两者可用 KOH 来溶解红细胞。典型酵母菌大小为 10 ~ 12 μm，革兰染色阳性。酵母菌数量增加（1 + 或更多）或查见菌丝、假菌丝，则考虑异常，为酵母菌感染（如念珠菌感染）。

3. 毛滴虫

毛滴虫是带有鞭毛的原虫，可引起阴道上皮炎症。其形态呈梨形或萝卜形，也有呈球形、长方形、香肠形。大小为 5 ~ 30 μm，平均 15 μm。阴道毛滴虫须在无氧环境中繁殖，最适生长代谢所需 pH 为 6.0。可根据毛滴虫的特殊运动来辨认。借助 4 根前鞭毛和向后延伸体长一半的波动膜，毛滴虫得以运动。鞭毛提供向前的推力，波动膜的波浪状运动使虫体可旋转。一根后鞭毛有黏附阴道黏膜作用，也是毛滴虫病引起组织损伤的潜在原因。不运动或死亡毛滴虫因其形似白细胞而很难鉴别。毛滴虫死亡后先失去动力，随后波动膜停止，最后成团，看上去像白细胞。染料对毛滴虫有害，所以湿片染色对鉴别毛滴虫无用。毛滴虫对生长环境要求高，一旦离开阴道黏膜会立即死亡。所以如怀疑滴虫性阴道炎，应制作阴道分泌物湿片，采样后尽快镜检。但也有文章报道，毛滴虫生存能力比较强，能在 25 ~ 42 ℃条件下生长繁殖，3 ~ 5 ℃低温可生存 21 天，在 46 ℃时能生存 20 ~ 60 分钟，脱离人体后在半干燥的条件下也可生存数小时。

4. 血细胞

健康人阴道分泌物中有白细胞，整张涂片仅有几个，至每高倍镜视野下几个。白细胞数量变化与女性月经周期相关，排卵期和月经期白细胞数会增高。阴道分泌物通常无红细胞，月经期或月经期前后采集的标本例外。因此，标本送检时应注明患者与疾病相关情况，这一点非常重要。

5. 上皮细胞

阴道内壁覆盖复层鳞状上皮。对阴道黏膜组织采样时，会同时采集到大量鳞状上皮细胞，也是正常阴道的主要细胞，大小为 30 ~ 60 μm，薄而扁平，扁平状形态易于识别，核小、居中，胞质丰富，细胞老化后呈细颗粒状。细胞退化引起细胞内透明角质颗粒与线索细胞粗糙外形有显著区别，不可混淆。

（1）线索细胞：大量细菌附着于上皮细胞胞膜而形成，是细菌性阴道病诊断标志物。因胞膜表面附着大量细菌，胞质内有细小颗粒，细胞边界不清，也可不见胞核。细菌不一定会包裹整个线索细胞，但至少覆盖 75% 胞质。镜检人员凭借技术和经验可区别正常退化内含透明角质颗粒的上皮细胞和附着细菌的线索细胞。透明角质颗粒的大小多变，体积比细菌大，这两点有助于区分两者。

（2）副底层细胞：位于阴道黏膜组织的鳞状上皮细胞下层，所以正常阴道分泌物中无或少见副底层细胞。月经期采样时或绝经后采样时，细胞数会增加。细胞直径为 15 ~ 40 μm，呈椭圆形或圆形，胞质边界清晰，其形状和大小与泌尿系统移行上皮细胞相似，但核质比更小（1 ∶ 1 ~ 1 ∶ 2）。副底层细胞数增多常见于萎缩性阴道炎和脱屑性阴道炎。

（3）基底层细胞：源于阴道复层上皮的基底层。其大小与白细胞相似，直径为 10 ~ 16 μm，核质比为 1 ∶ 2。湿片中如查见基底层细胞则为异常，阴道分泌物中出现基底层细胞常伴大量白细胞，常见于脱屑性阴道炎。

三、注意事项

制作直接镜检湿片时，标本悬液上加盖玻片，避免产生气泡。制作镜检湿片的同时要加盖玻片，并预留 1 张湿片加 KOH 以溶解上皮细胞和红细胞。如需直接镜检，对玻片稍微加热可分解细胞成分，使真菌更易辨识。虽制备 KOH 湿片作用有限，但对发现和鉴别真菌，以及进行胺试验（胺臭味试验）仍有很大帮助。

（赵玉德）

第四节　化学与免疫学检查

阴道分泌物的化学与免疫学检查主要包括酸碱度测定和滴虫快速试验，有助于细菌性和滴虫性阴道病的诊断。

一、酸碱度

1. 检测方法

用窄谱 pH 试纸直接接触阴道分泌物，观察试纸色泽变化，并与比色卡比较读数。pH 须在拭子放入生理盐水前使用商品化 pH 试纸来检测。

2. 临床意义

阴道分泌物 pH 对鉴别诊断阴道炎价值较大。正常阴道分泌物 pH 应为 3.8～4.5。pH > 4.5 与细菌性阴道病、滴虫性阴道炎和萎缩性阴道炎相关。有些乳酸杆菌可产生过氧化氢，进而加固阴道健康酸性环境。过氧化氢杀菌作用可抑制内源微生物过量繁殖，如阴道加德纳菌。产过氧化氢乳酸杆菌数量减少或消失与细菌性阴道病相关。

3. 检测灵敏度

有研究显示，单一阴道分泌物 pH 检测对细菌性阴道病的诊断灵敏度达 73%，而结合临床症状则提高到 81%。

二、OSOM 滴虫快速试验

1. 检测方法

采用免疫光谱毛细浸片术，将阴道分泌物拭子与缓冲液混合，试带条浸渍混合液，10 分钟后试带上特异性抗体与滴虫细胞内及细胞表面分泌性蛋白抗原结合，显示红色线条为阳性。

2. 临床意义

阴道毛滴虫感染引起女性阴道炎、尿道炎和男性尿道炎、前列腺炎等疾病，阴道毛滴虫诊断主要依赖实验室诊断，传统湿片法虽简便价廉，但灵敏度低；OSOM 免疫法相对于湿片法不但有较高灵敏度，且快速简便，可提高阴道毛滴虫的检出率。

3. 检测灵敏度

在滴虫性阴道炎低感染率（2%）的妇女中，用 OSOM 法快速检测滴虫，与湿片法相比，OSOM 法具有良好的诊断性能，灵敏度为 94.7%，特异性为 100%，准确性达 99.9%，阳性预测值 100% 和阴性预测值为 99.9%，可明显降低实验室检测滴虫的劳动力成本。另有研究显示，诊断滴虫性阴道炎灵敏度：湿片法为 83.3%，OSOM 法为 86.1%，培养法为 94.4%。OSOM 法对滴虫性阴道炎阳性预测值为 100%，阴性预测值为 97.1%。

（赵玉德）

第六章

细菌检验技术

第一节　形态学检查

一、显微镜

显微镜是由一个或几个透镜组合构成的一种光学仪器，主要用于放大微小物体，使之成为人肉眼所能看到的物体。由于细菌个体微小，观察其形态结构需要借助显微镜。根据所用光源的不同，显微镜可分为光学显微镜与电子显微镜。

光学显微镜通常由光学部分和机械部分组成。目前光学显微镜的种类很多，主要有普通光学显微镜、暗视野显微镜、荧光显微镜、相差显微镜、激光扫描共聚焦显微镜、偏光显微镜、微分干涉差显微镜、倒置显微镜等。

1. 普通光学显微镜

普通光学显微镜主要用于观察细菌菌体染色性、形态、大小，细胞形态学以及寄生虫等。操作基本步骤如下。

（1）取镜和放置：一般右手紧握镜臂，左手托住镜座，将显微镜放于实验台上，距离实验台边缘5～10 cm，并以自己感觉舒适为宜。

（2）光线调整：低倍镜对准通光孔，打开并调节光栅，根据需要调整至适宜的光线强度。

（3）放置标本：将制备好的玻片放在载物台上，并用弹簧夹卡住玻片，然后调整至最佳位置。

（4）调节焦距：先用粗螺旋调整至能看见物像，再用细螺旋调焦使物像清晰。

（5）物镜的使用：先从低倍镜开始，将位置固定好，放置标本玻片，调节亮度、焦距至成像清晰。显微镜设计一般是共焦点，使用高倍镜时，仅需要调节光线强度即可呈现清晰图像。观察细菌一般使用油镜，从低倍镜、高倍镜到油镜依次转动物镜，滴少许香柏油至载玻片上，先将油镜头浸入香柏油中并轻轻接触到载玻片，注意不要压破载玻片，然后慢慢调节粗、细螺旋升起油镜，直到观察到清晰物像为止。

2. 暗视野显微镜

暗视野显微镜主要用于未染色的活体标本的观察，如观察未染色活螺旋体的形态和动力等。与普通光学显微镜结构相似，不同之处在于以暗视野聚光器取代了明视野聚光器。该聚光器的中央为不透明的黑色遮光板，使照明光线不能直接上升进入物镜内，只有被标本反射或散射的光线进入物镜，因此，视野背景暗而物体的边缘亮。

3. 荧光显微镜

荧光显微镜用于组织细胞学、微生物学、免疫学、寄生虫学、病理学以及自身免疫病的观察诊断。荧光显微镜按照光路不同分为两种：透射式荧光显微镜和落射式荧光显微镜。透射式荧光显微镜的激发光源是通过聚光器穿过标本材料来激发荧光的，常用暗视野聚光器，也可使用普通聚光器，调节反光镜使激发光转射和旁射到标本上。优点是低倍镜时荧光强，缺点是随放大倍数增加而荧光减弱，所以对观察较大标本材料较好。落射式荧光显微镜是近代发展起来的新式荧光显微镜，与透射式荧光显微镜的不同之处是激发光从物镜向下落射到标本表面。优点是视野照明均匀，成像清晰，放大倍数越大荧光越强。

4. 相差显微镜

相差显微镜可以观察到透明标本的细节，适用于活体细胞生活状态下的生长、运动、增殖情况以及细微结构的观察。因此，相差显微镜常用于微生物学、细胞和组织培养、细胞工程、杂交瘤技术和细胞生物学等现代生物学方面的研究。

5. 倒置显微镜

倒置显微镜用于微生物、细胞、组织培养、悬浮体、沉淀物等的观察，可以连续观察细胞、细菌等在培养液中繁殖分裂的过程，在微生物学、细胞学、寄生虫学、免疫学、遗传工程学等领域应用广泛。倒置显微镜与普通光学显微镜结构相似，均具有机械和光学两大部分，只是某些部件安装位置有所不同，如物镜与照明系统颠倒，前者在载物台之下，后者在载物台之上。

6. 电子显微镜

电子显微镜简称电镜，是以电子束作为光源来展示物体内部或表面的显微镜。电子显微镜可用于细胞、微生物（细菌、病毒、真菌）等表面及内部结构的观察。在医学、微生物学、细胞学、肿瘤学等领域有广泛应用。电子显微镜按照结构和用途不同分为透射式电子显微镜、扫描式电子显微镜、反射式电子显微镜和发射式电子显微镜等。透射式电子显微镜常用于观察分辨细微物质的结构，扫描式电子显微镜主要用于观察物体表面的形态、外貌，可以与X线衍射仪或电子能谱仪结合，构成电子微探针，用于物质成分分析。

二、不染色标本检查

形态学检查是认识细菌、鉴定细菌的重要手段。细菌体积微小，需要借助显微镜放大1 000倍左右才可识别。由于细菌无色透明，直接镜检只能观察细菌动力，对细菌形态、大小、排列、染色特性以及特殊结构的观察，则需要经过一定染色后再进行镜检。研究超微结构则需要用电子显微镜观察。

不染色标本的检查用于观察标本中的各种有形成分，如观察细菌在生活状态下的形态、动力和运动状况等，可用普通光学显微镜、暗视野显微镜或相差显微镜进行观察。常用的观察方法有悬滴法、湿片法和毛细管法。

1. 悬滴法

取洁净的凹形载玻片以及盖玻片各一张，在凹孔四周的平面上涂布一层薄薄的凡士林，用接种环挑取细菌培养液或细菌生理盐水1～2环放置于盖玻片中央，将凹窝载玻片的凹面向下对准盖玻片上的液滴轻轻按压，然后迅速翻转载玻片，将四周轻轻压实，使凡士林密封紧密，菌液不至于挥发，放于镜下观察。先用低倍镜调成暗光，对准焦距后以高倍镜观察，不可压破盖玻片。有动力的细菌可见其从一处移到另一处，无动力的细菌呈布朗运动而无位置的改变。螺旋体由于菌体纤细、透明，需用暗视野显微镜或相差显微镜观察其形态和动力。

2. 湿片法

湿片法又称压片法。用接种环挑取菌悬液或培养物 2 环，置于洁净载玻片中央，轻轻压上盖玻片，于油镜下观察。制片时菌液要适量以防外溢，并避免产生气泡。

3. 毛细管法

毛细管法主要用于检查厌氧菌的动力。先将待检菌接种在适宜的液体培养基中，经厌氧培养过夜后，以毛细管吸取培养物，菌液进入毛细管后，用火焰密封毛细管两端。将毛细管固定在载玻片上，镜检。

三、染色标本检查

通过对标本染色，能观察到细菌的大小、形态、排列、染色特性，以及荚膜、鞭毛、芽孢、异染颗粒、细胞壁等结构，有助于细菌的初步识别或诊断。染色标本除能看到细菌形态外，还可按照染色反应将细菌加以分类。如革兰染色分为革兰阳性菌和革兰阴性菌。细菌的等电点较低，pI 为 2 ~ 5，在近中性或弱碱性环境中细菌带负电荷，容易被带正电荷的碱性染料（如亚甲蓝、碱性复红、沙黄、结晶紫等）着色。

1. 常用染料

用于细菌染色的染料，多为人工合成的含苯环的有机化合物，在其苯环上带有色基与助色基。带有色基的苯环化合物——色原，虽然本身带色，但与被染物无亲和力而不能使之着色。助色基并不显色，但它本身能解离，解离后的染料可以与被染物结合生成盐类，使之着色。根据助色基解离后的带电情况，可将染料分为碱性和酸性两大类。此外，还有复合染料。

2. 常用的染色方法

在细菌感染标本的检查中，临床上常用的染色方法有革兰染色、抗酸染色和荧光染色。

（奂剑波）

第二节　培养基制备与细菌培养

一、培养基的成分与作用

培养基是指用人工方法配制的适合细菌生长繁殖的营养基质。培养基的成分主要可以分为营养物质、水、凝固物质、指示剂和抑制剂 5 大类。

1. 营养物质

（1）肉浸液：是将新鲜牛肉去除脂肪、肌腱及筋膜后，浸泡、煮沸而制成的肉汁。肉汁中含有可溶性含氮浸出物、非含氮浸出物及一些生长因子。该物质可为细菌提供氮源和碳源。

（2）牛肉膏：由肉浸液经长时间加热浓缩熬制而成。由于糖类物质在加热过程中被破坏，因而其营养价值低于肉浸液，但因无糖可用作肠道鉴别培养基的基础成分。

（3）糖与醇类：为细菌生长提供碳源和能量。制备培养基常用的糖类有单糖（葡萄糖、阿拉伯胶糖等）、双糖（乳糖、蔗糖等）、多糖（淀粉、菊糖等）；常用醇类有甘露醇、卫茅醇等。糖、醇类物质除作为碳源和提供能量外，还用于鉴别细菌。糖类物质不耐热，高温加热时间过长会使糖破坏，因而制备此类培养基时不宜用高温灭菌，而宜用 55.46 kPa/cm^2 的压力灭菌。

（4）血液：血液中既含有蛋白质、氨基酸、糖类及无机盐等营养物质，又能提供细菌生长所需的辅酶（如V因子）、血红素（X因子）等特殊生长因子。培养基中加入血液，适用于对营养要求较高的细菌的培养。含血液的培养基还可检测细菌的溶血特性。

（5）鸡蛋与动物血清：鸡蛋和动物血清不是培养基的基本成分，却是某些细菌生长所必需的营养物质，因而可用于制备特殊的培养基，如培养白喉棒状杆菌的吕氏血清培养基、培养结核分枝杆菌用的鸡蛋培养基等。

（6）无机盐类：提供细菌生长所需要的化学元素，如钾、钠、钙、镁、铁、磷、硫等。常用的无机盐有氯化钠和磷酸盐等。氯化钠可维持细菌酶的活性及调节菌体内外渗透压；磷酸盐是细菌生长良好的磷源，并且在培养基中起缓冲作用。

（7）生长因子：是某些细菌生长需要但自身不能合成的物质。主要包括 B 族维生素、某些氨基酸、嘌呤、嘧啶及特殊生长因子（X因子、V因子）等。在制备培养基时，通常加入肝浸液、酵母浸液、肉浸液及血清等，这些物质中含有细菌生长繁殖所需要的生长因子。

2. 水

水是细菌代谢过程中重要的物质，许多营养物质必须溶于水才能被细菌吸收。制备培养基常用不含杂质的蒸馏水或离子交换水，也可用自来水、井水、河水等，但此类水中常含有钙、磷、镁等，可与蛋白胨或肉浸液中磷酸盐生成不溶性的磷酸钙或磷酸镁，高压灭菌后，可析出沉淀。因而用自来水、井水等制备培养基时应先煮沸，使部分盐类沉淀，过滤后方可使用。

3. 凝固物质

制备固体培养基时，需在培养基中加入凝固物质。最常用的凝固物质为琼脂，特殊情况下也可使用明胶、卵清蛋白及血清等。

琼脂是从石花菜中提取的一种胶体物质，其成分主要为多糖（硫酸酚酯半乳糖）。该物质在 98 ℃以上时可溶于水，45 ℃以下时则凝固成凝胶状态，且无营养作用，不被细菌分解利用，是一种理想的固体培养基赋形剂。

4. 指示剂

在培养基中加入指示剂，可观察细菌是否利用或分解培养基中的糖、醇类物质。常用的有酚红（酚磺酞）、溴甲酚紫、溴麝香草酚蓝、中性红、中国蓝等酸碱指示剂及亚甲蓝等氧化还原指示剂。

5. 抑制剂

在培养基中加入某种化学物质，抑制非目的菌的生长而利于目的菌的生长，此类物质称为抑制剂。抑制剂必须具有选择性抑制作用，在制备培养基时，根据不同的目的选择不同的抑制剂，常用的有胆盐、煌绿、玫瑰红酸、亚硫酸钠、抗生素等。

二、培养基的种类

1. 按培养基的物理性状分类

（1）液体培养基：在肉浸液中加入1%蛋白胨和0.5% NaCl，调 pH 至7.4，灭菌后即成为液体培养基。液体培养基常用于增菌培养或纯培养后观察细菌的生长现象。

（2）半固体培养基：在液体培养基中加入0.2% ~0.5%的琼脂，琼脂溶化后即成半固体培养基。半固体培养基常用于保存菌种及观察细菌的动力。

（3）固体培养基：在液体培养基中加入2% ~3%的琼脂，琼脂溶化后即成固体培养基。该培养基倾注至培养皿中制成平板，用于细菌的分离纯化、鉴定及药敏试验等，注入试管中则可制成斜面而用于菌种的保存。

2. 按培养基的用途分类

（1）基础培养基：含有细菌生长所需的基本营养成分，如肉浸液（肉汤）、普通琼脂平板等。基础培养基广泛应用于细菌检验，也是制备其他培养基的基础成分。

（2）营养培养基：包括通用营养培养基和专用营养培养基，前者为基础培养基中添加合适的生长因子或微量元素等，以促使某些特殊细菌生长繁殖，例如链球菌、肺炎链球菌需在含血液或血清的培养基中生长。后者又称为选择性营养培养基，即除固有的营养成分外，再添加特殊抑制剂，有利于目的菌的生长繁殖，如碱性蛋白胨水用于霍乱弧菌的增菌培养。

（3）鉴别培养基：在培养基中加入糖（醇）类、蛋白质、氨基酸等底物及指示剂，用以观察细菌的生化反应，从而鉴定和鉴别细菌，此类培养基称为鉴别培养基。常见的有糖发酵培养基、克氏双糖铁琼脂等。

（4）选择培养基：是根据某一种或某一类细菌的特殊营养要求，在基础培养基中加入抑制剂，抑制非目的菌的生长，选择性促进目的菌生长，此类培养基为选择培养基。常用的有 SS 琼脂、伊红亚甲蓝琼脂、麦康凯琼脂等。

（5）厌氧培养基：专供厌氧菌的分离、培养和鉴别用的培养基，称为厌氧培养基。这种培养基营养成分丰富，含有特殊生长因子，氧化还原电势低，并加入亚甲蓝作为氧化还原指示剂。其中心、脑浸液和肝块、肉渣含有不饱和脂肪酸，能吸收培养基中的氧；硫乙醇酸盐和半胱氨酸是较强的还原剂；维生素 K_1、氯化血红素可以促进某些类杆菌的生长。常用的有庖肉培养基、硫乙醇酸盐肉汤等，并在液体培养基表面加入凡士林或液状石蜡以隔绝空气。

三、培养基的制备

不同培养基的制备程序不尽相同，但配制一般培养基的程序基本相似，分为下列10个步骤。

1. 培养基配方的选定

同一种培养基的配方在不同文献中常会有某些差别。因此，除所用的是标准方法并严格按其规定进行配制外，一般均应尽量收集有关资料加以比较核对，再依据自己的使用目的加以选用，记录其来源。

2. 培养基的制备记录

每次制备培养基均应有记录，包括培养基名称、配方及其来源，最终 pH，消毒的温度和时间，制备的日期和制备者等，记录应复制一份，原记录保存备查，复制记录随制好的培养基一同存放，以防发生混乱。

3. 培养基成分的称取

培养基的各种成分必须精确称取并要注意防止错乱，最好一次完成，不要中断。每称完一种成分即在配方上做出记号，并将所需称取的药品一次取齐，置于左侧，每种称取完毕后，即移放于右侧。完全称取完毕后还应进行一次检查。

4. 培养基各成分的混合和溶化

使用的蒸煮锅不得为铜锅或铁锅，以防有微量铜或铁混入培养基中，使细菌不易生长。最好使用不锈钢锅加热溶化，也可放入大烧杯中再置于高压蒸汽灭菌器或流动蒸汽消毒器中蒸煮溶化。在锅中溶化时，可先用温水加热并随时搅动，以防焦化，如发现有焦化现象，该培养基即不能使用，应重新制备。待大部分固体成分溶化后，再用较小火力使所有成分完全溶化，直至煮沸。如为琼脂培养基，应先用一部分水将琼脂溶化，用另一部分水溶化其他成分，然后将两种溶液充分混合。在加热溶化过程中，因蒸发而丢失的水分，最后必须加以补足。

5. 培养基 pH 的调整

培养基 pH 即酸碱度，是细菌生长繁殖的重要条件。不同细菌对 pH 的要求不一样。一般培养基的 pH 为中性或偏碱性（嗜碱细菌和嗜酸细菌例外）。所以配制培养基时，要根据不同细菌的要求将培养基的 pH 调到合适的范围。

在未调 pH 之前，先用精密 pH 试纸测量培养基的原始 pH，如果偏酸，用滴管向培养基中滴加入 1 mol/L NaOH，边加边搅拌，并随时用 pH 试纸测其 pH，直至 pH 达到 7.2～7.6。反之，用 1 mol/L HCl 进行调节。注意 pH 不要调过头，以避免回调，否则将会影响培养基内各离子的浓度。对于有些要求 pH 较精确的微生物，其 pH 的调节可用酸度计进行。

培养基在加热消毒过程中 pH 会有所变化，例如，牛肉浸液 pH 约可降低 0.2，而肝浸液 pH 却会有显著的升高。因此，对这个步骤，操作者应随时注意探索经验，以期能掌握培养基的最终 pH，保证培养基的质量。pH 调正后，还应将培养基煮沸数分钟，以利培养基沉淀物的析出。

6. 培养基的过滤澄清

液体培养基必须绝对澄清，琼脂培养基也应透明无显著沉淀，因此需要采用过滤或其他澄清方法以达到此项要求。一般液体培养基可用滤纸过滤法，滤纸应折叠成折扇形或漏斗形，以避免因压力不均匀而引起滤纸破裂。琼脂培养基可用清洁的白色薄绒布趁热过滤，也可用中间夹有薄层吸水棉的双层纱布过滤。新制肉、肝、血和土豆等浸液时，则须先用绒布将碎渣滤去，再用滤纸反复过滤。如过滤法不能达到澄清要求，则须用蛋清澄清法。即将冷却至 55～60 ℃的培养基放入大的三角烧瓶内，装入量不得超过烧瓶容量的 1/2，每 1 000 mL 培养基加入 1～2 个鸡蛋的蛋白，强力振摇 3～5 分钟，置高压蒸汽灭菌器中 121 ℃加热 20 分钟，取出，趁热以绒布过滤即可。若能自行沉淀者，也可静置冰箱中 1～2 天吸取其上清液。

7. 培养基的分装

（1）基础培养基：基础培养基一般分装于三角烧瓶中，灭菌后备用。

（2）琼脂平板：将溶化的固体培养基（已灭菌）冷却至 50 ℃左右，按无菌操作倾入无菌平皿内，轻摇平皿，使培养基铺于平皿底部，凝固后备用。一般内径为 90 mm 的平皿中倾入培养基的量为 13 ~ 15 mL，如为 MH 琼脂则每个平皿倾入培养基的量为 25 mL。内径为 70 mm 的平皿内，倾入培养基 7 ~ 8 mL 较为适宜。

（3）半固体培养基：半固体培养基一般分装于试管内，分装量约为试管长度的 1/3，灭菌后直立凝固待用。

（4）琼脂斜面：制备琼脂斜面应将培养基分装在试管内，分装量为试管长度的 1/5，灭菌后趁热放置斜面凝固，斜面长约为试管长度的 2/3。

（5）液体培养基：液体培养基一般分装在试管内，分装量为试管长度的 1/3，灭菌后备用。

8. 培养基的灭菌

一般培养基经高压蒸汽法灭菌，这是目前最可靠的方法。培养基的灭菌温度和时间因培养基的品种、装量和容器的大小而定，如培养基中含不耐热的成分，灭菌时的压力不可过高。培养基可采用 121 ℃高压蒸汽灭菌 15 分钟的方法。在各种培养基制备方法中，如无特殊规定，即可用此法灭菌。某些畏热成分，如糖类应另行配成 20% 或更高的溶液，以过滤或间歇灭菌法消毒，以后再用无菌操作技术定量加入培养基。明胶培养基也应用较低温度灭菌。血液、体液和抗生素等则应以无菌操作技术抽取和加入已经冷却约 50 ℃的培养基中。琼脂斜面培养基应在灭菌后立即取出，待冷至 55 ~ 60 ℃时，摆成适当斜面，待其自然凝固。

9. 培养基的质量测试

为确保培养基的使用效果，制备好的培养基应做以下检验，以确定所制的培养基质量是否合格。

（1）一般性状检查：一般性状检查包括培养基的颜色、澄清度、pH 等是否符合要求。固体培养基还检查其软硬度是否适宜。干燥培养基则应测定其水分含量和溶解性等。

（2）无菌检查：无论是经高压蒸汽灭菌还是无菌分装的培养基，均应做无菌试验，合格的方可使用。通常将配制好的培养基于 37 ℃培养，过夜后，观察是否有细菌生长。如果没有细菌生长视为合格。

（3）培养基性能试验：对于细菌生长繁殖、增菌、分离、选择和鉴别等用培养基，均应用已知特性、稳定标准菌株进行检查，符合规定要求的方可使用。即使市购的干燥培养基商品，也要按照产品说明书规定进行检查。

1）测试菌株选择：测试菌株是具有其代表种的稳定特性并能有效证明实验室特定培养基最佳性能的一套菌株，应为来自国际/国家标准菌种保藏中心的标准菌株。

2）定量测试方法：测试菌株过夜培养物 10 倍递增稀释；测试平板和对照平板划分为 4 个区域并标记；从最高稀释度开始，分别滴一滴稀释液于测试平板和对照平板标记好的区域；将稀释液涂满整个 1/4 区域，37 ℃培养 18 小时；对易计数的区域计数，按公式计算生长率（生长率 = 待测培养基平板上得到的菌落总数/参考培养基平板上获得的菌落总数）。非选择性培养基上目标菌的生长率应不低于 0.7，该类培养基应宜于目标菌生长；选择性培养基上目标菌的生长率应不低于 0.1。

3）半定量测试方法：平板分 ABCD 四区，共划 16 条线，平行线大概相隔 0.5 cm，每条有菌落生长的划线记作 1 分，每个仅一半的线有菌落生长记作 0.5 分，没有菌落生长或生长量少于划线的一半记作0分，分数加起来得到生长指数G。目标菌在培养基上应呈现典型的生长，而非目标菌的生长应部分或完全被抑制，目标菌的生长指数G大于6时，培养基可接受。

4）定性测试方法：平板接种观察法，用接种环取测试菌培养物，在测试培养基表面划平行直线。按标准中规定的培养时间和温度对接种后的平板进行培养，目标菌应呈现良好生长，并有典型的菌落外观、大小和形态，非目标菌应是微弱生长或无生长。

10. 培养基的保存

新配制的培养基，其保存条件的好坏，对培养基的使用寿命关系很大。如保存不当，加速培养基的物理和化学变化，因为培养基的成分大多是由动物组织提取的大分子肽和植物蛋白质，它们能引起不溶性的沉淀和雾浊。为避免和减慢这些变化，新配制的培养基一般存于2～8 ℃冰箱中备用；为防止培养基失水，液体或固体的试管培养基应放在严密的容器中保存；平板培养基应密封于塑料袋中保存。放置时间不宜超过1周，倾注的平板培养基不宜超过3天。

四、接种工具

接种环和接种针是微生物检验中用以取菌、接种及分离细菌的器具，是细菌学实验必需的工具。接种环可用于划线分离培养、纯菌转种、挑取菌落和菌液以及制备细菌涂片等。接种针主要用以挑取单个细菌、穿刺接种及斜面接种细菌等。

接种针一般用镍合金制成。接种环是由接种针的游离端弯成圆环而成，环部的直径一般为2～4 mm。接种针的另一端固定于接种杆上，接种杆另一端为接种柄。使用时右手握持接种环（针）的柄部（握毛笔状），将环（针）部置于酒精灯火焰上或红外接种环灭菌器中灭菌，杀灭环（针）部的细菌，冷却后挑取细菌。接种完毕再灭菌接种环（针）。

五、细菌的一般接种方法

细菌接种时，应根据待检标本的种类、检验目的及所用培养基的类型选择不同的接种方法。常用的细菌接种方法有平板划线分离法、斜面接种法、穿刺接种法、液体和半固体接种法、涂布接种法等。

（一）平板划线分离法

平板划线分离法是指把混杂在一起的微生物或同一微生物群体中的不同细胞用接种环在平板培养基表面，通过分区划线稀释而得到较多独立分布的单个细胞，经培养后生长繁殖成单菌落，通常把这种单菌落当作待分离微生物的纯种。有时这种单菌落并非都由单个细胞繁殖而来，故必须反复分离多次才可得到纯种。

为方便划线，一般培养基不宜太薄，每皿约倾倒20 mL培养基，培养基应厚薄均匀，平板表面光滑。划线分离主要有分区划线法和连续划线法两种（图6-1）。分区划线法是将平板分为大小相似的几个区。划线时每次将平板转动60°～70°划线，每换一次角度，应烧灼灭菌接种环，再通过上次划线处划线。连续划线法是从平板边缘一点开始，连续作波浪式划线直到平板的另一端为止，当中不需烧灼灭菌接种环。

1. 连续划线法

轻轻摇匀待接种试管，左手手心托待接种试管底侧部，右手执接种环，右手小指拔下试管塞，灭菌接种环，并于酒精灯附近将接种环伸进试管，稍候，再插入待接种液中，蘸一下，取满一环，抽出，烧塞，盖盖，放回试管架。或将接种环通过稍打开皿盖的缝隙伸入平板，在平板边缘空白处接触一下使接种环冷却，然后以无菌操作接种环直接取平板上待分离纯化的菌落。

用左手小指和无名指托接种的平皿底部，中指和拇指捏平皿盖，于靠近酒精灯处打开平皿盖约 30°，右手将接种环伸进平皿，将菌种点种在平板边缘一处，轻轻涂布于琼脂培养基边缘，抽出接种环，盖上平皿盖，然后将接种环上多余的培养液在火焰中灼烧，打开平皿盖约 30°伸入接种环，待接种环冷却后，再与接种液处轻轻接触，开始在平板表面轻巧滑动划线，接种环不要嵌入培养基内划破培养基，线条要平行密集，充分利用平板表面积，注意勿使前后两条线重叠，划线完毕，关上皿盖。灼烧接种环，待冷却后放置接种架上。培养皿倒置于适温的恒温箱内培养（以免培养过程皿盖冷凝水滴下，冲散已分离的菌落）。

2. 分区划线法

取菌、接种、培养方法与连续划线法相似。用接种环挑取细菌标本，将标本沿平板边缘均匀涂布在培养基表面，约占培养基面积的 1/5，此为第一区；烧灼灭菌接种环，待冷，转动平板约 70°，将接种环通过第一区 3 ~ 4 次，连续划线，划线面积约占培养基面积的 1/5，此为第二区。依次划第三区、第四区、第五区。分区划线法多用于含菌量较多的细菌标本的接种，如粪便、脓汁、痰液等标本。经过分区划线，可将标本中的细菌分散开，从而获得单个菌落。

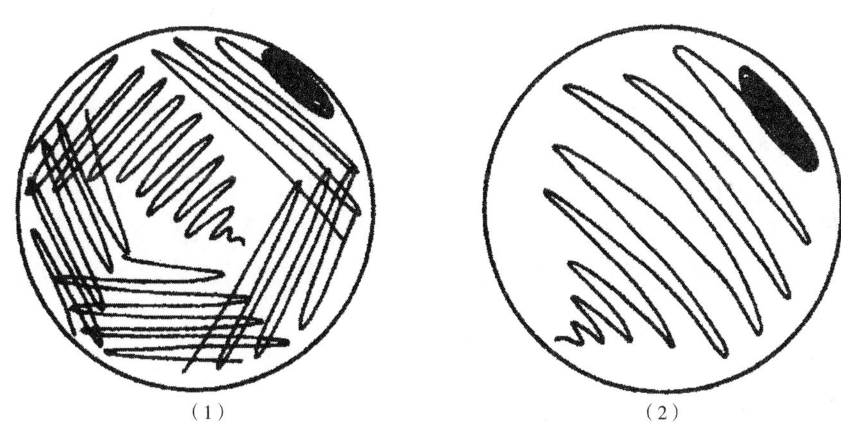

（1）　　（2）

图 6-1　平板划线分离法

（1）分区划线法；（2）连续划线法

（二）斜面接种法

该法主要用于单个菌落的纯培养、保存菌种或观察细菌的某些特性。

（1）左手平托两支试管，拇指按住试管的底部。外侧一支试管是斜面上长有菌苔的菌种试管，内侧一支是待接的空白斜面，两支试管的斜面同时向上。用右手将试管塞旋松，以便在接种时容易拔出。

（2）右手拿接种环（如握毛笔一样），在火焰上先将环部烧红灭菌，然后将有可能伸入试管的其余部位也过火灭菌。

（3）将两支试管的上端并齐，靠近火焰，用右手小指和掌心将两支试管的试管塞一并夹住拔出，试管塞仍夹在手中，然后让试管口缓缓过火焰。注意不得将试管塞随意丢于桌上受到沾污，试管口切勿烧得过烫以免炸裂。

（4）将已灼烧的接种环伸入外侧的菌种试管内。先将接种环触及无菌苔的培养基上使其冷却。再根据需要用接种环蘸取一定量的菌苔，注意勿刮破培养基。将沾有菌苔的接种环迅速抽出试管，注意勿使接种环碰到管壁或管口上。

（5）迅速将沾有菌种的接种环伸入另一支待接斜面试管的底部，轻轻向上划线（直线或曲线，根据需要确定），勿划破培养基表面。

（6）接种好的斜面试管口再次过火焰，试管塞底部过火焰后立即塞入试管内。

（7）将沾有菌苔的接种环在火焰上烧红灭菌。先在内焰中烧灼，使其干燥后，再在外焰中烧红，以免菌苔骤热，会使菌体爆溅，造成污染。

（8）放下接种环后，再将试管塞旋紧，在试管外面上方距试管口 2～3 cm 处贴上标签。

（9）在 28～37 ℃恒温中培养。

（三）穿刺接种法

此方法用于半固体培养基或细菌生化反应用鉴别培养基的接种。用接种针挑取菌落或培养物，由培养基中央垂直刺入管底（距管底约 0.4 cm），再沿穿刺线拔出接种针。

（四）液体和半固体接种法

1. 液体接种法

用接种环（针）挑取细菌，倾斜液体培养管，先在液面与管壁交界处（以试管直立后液体培养基能淹没接种物为准）研磨接种物，并蘸取少许液体培养基与之调和，使细菌均匀分布于培养基中。此方法多用于普通肉汤、蛋白胨水等液体培养基的接种。

2. 半固体接种法

将烧灼过的接种针插入菌种管冷却后，蘸取菌液少许，立即垂直插入半固体培养基的中心至接近于管底处，但不可直刺至管底，然后按原路退出。管口通过火焰，塞上试管塞，接种针烧灼灭菌后放下。将上述已接种好的培养物，37 ℃恒温箱内培养，24 小时后取出观察结果。

（五）涂布接种法

将琼脂平皿半开盖倒置于培养箱内至无冷凝水，用无菌移液管吸取菌悬液 0.1 mL，滴加于培养基平板上，右手持无菌玻璃涂棒，左手拿培养皿，并用拇指将皿盖打开一缝，在火焰旁右手持玻璃涂棒于培养皿平板表面将菌液自平板中央均匀向四周涂布扩散，切忌用力过猛将菌液直接推向平板边缘或将培养基划破。接种后，将平板倒置于恒温箱中，培养观察。

六、细菌的一般培养方法

根据细菌标本的类型、细菌的种类及培养目的，选择适宜的培养方法，对细菌进行培养。常用方法有：普通培养法、二氧化碳培养法及厌氧培养法等。

1. 普通培养法

又称需氧培养法，将已接种好的平板、肉汤管、半固体、斜面置于 37 ℃温箱中，一般的细菌培养 18～24 小时即可生长，但菌量很少或生长较慢的细菌培养 3～7 天，甚至 1 个月才能生长。注意事项：①箱内不应放过热或过冷物品，取放物品时应随手关闭箱门，以维持恒温；②箱内培养物不宜过挤，以保证培养物受温均匀；③金属孔架上物品不应过重，以免压弯孔架，物品滑脱，打碎培养物；④温箱底层温度较高，培养物不宜与之直接接触。

2. 二氧化碳培养法

二氧化碳培养是将细菌置于5% ~10% CO_2 环境中进行培养的方法。有的细菌（如脑膜炎奈瑟菌、淋病奈瑟菌、布鲁菌等）初次分离培养时在有 CO_2 环境中生长良好。常用方法如下。

（1）二氧化碳培养箱培养法：二氧化碳培养箱能调节箱内 CO_2 的含量、温度和湿度。将已接种好细菌的培养基置于二氧化碳培养箱内，孵育一定时间后，可观察到细菌的生长现象。

（2）烛缸培养法：将接种好细菌的培养基置于标本缸或玻璃干燥器内，把蜡烛点燃后置于缸内，加盖，并用凡士林密封缸口，待蜡烛自行熄灭，缸内可产生5% ~10%的 CO_2。

（3）化学法：将接种好细菌的培养基置于标本缸内，按标本缸每升容积加碳酸氢钠0.4 g和浓盐酸0.35 mL 的比例，分别加这两种化学物质于平皿内，将该平皿放入标本缸内，加盖密封标本缸。使标本缸倾斜，两种化学物质接触后发生化学反应，产生 CO_2。

3. 厌氧培养法

厌氧菌对氧敏感，培养过程中，必须降低氧化还原电势，构成无氧环境。厌氧培养的方法很多，常用的方法有以下 6 种。

（1）庖肉培养法：此法为利用动物组织促进还原法。培养基中的肉渣含有不饱和脂肪酸和谷胱甘肽，能吸收培养基中的氧，使氧化还原电势下降。加之培养基表面用凡士林封闭，使与空气隔绝而造成厌氧条件。

方法：接种时先于火焰上稍加热，使凡士林融化后接种（如作厌氧芽饱菌分离，接种后将肉渣培养基置 80 ~85 ℃水浴 10 分钟处理），置 37 ℃温箱培养 2 ~4 天观察结果。

（2）焦性没食子酸法：焦性没食子酸与碱能生成棕色的焦性没食子碱，此碱性溶液能迅速吸收空气中的氧，造成厌氧条件。

方法：于接种厌氧菌的血平板盖的外侧面中央，放一直径约 4 cm 圆形纱布两层，其上放焦性没食子酸0.2 g，再盖同样的纱布两层。然后加100 g/L NaOH 0.5 mL，迅速将平皿底倒扣在盖上，周围用石蜡密封，置 37 ℃温箱培养 24 ~48 小时观察结果。

（3）硫乙醇酸钠法：硫乙醇酸钠是还原剂，能除去培养基中氧或还原氧化型物质，有利于厌氧菌生长。

方法：将厌氧菌接种于含 1 g/L 的硫乙醇酸钠液体培养基中，37 ℃温箱培养 24 ~48 小时，观察结果。培养基内加有亚甲蓝作氧化还原指示剂，无氧时亚甲蓝还原成无色。

（4）气袋法：此法不需要特殊设备，具有操作简便、使用方便等特点。气袋为一透明而密闭的塑料袋，内装有气体发生安瓿、指示剂安瓿、含有催化剂的带孔塑料管各 1 支。

方法：将接种厌氧菌的平板放入气袋中，用弹簧夹夹紧袋口（或用烙铁加热封闭），然后用手指压碎气体发生安瓿。30 分钟后再压碎指示剂安瓿，若指示剂不变蓝仍为无色，证明袋内达到厌氧状态。可放 37 ℃温箱进行培养 18 ~24 小时，观察厌氧菌生长情况。一只厌氧袋只能装 1 ~2 个平板，故只适合小量标本的使用。

（5）厌氧罐法：此法适用于一般实验室，具有经济并可迅速建立厌氧环境的特点。

方法：将已接种厌氧菌的平板置于厌氧罐中，拧紧盖子。用真空泵抽出罐中空气，再充入氮气使压力真空表指针回到零，如此反复 3 次，以排出绝大部分空气。最后当罐内压力为-79.98 kPa 时，充入 80% N_2、10% H_2、10% CO_2。排气过程中厌氧指示剂亚甲蓝呈淡蓝色，待罐内无氧环境建立后，指示剂亚甲蓝则持续无色。

（6）厌氧箱培养法：这是一种较先进的厌氧菌培养装置。适合于处理大量标本。标本接种、分离培养和鉴定等全部检验过程均在箱内进行，有利于厌氧菌检出。装置由手套操作箱和传递箱两个主要部分组成。

传递箱有两个门，一个与操作箱连接，另一个与外部相通，起缓冲间的作用，以保持操作箱内的无氧环境不变。由外向内传递物品时，先关闭内侧门，物品由外侧门进入传递箱，然后关闭外侧门。用真空泵排气减压，充入氮气。重复排气一次，其中的氧可排除99%以上。再通过手套操作箱打开内侧门，无氧的气体则从操作箱自动流入传递箱，保持无氧环境。手套操作箱内有接种环、灭菌器、标本架和过氧化氢酶等用品。

七、细菌在培养基中的生长现象

将细菌接种到适宜的培养基中，经35 ℃培养18～24小时（生长慢的细菌需数天或数周）后，可观察到细菌的生长现象。不同的细菌在不同的培养基中的生长现象不一样，据此可鉴别细菌。

（一）细菌在液体培养基中的生长现象

细菌在液体培养基中生长可出现3种现象。

1. 浑浊

大多数细菌在液体培养基中生长后，使培养基呈现均匀浑浊。

2. 沉淀

少数呈链状生长的细菌在液体培养基底部形成沉淀，培养液较清亮，如链球菌、炭疽芽孢杆菌等。

3. 菌膜

专性需氧菌多在液体表面生长，形成菌膜。如铜绿假单胞菌等。

（二）细菌在半固体培养基中的生长现象

有鞭毛的细菌在半固体培养基中可沿穿刺线扩散生长，穿刺线四周呈羽毛状或云雾状。无鞭毛的细菌只能沿穿刺线生长，穿刺线四周的培养基透明澄清。

（三）细菌在固体培养基中的生长现象

细菌经分离培养后，在固体培养基上生长可形成菌落。菌落是由单个细菌分裂繁殖形成的肉眼可见的细菌集团。当进行样品活菌计数时，以在琼脂平板上形成的菌落数来确定样品中的活菌数，用菌落形成单位表示。不同细菌在琼脂平板上形成的菌落特征不同，表现在菌落大小、形态、颜色、气味、透明度、表面光滑或粗糙、湿润或干燥、边缘整齐与否等方面各有差异。根据细菌菌落表面特征不同，可将菌落分为3种类型。

1. 光滑型菌落（S型菌落）

菌落表面光滑、湿润、边缘整齐。新分离的细菌大多为光滑型菌落。

2. 粗糙型菌落（R型菌落）

菌落表面粗糙、干燥，呈皱纹或颗粒状，边缘不整齐。R型菌落多为S型细菌变异失去表面多糖或蛋白质而成，其细菌抗原不完整，毒力及抗吞噬能力均比S型细菌弱。但也有少数细菌新分离的毒力株为R型，如结核分枝杆菌、炭疽芽孢杆菌等。

3. 黏液型菌落（M 型菌落）

菌落表面光滑、湿润、有光泽，似水珠样。多见于有肥厚荚膜或丰富黏液层的细菌，如肺炎克雷伯菌等。

另外，细菌在血琼脂平板上生长可出现不同的溶血现象。如出现 α 溶血（也称草绿色溶血），菌落周围出现 1 ~2 mm 的草绿色溶血环，可能为细菌代谢产物使红细胞中的血红蛋白变为高铁血红蛋白所致；β 溶血（又称完全溶血），菌落周围出现一个完全透明的溶血环，是由细菌产生溶血素使红细胞完全溶解所致；γ 溶血（即不溶血），菌落周围培养基无溶血环。

有些细菌在代谢过程中产生水溶性色素，使菌落周围培养基出现颜色变化，如绿脓杆菌产生的绿脓色素使培养基或脓汁呈绿色；有些细菌产生脂溶性色素，使菌落本身出现颜色变化，如金黄色葡萄球菌色素。

此外，有的细菌在琼脂平板上生长繁殖后，可产生特殊气味，如铜绿假单胞菌（生姜气味）、变形杆菌（巧克力烧焦的臭味）、厌氧梭菌（腐败的恶臭味）、白色假丝酵母菌（酵母味）和放线菌（泥土味）等。

（奂剑波）

第三节　数量测定

一、物理计数

1. 计数器计数法

即用血细胞计数器进行计数。取一定体积的样品细菌悬液置于细胞计数器的计数室内，用显微镜观察计数。由于计数室的容积是一定的（0.1 mm^3），因而可根据计数器刻度内的细菌数计算样品中的细菌数量。本法简便易行，可立即得出结果。

2. 电子计数器计数法

电子计数器的工作原理是测定小孔中液体的电阻变化，小孔仅能通过一个细胞，当一个细胞通过这个小孔时，电阻明显增加，形成一个脉冲，自动记录在电子记录装置上。该法测定结果较准确，但只识别颗粒大小，而不能区分是否为细菌，因此，要求菌悬液中不含任何其他碎片。

3. 比浊法

比浊法是根据菌悬液的透光度间接地测定细菌的数量。细菌悬浮液的浓度在一定范围内与透光度成反比，与吸光度成正比，所以，可用光电比色计测定菌液，用吸光度表示样品中菌液浓度。此法简便快捷，能检测含有大量细菌的悬浮液，得出相对的细菌数目。

4. 测定细胞重量法

此法分为湿重法和干重法。湿重法是指单位体积培养物经离心后将湿菌体进行称重；干重法是指单位体积培养物经离心后，以清水洗净放入干燥器加热烘干，使之失去水分然后称重，此法适于菌体浓度较高的样品，是测定丝状真菌生长量的一种常用方法。

二、生物计数

生物计数法即活细胞计数法。常用的有平板菌落计数法，是根据每个活的细菌能长出一个菌落的原理设计的。取一定容量的菌悬液，做一系列的倍比稀释，然后将定量的稀释液与融化好的培养基进行平板倾注培养，根据培养出的菌落数，可算出培养物中的活菌数。此法灵敏度高，是目前国际上所采用的检测活菌数的常用方法。生物计数法广泛应用于尿液、水、牛奶、食物、药品等各种材料的细菌检验。

注意事项如下：①一般选取菌落数在 30～300 的平板进行计数，过多或过少均不准确；②为了防止菌落蔓延而影响计数，可在培养基中加入 0.001% 2，3，5-氯化三苯基四氮唑（TTC）；③本法限用于形成菌落的微生物。

1. 菌落总数

菌落是指细菌在固体培养基上生长繁殖而形成的能被肉眼识别的生长物，它是由数以万计相同的细菌集合而成。当样品被稀释到一定程度后与培养基进行混合，在一定培养条件下，每个细菌都可以在平板上形成一个可见的菌落。菌落总数就是指在一定条件下（如需氧情况、营养条件、pH、培养温度和时间等）每克（每毫升）检样所生长出来的菌落总数。如在需氧情况下，37 ℃培养 48 小时，能在普通营养琼脂平板上生长的菌落总数。所有厌氧或微需氧菌、有特殊营养要求以及非嗜中温的细菌，由于现有条件不能满足其生理需求，故难以生长繁殖。因此，菌落总数并不表示实际中的所有细菌总数，另外，菌落总数并不能区分其中细菌的种类，所以也称为杂菌数或需氧菌数等。菌落总数测定常用于判定食品被细菌污染的程度及卫生质量，它反映食品在生产过程中是否符合卫生要求，以便对被检样品做出适当的卫生学评价。菌落总数的多少在一定程度上标志着食品卫生质量的优劣。

2. 检验方法

菌落总数的测定，一般将被检样品制成几个不同的 10 倍递增稀释液，然后从每个稀释液中分别取出 1 mL 置于灭菌平皿中与营养琼脂培养基混合，在一定温度下，培养一定时间后（一般为 48 小时），记录每个平皿中形成的菌落数量，依据稀释倍数，计算出每克（或每毫升）原始样品中所含细菌菌落总数。

3. 倾注培养检验方法

（1）操作方法：根据标准要求或对标本情况进行估计进行适宜比例的稀释，用吸管吸取 1 mL 稀释液于灭菌平皿中，每个稀释度做 2 个平皿。将凉至 46 ℃的营养琼脂培养基注入平皿约 15 mL，并转动平皿混合均匀。同时将营养琼脂培养基倾入已加 1 mL 无菌生理盐水的灭菌平皿内作对照。待琼脂凝固后，翻转平板，置 35 ℃孵箱内培养 18～24 小时，计算平板内菌落数目，再乘以稀释倍数，即得出每毫升（每克）样品所含细菌的数量。

（2）注意事项：倾注用培养基应在 46 ℃水浴内保温，温度过高会影响细菌生长，过低琼脂易于凝固而不能与菌液充分混匀。如无水浴，应以皮肤感受较热而不烫为宜。倾注培养基的量规定不一，从 12～20 mL 不等，一般以 15 mL 较为适宜，平板过厚可影响观察，太薄又易干裂。倾注时培基底部如有沉淀物，应将其弃去，以免与菌落混淆而影响计数观察。为使菌落能在平板上均匀分布，标本加入平皿后，应尽快倾注培养基并旋转混匀，可正、反两个方向旋转，标本从开始稀释到倾注最后一个平皿所用时间不宜超过 20 分钟，以防止细菌死亡或繁殖。培养温度一般为 35 ℃，培养时间一般为 48 小时，培养箱应保持一定的湿度，培养 48 小时后培养基失重不应超过 15%。

（石春卉）

第四节　生化检查

一、糖类代谢试验

1. 糖（醇、苷）类发酵试验

（1）原理：不同细菌发酵糖类的酶不同，故分解糖的能力不同，所产生的代谢产物也随细菌种类而异。观察细菌能否分解各类单糖（如葡萄糖等）、双糖（如乳糖等）、多糖（如淀粉等）、醇类（如甘露醇等）和糖苷（如水杨苷等），是否产酸或产气。

（2）方法：将纯培养的细菌接种到含各种糖的培养管中，放置于一定条件下孵育后取出，观察结果。

（3）结果判断：若细菌能分解此种糖产酸，则指示剂呈酸性变化；不产酸，则培养基颜色无变化。产气可使液体培养基中倒置的小管内出现气泡，或在半固体培养基内出现气泡或裂隙。

（4）注意事项：糖发酵培养基内不能含有任何其他糖类和硝酸盐，以免出现假阳性反应。因为有些细菌可使硝酸盐还原产生气体，而影响结果观察。

2. 葡萄糖代谢类型鉴别试验

该试验又称氧化/发酵（O/F）试验。

（1）原理：观察细菌对葡萄糖分解过程中是利用分子氧（氧化型），还是无氧降解（发酵型），或不分解葡萄糖（产碱型）。

（2）方法：从平板上或斜面上挑取少量细菌，同时穿刺接种于 2 支 O/F 管，其中 1 支滴加无菌液状石蜡覆盖液面 0.3～0.5 cm，经 37 ℃培养 48 小时后，观察结果。

（3）结果判断：仅开放管产酸为氧化型，两管都产酸为发酵型，两管均不变为产碱型。

（4）注意事项：有些细菌不能在 O/F 培养基上生长，若出现此类情况，应在培养基中加入 2% 血清或 0.1% 酵母浸膏，重做 O/F 试验。

3. β-半乳糖苷酶试验（ONPG 试验）

（1）原理：某些细菌具有 β-半乳糖苷酶，可分解邻—硝基酚-β-D-半乳糖苷，产生黄色的邻—硝基酚。

（2）方法：取纯菌落用无菌生理盐水制成浓的菌悬液，加入 ONPG 溶液 0.25 mL，35 ℃水浴，于 20 分钟和 3 小时观察结果。

（3）结果判断：通常在 20～30 分钟内显色，出现黄色为阳性反应。

（4）注意事项：①ONPG 溶液不稳定，若培养基变为黄色即不可再用；②ONPG 试验结果不一定与分解乳糖相一致。

4. 三糖铁试验（TSI 试验）

（1）原理：能发酵葡萄糖和乳糖的细菌产酸产气，使三糖铁的斜面均呈黄色，并有气泡产生；只能发酵葡萄糖，不发酵乳糖的细菌，使斜面呈红色，而底层呈橙黄色；有些细菌能分解培养基中的含硫氨基酸，产生硫化氢，硫化氢遇到铅或铁离子形成黑色的硫化铅或硫化铁沉淀物。

（2）方法：挑取纯菌落接种于三糖铁琼脂上，经 35 ℃培养 18～24 小时。

（3）结果判断：出现黑色沉淀物表示产生硫化氢。

（4）注意事项：三糖铁琼脂配制时，应掌握好高压灭菌的温度和时间，以免培养基中的糖被分解。

5. 甲基红试验

（1）原理：某些细菌能分解葡萄糖产生丙酮酸，丙酮酸进一步分解为乳酸、甲酸、乙酸，使培养基的pH降到4.5以下，加入甲基红指示剂即显红色（甲基红变红范围为pH 4.4～6.0）；某些细菌虽能分解葡萄糖，如果产酸量少，培养基的pH在6.2以上，加入甲基红指示剂呈黄色。

（2）方法：将待检菌接种于葡萄糖蛋白胨水培养基中，35 ℃培养1～2日，加入甲基红试剂2滴，立即观察结果。

（3）结果判断：呈红色者为阳性，呈黄色者为阴性。

（4）注意事项：①培养基中的蛋白胨可影响甲基红试验结果，在使用每批蛋白胨之前要用已知甲基红试验阳性细菌和阴性细菌做质量控制；②甲基红反应并不因增加葡萄糖的浓度而加快。

6. VP（Voges-Proskauer）试验

VP试验也称伏普试验。

（1）原理：某些细菌能分解葡萄糖产生丙酮酸，并进一步将丙酮酸脱羧成为乙酰甲基甲醇，后者在碱性环境中被空气中的氧氧化成二乙酰，进而与培养基的精氨酸等所含的胍基结合，形成红色的化合物，即为VP试验阳性。

（2）方法。

1）将待检细菌接种于葡萄糖蛋白胨水培养基中，35 ℃孵育1～2天。

2）观察方法——贝氏法（Barritt）：观察时按每2 mL培养物加入甲液1 mL、乙液0.4 mL混合，置35 ℃ 15～30分钟，出现红色为阳性。若无红色，应置37 ℃ 4小时后再判断，本法较奥氏法敏感。

（3）结果判断：红色者为阳性。

（4）注意事项：α-萘酚酒精容易失效，试剂放室温暗处可保存1个月，KOH溶液可长期保存。

7. 淀粉水解试验

（1）原理：产生淀粉酶的细菌能将淀粉水解为糖类，在培养基上滴加碘液时，在菌落周围出现透明区。

（2）方法：将被检菌划线接种于淀粉琼脂平板或试管中，35 ℃培养18～24小时，加入碘液数滴，立即观察结果。

（3）结果判断：阳性反应时菌落周围有无色透明区，其他地方为蓝色；阴性反应时培养基全部为蓝色。

（4）应用：用于白喉棒状杆菌的生物分型，重型淀粉酶水解试验阳性，轻、中型为阴性；也可用于芽孢杆菌属菌种和厌氧菌某些种的鉴定。

8. 胆汁七叶苷试验

（1）原理：在10%～40%胆汁条件下，有些细菌具有分解七叶苷的能力。七叶苷被细菌分解产生七叶素，七叶素与培养基中的枸橼酸铁的二价铁离子发生反应形成黑色化合物。

（2）方法：被检菌接种于胆汁七叶苷培养基中，35 ℃培养 18 ~24 小时，观察结果。

（3）结果判断：培养基基本变黑为阳性，不变色为阴性。

（4）应用：主要用于 D 群链球菌与其他链球菌的鉴别，以及肠杆菌科细菌某些种的鉴别。

9. 明胶液化试验

（1）原理：细菌分泌的胞外蛋白水解酶（明胶酶）能分解明胶，使明胶失去凝固能力而液化。

（2）方法：将待检菌接种于明胶培养基中，35 ℃培养 24 小时至 7 天，每 24 小时取出放入 4 ℃冰箱，约 2 小时后观察有无凝固。

（3）结果判断：如无凝固则表示明胶已被水解，液化试验阳性，如凝固则需继续培养。

（4）注意事项：注意培养时间应足够长，时间不够，容易形成假阴性结果；应该同时作阳性对照和阴性对照。

10. 吡咯烷酮芳基酰胺酶（PYR）试验

（1）原理：多数肠球菌含有吡咯烷酮芳基酰胺酶，能水解吡咯烷酮-β-萘基酰胺，释放出 β-萘基酰胺，后者可与 PYR 试剂作用，形成红色的复合物。

（2）方法：直接取细菌培养物涂在 PYR 纸片上，放在 35 ℃孵育 5 分钟，滴加 PYR 试剂。

（3）结果判断：显红色为阳性，呈无色或不改变为阴性。

11. 葡萄糖酸盐氧化试验

（1）原理：某些细菌可氧化葡萄糖酸钾，产生 α-酮基葡萄糖酸。α-酮基葡萄糖酸是一种还原性物质，可与班氏试剂反应，生成棕色或砖红色的氧化亚铜沉淀。

（2）方法：将待检菌接种于葡萄糖酸盐培养基中（1 mL），置于 35 ℃孵育 48 小时，加入班氏试剂 1 mL，于水浴中煮沸 10 分钟，迅速冷却观察结果。

（3）结果判断：出现黄色到砖红色沉淀为阳性；不变色或仍为蓝色为阴性。

（4）注意事项：隔水煮沸应注意试管受热均匀，以防管内液体喷出。

二、氨基酸和蛋白质代谢试验

1. 吲哚（靛基质）试验

（1）原理：某些细菌具有色氨酸酶，能分解培养基中的色氨酸产生吲哚，吲哚与试剂（对二甲氨基苯甲醛）作用，形成玫瑰吲哚而呈红色。

（2）方法：将待检细菌接种于蛋白胨水培养基中，35 ℃孵育 1 ~2 天，沿管壁慢慢加入吲哚试剂 0. 5 mL，即可观察结果。

（3）结果判断：两液面交界处呈红色反应为阳性，无色为阴性。

（4）注意事项：蛋白胨中应含有丰富的色氨酸，否则不能应用。

2. 尿素试验

（1）原理：某些细菌能产生脲酶，分解尿素形成氨，使培养基变为碱性，酚红指示剂变为红色。

（2）方法：将待检细菌接种于尿素培养基中，35 ℃孵育 1 ~4 天。

（3）结果判断：呈红色为尿素试验阳性。

（4）注意事项：尿素培养基颜色的变化是依靠出现碱性来实现的，故对尿素不是特异的。某些细菌如铜绿假单胞菌利用培养基中的蛋白胨可分解为大量氨基酸，使 pH 升高而呈碱性，造成假阳性。因此，必须用无尿素的相同培养基作为对照。

3. 氨基酸脱羧酶试验

（1）原理：有些细菌能产生某种氨基酸脱羧酶，使该种氨基酸脱去羧基，产生胺（如赖氨酸→尸胺、鸟氨酸→腐胺、精氨酸→精胺），从而使培养基变为碱性，使指示剂变色。

（2）方法：挑取纯菌落接种于含有氨基酸及不含氨基酸的对照培养基中，加无菌液状石蜡覆盖，35 ℃孵育 4 天，每日观察结果。

（3）结果判断：若仅发酵葡萄糖显黄色，为阴性；由黄色变为紫色，为阳性。对照管（不含氨基酸）为黄色。

（4）注意事项：①由于脱羧酶培养基含有蛋白胨，培养基表面的蛋白胨氧化和脱氨基作用可产生碱性反应，所以培养基应封闭，隔绝空气，以消除假阳性反应；②不含氨基酸的空白对照管，孵育 18 ~ 24 小时后，仍应保持黄色（发酵葡萄糖）。

4. 苯丙氨酸脱氨酶试验

（1）原理：有些细菌产生苯丙氨酸脱氨酶，使苯丙氨酸脱去氨基产生苯丙酮酸，与三氯化铁作用形成绿色化合物。

（2）方法：将待检细菌接种于苯丙氨酸琼脂斜面上，35 ℃孵育 18 ~ 24 小时，在生长的菌苔上滴加三氯化铁试剂，立即观察结果。

（3）结果判断：斜面呈绿色为阳性。

（4）注意事项：①注意接种菌量要多，否则会出现假阴性反应；②苯丙氨酸脱氨酶试验在加入三氯化铁试剂后，应立即观察结果，因为绿色会很快退去，不管阳性或阴性结果，都必须在 5 分钟内作出判断。

5. 硫化氢试验

（1）原理：细菌分解培养基中的含硫氨基酸（如胱氨酸、半胱氨酸等）产生硫化氢，硫化氢遇到铅或铁离子产生黑色硫化物。

（2）方法：将培养物接种于醋酸铅培养基或克氏铁琼脂培养基中，35 ℃孵育 1 ~ 2 天，观察结果。

（3）结果判断：呈黑色为阳性。

6. 精氨酸双水解（ADH）试验

（1）原理：精氨酸经两次水解后产生鸟氨酸、氨及二氧化碳，鸟氨酸又在脱羧酶的作用下生成腐胺，氨与腐胺均为碱性物质，可使培养基指示剂变色。

（2）方法：将待检菌接种于精氨酸双水解培养基上，35 ℃孵育 1 ~ 4 天，观察结果。

（3）结果判断：溴甲酚紫指示剂呈紫色为阳性；酚红指示剂呈红色为阳性，呈黄色为阴性。

（4）应用：主要用于肠杆菌科细菌及假单胞菌属某些细菌的鉴定。

三、有机酸盐和铵盐代谢试验

1. 枸橼酸盐利用试验

（1）原理：在枸橼酸盐培养基中，细菌能利用的碳源只有枸橼酸盐。当某种细菌能利用枸橼酸盐时，可将其分解为碳酸钠，使培养基变为碱性，pH 指示剂溴麝香草酚蓝由淡绿色变为深蓝色。

（2）方法：将待检细菌接种于枸橼酸盐培养基斜面，于 35 ℃孵育 1 ~4 天。

（3）结果判断：培养基由淡绿色变为深蓝色者为阳性。

（4）注意事项：接种菌量应适宜，过少可发生假阴性，接种过多可导致假阳性。

2. 丙二酸盐利用试验

（1）原理：在丙二酸盐培养基中，细菌能利用的碳源只有丙二酸盐。当某种细菌能利用丙二酸盐时，可将其分解为碳酸钠，使培养基变为碱性，pH 指示剂溴麝香草酚蓝由淡绿色变为深蓝色。

（2）方法：将待检细菌接种于丙二酸盐培养基上，于 35 ℃孵育 1 ~2 天，观察结果。

（3）结果判断：培养基由淡绿色变为深蓝色为阳性。

（4）注意事项：某些利用丙二酸盐的细菌产碱量少，造成判断困难。可将其与未接种的培养基进行对比。培养 48 小时后有蓝色表示为阳性，阴性结果必须在培养 48 小时后才能作出判断。

3. 乙酰胺利用试验

（1）原理：非发酵菌产生脱酰胺酶，可使乙酰胺经脱酰胺酶作用释放氨，使培养基变为碱性。

（2）方法：将待检菌接种于乙酰胺培养基中，于 35 ℃孵育 24 ~48 小时，观察结果。

（3）结果判断：培养基由黄色变为红色为阳性，培养基颜色不变为阴性。

（4）应用：主要用于非发酵菌的鉴定。铜绿假单胞菌、无色杆菌、代尔夫特菌为阳性，其他非发酵菌大多数为阴性。

4. 醋酸盐利用试验

（1）原理：细菌利用铵盐作为唯一氮源，同时利用醋酸盐作为唯一碳源时，可在醋酸盐培养基上生长，分解醋酸盐产生碳酸钠，使培养基变为碱性。

（2）方法：将待检菌接种于醋酸盐培养基斜面上，于 35 ℃孵育 7 天，逐日观察结果。

（3）结果判断：斜面上有菌落生长、培养基变为蓝色为阳性，否则为阴性。

（4）应用：肠杆菌科中埃希菌属为阳性，志贺菌属为阴性；铜绿假单胞菌、荧光假单胞菌等非发酵菌为阳性。

四、酶类试验

1. 触酶试验

（1）原理：具有触酶（过氧化氢酶）的细菌，能催化过氧化氢放出新生态氧，继而形成气泡。

（2）方法：取 3% 过氧化氢溶液 0. 5 mL，滴加于不含血液的细菌培养基上，或取 1 ~3 mL 滴加于盐水菌悬液中。

（3）结果判断：培养物出现气泡为阳性。

（4）注意事项：①细菌要求新鲜；②不宜用血平板上的菌落做触酶试验，因红细胞内含有触酶，可能出现假阳性；③需用已知阳性菌和阴性菌做对照。

2. 氧化酶试验

（1）原理：氧化酶（细胞色素氧化酶）是细胞色素呼吸酶系统的酶，具有氧化酶的细菌，首先使细胞色素 C 氧化，再用氧化型细胞色素 C 使对苯二铵氧化，生成具有颜色的醌类化合物。

（2）方法：取洁净的滤纸一小块，蘸取菌苔少许，加一滴 10 g/L 盐酸对苯二铵溶液于菌落上，观察颜色变化。

（3）结果判断：立即呈粉色并迅速转为紫红色为阳性。

（4）注意事项：①试剂在空气中容易氧化，故应经常更换试剂，或配制时在试剂内加入 0.1% 维生素 C 以减少自身氧化；②不宜采用含有葡萄糖的培养基上的菌落（葡萄糖发酵可抑制氧化酶活性）；③试验时应避免含铁的培养基等含铁物质，因本试验过程中遇铁时会出现假阳性结果。

3. 靛酚氧化酶试验

（1）原理：具有氧化酶的细菌，首先使细胞色素 C 氧化，再由氧化型细胞色素 C 使盐酸对二甲氨基苯胺氧化，并与 α-萘酚结合，产生靛酚蓝而呈蓝色。

（2）方法：取靛酚氧化酶纸片用无菌盐水浸湿，然后直接蘸取细菌培养物，立即观察结果。

（3）结果判断：纸片在 10 秒内变成蓝色为阳性。

4. 血浆凝固酶试验

（1）原理：金黄色葡萄球菌可产生两种凝固酶，一种是结合凝固酶，即结合在细菌细胞壁上，为纤维蛋白原的受体，能与血浆中的纤维蛋白原结合，可用玻片法测出；另一种是游离凝固酶，为分泌至菌体外的蛋白质，能被血浆中的协同因子激活成为凝血酶样物质，从而使血浆发生凝固。

（2）方法。

1）玻片法：取兔或人血浆和生理盐水各一滴分别置于清洁玻片上，挑取待检菌落分别与血浆及生理盐水混合。如果血浆中有明显的颗粒出现而生理盐水中无自凝现象为阳性。

2）试管法：取试管 3 支，分别加入 0.5 mL 的血浆（经生理盐水 1 ∶ 4 稀释），挑取菌落数个加入测定管充分研磨混匀，将已知阳性菌株和阴性菌株加入对照管，37 ℃水浴 3 ~ 4 小时。血浆凝固为阳性。

（3）结果判断。

（4）注意事项：若被检菌为陈旧的肉汤培养物（大于 18 ~ 24 小时）或生长不良、凝固酶活性低的菌株往往出现假阴性。该试验需要设阳性对照与阴性对照。

5. DNA 酶试验

（1）原理：某些细菌可产生细胞外 DNA 酶。DNA 酶可水解 DNA 长链，形成数个寡核苷酸链，后者可溶于酸。在平板上加入酸后，若菌落周围出现透明环，表示该菌具有 DNA 酶。

（2）方法：将待检细菌点种于 DNA 琼脂平板上，35 ℃培养 18 ~ 24 小时，在细菌生长物上加一层 1 mol/L 盐酸（使菌落浸没）。

（3）结果判断：菌落周围出现透明环为阳性，无透明环为阴性。

（4）注意事项：培养基表面凝固水需烘干，以免细菌蔓延状生长。也可在营养琼脂的基础上增加 0.2% DNA。

6. 硝酸盐还原试验

（1）原理：硝酸盐培养基中的硝酸盐可被某些细菌还原为亚硝酸盐，后者与乙酸作用产生亚硝酸。亚硝酸与对苯氨基苯磺酸作用，形成偶氮苯磺酸，再与α-萘胺结合生成红色的N-α-萘胺偶氮苯磺酸。

（2）方法：将待检细菌接种于硝酸盐培养基中，于35 ℃孵育1～2天，加入甲液和乙液各2滴，即可观察结果。若加入硝酸盐试剂不出现红色，需检查硝酸盐是否被还原。可于原试管内加入少量锌粉，如出现红色，证明产生芳基肼，表示硝酸盐仍然存在；若仍不产生红色，表示硝酸盐已被还原为氨和氮。也可在培养基内加1支小导管，若有气泡产生，表示有氮气产生，用以排除假阴性。如铜绿假单胞菌、嗜麦芽窄食单胞菌等可产生氮气。

（3）结果判断：呈红色为阳性。若不呈红色，再加入少量锌粉，如仍不变为红色为阳性，表示培养基中的硝酸盐已被还原为亚硝酸盐，进而分解成氨和氮。加锌粉后变为红色为阴性，表示硝酸盐未被细菌还原，红色反应是由于锌粉还原所致。

（4）注意事项：本试验在判定结果时，必须在加试剂之后立即判定，否则会因迅速退色而造成判定困难。

五、其他试验

1. 氢氧化钾拉丝试验

（1）原理：革兰阴性菌的细胞壁在稀碱溶液中容易破裂，释放出未断裂的DNA螺旋，使氢氧化钾菌悬液呈现黏性，可用接种环搅拌后拉出黏液丝，而革兰阳性菌在稀碱溶液中没有上述变化。

（2）方法：取1滴40 g/L氢氧化钾水溶液于洁净玻片上，取新鲜菌落少量混合均匀，并不断提拉接种环，观察是否出现拉丝。

（3）结果判断：出现拉丝为阳性，否则为阴性。

2. 黏丝试验

（1）原理：霍乱弧菌与0.5%去氧胆酸盐溶液混匀，1分钟内菌体溶解，悬液由浑浊变为清亮，并变黏稠，用接种环挑取时有黏丝形成。

（2）方法：在洁净载玻片上加0.5%去氧胆酸盐溶液，与可疑细菌混匀，用接种环挑取，观察结果。

（3）结果判断：在1分钟内菌悬液由浑变清并且黏稠，有黏丝形成为阳性，否则为阴性。

3. CAMP试验

（1）原理：B群链球菌具有CAMP因子，能促进葡萄球菌β溶血素的活性，使两种细菌在划线处呈现箭头形透明溶血区。

（2）方法：先用产溶血素的金黄色葡萄球菌在血平板上划一横线，再取待检的链球菌与前一划线做垂直接种，两者相距0.5～1.0 cm，于35 ℃孵育18～24小时，观察结果。

（3）结果判断：在两种细菌划线交界处，出现箭头形透明溶血区为阳性。

（4）注意事项：被检菌与金黄色葡萄球菌划线之间留出0.5～1.0 cm的距离，不得相接。

4. 奥普托欣（Optochin）敏感试验

（1）原理：Optochin（乙基氢化去甲奎宁ethylhydrocupreine的商品名）可干扰肺炎链球

菌叶酸的生物合成，抑制该菌的生长，故肺炎链球菌对其敏感，而其他链球菌对其耐药。

（2）方法：将待检的α溶血的链球菌均匀涂布在血平板上，贴放 Optochin 纸片，35 ℃孵育 18～24 小时，观察抑菌环的大小。

（3）结果判断：抑菌环大于 15 mm 为肺炎链球菌。

（4）注意事项：①做 Optochin 敏感试验的平板不能在二氧化碳环境下培养，因其可使抑菌环缩小；②同一血平板可同时测定几株菌株，但不要超过 4 株；③Optochin 纸片可保存于冰箱中，一般可保存 9 个月。如用已知敏感的肺炎链球菌检测为耐药时，纸片应废弃。

5. 新生霉素敏感试验

（1）原理：金黄色葡萄球菌和表皮葡萄球菌可被低浓度的新生霉素抑制，表现为敏感，而腐生葡萄球菌表现为耐药。

（2）方法：将待检菌接种于 MH 琼脂平板或血平板上，贴上每片含 5 μg 新生霉素诊断纸片 1 张，35 ℃孵育 18～24 小时，观察抑菌环的大小。

（3）结果判断：抑菌环直径大于 15 mm 为敏感，不大于 15 mm 为耐药。

6. 杆菌肽敏感试验

（1）原理：A 群链球菌对杆菌肽几乎全部敏感，而其他群链球菌对杆菌肽一般为耐药，故用以鉴别 A 群链球菌和非 A 群链球菌。

（2）方法：用棉拭子将待检菌均匀接种于血平板上，贴上每片含 0.04 U 的杆菌肽纸片 1 张，放 35 ℃孵育 18～24 小时，观察结果。

（3）结果判断：抑菌环直径大于 10 mm 为敏感，不大于 10 mm 为耐药。

7. O/129 抑菌试验

（1）原理：O/129（2，4 二氨基-6，7-二异丙基喋啶）能抑制弧菌属、发光杆菌属和邻单胞菌属细菌生长，而气单胞菌属和假单胞菌属细菌耐药。

（2）方法：用棉拭子将待检菌均匀涂布于碱性琼脂平板上，把每片含 10 μg、每片含 150 μg 两种含量的 O/129 纸片贴于其上，放 35 ℃孵育 18～24 小时，观察结果。

（3）结果判断：出现抑菌环表示敏感，无抑菌环为耐药。

（4）注意事项：弧菌属、邻单胞菌属敏感，气单胞菌属细菌为耐药。上述细菌传染性强、危害大，试验过程中务必做好生物安全工作，或在相应生物安全级别的实验室进行。

（石春卉）

第七章

激素检验技术

第一节　甲状腺激素检验

一、三碘甲状腺原氨酸检验

三碘甲状腺原氨酸（T_3）是由甲状腺滤泡上皮细胞分泌的具有生物活性的甲状腺激素。T_3 在甲状腺总的代谢贡献中约占65%，其生物活性为甲状腺素（T_4）的3～5倍。正常情况下甲状腺激素的分泌相当衡定，并与身体的需要量相适应，如在寒冷时可增加分泌量。甲状腺的分泌活动受下丘脑、垂体和甲状腺激素水平的调节，以维持血循环中的动态平衡。其生理功能包括体内的氧化生热作用、促进机体生长发育作用、促进蛋白质合成作用等。通常采用 RIA 法与 CLIA 法检测。本节介绍 TrFIA、CLIA 法与 ECLIA 法。

（一）TrFIA 法

1. 原理

TrFIA 法检测 T_3 用竞争性荧光免疫分析法。

采用二抗包被反应孔。加入待测血清、铕标记 T_3 和鼠抗 T_3 单克隆抗体（单抗）后振荡。抗 T_3 单抗和包被在微孔板上的二抗结合时，样本中的 T_3 和铕标记 T_3 竞争性结合抗 T_3 单抗上的结合位点，经振摇温育、洗板后，加入解离增强液将标记在复合物中的铕离子解离，与增强液中的有关成分形成荧光螯合物微囊，发出的荧光强度与样品中的 T_3 浓度成反比。

2. 试剂

购买成套的商品试剂盒，主要组成如下。

（1）96 孔微孔反应板：已包被第二抗体。

（2）T_3 标准品：由6瓶组成，分别含有0 nmol/L、0.5 nmol/L、1.0 nmol/L、2.0 nmol/L、4.0 nmol/L、10.0 nmol/L T_3 标准品。

（3）抗 T_3 单克隆抗体：1 瓶（0.7 mL）。

（4）铕标记 T_3：1 瓶（干粉）。

（5）浓缩洗液（25×）1 瓶（40 mL）。

（6）缓冲溶液：1 瓶（50 mL）。

（7）增强液：1 瓶（50 mL）。

3. 操作

（1）试剂准备。

1）洗涤液：40 mL 浓缩洗液加 960 mL 蒸馏水混合（pH 7.8）。

2）铕标记 T_3：在铕标记 T_3 中加入 0.7 mL 去离子水，使用前 30 分钟复溶。

3）抗 T_3 单抗工作液：每条反应板需 20 μL 抗体溶液加 2.0 mL 缓冲液。

4）铕标记 T_3 工作液：每条反应板需 20 μL 铕标记 T_3 加 2.0 mL 缓冲液混合（在使用前 1 小时完成）。

（2）洗板 1 次，拍干。

（3）吸取 50 μL T_3 标准品或待测血清，按顺序加入微孔反应板的孔中。

（4）每孔加 100 μL 铕标记 T_3 工作液、100 μL 抗 T_3 单抗工作液。

（5）慢速振荡 90 分钟。

（6）洗板 4 次，拍干。每孔加入 200 μL 增强液。加样过程中，尽量避免加样头碰到孔中的试剂，以免污染。

（7）慢速振荡 5 分钟后，上机检测。

4. 标准曲线

以 T_3 标准品的浓度为横坐标（对数坐标），荧光强度为纵坐标（普通坐标），在半对数坐标纸上绘制标准曲线，根据样品的荧光强度即可查出相应的 T_3 浓度。此步骤通常以时间分辨荧光测定仪按设定模式直接打印，报告结果。

5. 参考区间

参考值：1.3～2.5 nmol/L。

6. 注意事项

（1）认真阅读说明书，严格按说明书操作。不同批号的试剂，过期的试剂不可使用。

（2）实验室环境干净无尘，对于试验成功有决定性的意义。

（3）每批检测时最好用复孔做标准曲线。

（4）试剂和检样使用前应恢复至室温（18～25 ℃）。

（5）洗板机应定期进行校正，保证管道通畅。洗涤时，确认微孔注满洗液；洗涤完成后保证微孔残留液不 >5 μL；并将微孔板倒扣于无尘吸水纸上拍干。

（6）加增强液及铕标志物时，请使用专用吸头，以免污染。加增强液及中和抗原时，吸头应悬空，避免接触小孔边缘及其中的试剂。

（7）使用干净的一次性容器配制铕标志物，不同试验的铕标志物不可混用。避免铕标记稀释液进入铕标志物原液中。若对试验结果有疑问，应重复试验。

7. 临床意义

参见 T_3ECLIA 检测法。

（二）CLIA 法

1. 原理

本方法为 CLIA 法的竞争法，即使用过量的标记抗原与待测标本中的未标记抗原，在反应体系中竞争结合特异抗体的结合位点。

试验时，待测抗原（T_3）和碱性磷酸酶标记抗原（ALP-T_3）竞争性与抗 T_3 单克隆抗体

（mAb）结合，当反应达平衡后，形成 ALP-T_3-mAb 抗原抗体复合物，用包被羊抗鼠 IgG 的磁性微粒捕获此复合物。在磁场的作用下此磁性微粒自行沉淀，经洗涤吸弃废液后加入发光底物 AMPPD，在 ALP 的作用下 AMPPD 迅速发出稳定的光子。光子的产出量与 ALP-T_3-mAb 的产出量成正比，与 T_3 的量成反比。

2. 试剂

购买与仪器配套的商品成套试剂盒。

3. 操作

按仪器操作说明书进行，只需分离血清上机，包括加样、分离、搅拌、温育、打印结果在内的各项操作均由仪器自动进行。

4. 参考区间

参考值：34～2.73 nmol/L。

由于各厂商的产品不同以及各地区的实验室差异，各实验室应建立自己的参考值。

5. 注意事项

（1）试剂盒与待测血清自冷藏处取出后应恢复至室温。

（2）测定标本如严重溶血将影响结果；标本应置于 -20 ℃存放，并避免反复冻融。

（3）批号不同的试剂不能混用，每批试剂应分别制作标准曲线。

6. 临床意义

参见 T_3ECLIA 检测法。

（三）ECLIA 法

1. 原理

待测抗原（T_3）、生物素化的 T_3 竞争性地与钌标记的抗 T_3 抗体结合。待测抗原（T_3）的量与生物素化的 T_3 和钌标记的抗 T_3 抗体所形成的免疫复合物的量成反比，加入链霉亲和素包被的磁性微粒与后者结合，在磁场的作用下，结合免疫复合物的磁性微粒被吸附至电极上，其他游离成分被吸弃。电极加压后产生光信号，其强度与检样中一定范围的 T_3 含量成反比。

2. 试剂

购买与仪器配套的商品成套试剂。

3. 操作

按仪器操作说明书进行，只需分离血清上机，包括加样、分离、搅拌、温育、打印结果在内的各项操作均由仪器自动进行。

4. 参考区间

1.3～3.10 nmol/L。

由于各厂商的产品不同以及各地区的实验室差异，各实验室应建立自己的参考值。

5. 注意事项

（1）溶血、脂血、黄疸标本与类风湿因子不影响结果，但标本应置于 -20 ℃存放，并避免反复冻融。待测标本及试剂上机前注意恢复至室温，并避免过度振摇产生泡沫影响测试。

（2）标本与质控品禁用叠氮钠防腐。

（3）批号不同的试剂不能混用，每批试剂应分别制作标准曲线。

6. 临床意义

甲状腺功能亢进，包括弥漫性毒性甲状腺肿、毒性结节性甲状腺肿时，血清中 T_3 显著升高，且早于 T_4；而 T_3 型甲状腺功能亢进，如功能亢进性甲状腺腺瘤、缺碘所致的地方性甲状腺肿与 T_3 毒血征等血清中 T_3 也较 T_4 升高明显；亚急性甲状腺炎、使用甲状腺制剂治疗过量、甲状腺结合球蛋白结合力增高征等血清中 T_3 也明显升高。

轻型甲状腺功能低下时，血清中 T_3 下降不如 T_4 明显；黏液性水肿、呆小症、慢性甲状腺炎、甲状腺结合球蛋白结合力下降、非甲状腺疾病的低 T_3 综合征等患者血清中 T_3 均明显降低。

在妊娠时，血清中 T_3 升高；当应用皮质激素、含碘药物等时血清中 T_3 下降。

二、甲状腺素检验

甲状腺素（T_4）是由甲状腺滤泡上皮细胞分泌的具有生物学活性的甲状腺激素，是血清中含量最高的碘化氨基酸，占血清中蛋白结合碘的 90% 以上。甲状腺素的分泌受下丘脑、垂体和甲状腺激素水平的调节。其生理功能包括体内的氧化生热作用，促进机体生长发育的作用，促进糖、脂代谢以及蛋白质合成的作用等。T_4 检测通常采用 RIA 法与 CLIA 法，本节介绍 TrFIA 法、CLIA 法与 ECLIA 法。

（一）TrFIA 法

1. 原理

TrFIA 法检测 T_4 用竞争性的荧光免疫分析法。

采用二抗包被反应孔。加入待测血清、铕标记 T_4 和鼠抗 T_4 的单克隆抗体（单抗）后温育。抗 T_4 单抗和包被在微孔板上的二抗结合的同时，样本中的 T_4 和铕标记 T_4 竞争性结合抗 T_4 单抗上的结合位点，温育后洗板，加入解离增强液将标记在复合物中的铕离子解离至溶液中，与增强液中的有关成分形成荧光螯合物微囊，发出的荧光强度与样品中的 T_4 浓度成反比。

2. 试剂

购买成套的商品试剂盒，主要成分如下。

（1）96 孔微孔反应板：已包被第二抗体。

（2）T_4 标准品：由 6 瓶组成，分别含有 0 nmol/L、20 nmol/L、50 nmol/L、100 nmol/L、150 nmol/L、300 nmol/L T_4 标准品。

（3）抗 T_4 单克隆抗体：1 瓶（0. 75 mL）。

（4）铕标记 T_4：1 瓶（0. 75 mL）。

（5）浓缩洗液（25 ×）1 瓶（40 mL）。

（6）缓冲溶液：1 瓶（30 mL）。

（7）增强液：1 瓶（50 mL）。

3. 操作

（1）试剂准备。

1）洗涤液：40 mL 浓缩洗液加 960 mL 蒸馏水混合（pH 7. 8）。

2）铕标记 T_4：使用前 1 小时内配制，每条反应板需 30 μL 标记 T_4 加 3 mL 缓冲液。

3）抗 T_4 单克隆抗体工作液：30 μL 抗 T_4 单抗加 3 mL 缓冲液。

（2）洗板 1 次，拍干。

（3）吸取 25 μL T_4 标准品或待测血清按顺序加入微孔反应板的小孔中。

（4）每孔加 200 μL 已稀释的铕标记 T_4 和抗 T_4 单抗工作液。用振荡器振荡 90 分钟，注意不要超过 2 小时。洗板 4 次，拍干。

（5）每孔加入增强液 200 μL。加样过程中，尽量避免加样头碰到孔中的试剂，以免污染。微孔反应条在振荡仪上振荡 5 分钟。用时间分辨荧光检测仪检测。

4. 计算

以 T_4 标准品的浓度为横坐标（对数坐标），荧光强度为纵坐标（普通坐标），在半对数坐标纸上绘制标准曲线，根据样品的荧光强度即可查出相应的 T_4 浓度。此步骤通常以时间分辨荧光测定仪按设定模式直接打印，报告结果。

5. 参考区间

参考值：69.0～141.0 nmol/L。

6. 注意事项

参阅本节三碘甲状腺原氨酸的 TrFIA 法检测。

7. 临床意义

参见 T_4ECLIA 检测法。

（二）CLIA 法

1. 原理

本方法为 CLIA 法的竞争法，即使用过量的碱性磷酸酶标记抗原（AIP-T_4）与待测血清中未标记抗原（T_4）在反应体系中竞争性结合抗 T_4 单克隆抗体（mAb）的结合位点。当反应达平衡后，形成 ALP-T_4-mAb 抗原抗体复合物，用包被有羊抗鼠 IgG 的磁性微粒捕获该复合物，在磁场的作用下此磁性微粒自行沉淀，经洗涤并吸弃废液后加入发光底物 AMPPD，后者在 ALP 的作用下迅速发出稳定的光子，光子的量与检样中 T_4 的量成反比。

2. 试剂

购买与仪器配套的商品成套试剂盒。

3. 操作

按仪器操作说明书进行，只需分离血清上机，包括加样、分离、搅拌、温育、打印结果在内的各项操作均由仪器自动进行。

4. 参考区间

正常范围：78.4～157.4 nmol/L。

由于各厂商的产品不同以及各地区的实验室差异，各实验室应建立自己的参考值。

5. 注意事项

（1）待测标本及试剂上机前注意恢复至室温。

（2）测定标本严重溶血影响结果；标本应置 -20 ℃存放，并避免反复冻融。

（3）不同批号的试剂不能混用，每批试剂应分别制作标准曲线。

（4）凡能影响甲状腺结合球蛋白增减的药物都能影响结果，在判断时应注意。

6. 临床意义

参见 T_4ECLIA 检测法。

（三）ECLIA 法

1. 原理

待测抗原（T_4）、生物素化的 T_4 竞争性地与钌标记的抗 T_4 抗体结合，待测抗原（T_4）的量与生物素化的 T_4 和钌标记的抗 T_4 抗体所形成的免疫复合物的量成反比，加入链霉亲和素包被的磁性微粒捕获该复合物，在磁场的作用下，磁性微粒被吸附至电极上，各种游离成分被吸弃。电极加压后产生光信号，其强度与检样中一定范围的 T_4 含量成反比。

2. 试剂

购买与仪器配套的商品成套试剂盒。

3. 操作

按仪器操作说明书进行，只需分离血清上机，包括加样、分离、搅拌、温育、打印结果在内的各项操作均由仪器自动进行。

4. 参考区间

参考值为 66.0～181.0 nmol/L。

由于各厂商的产品不同以及各地区的实验室差异，各实验室应建立自己的参考值。

5. 注意事项

（1）溶血、脂血、黄疸标本与类风湿因子不影响结果，但标本应置 -20 ℃存放，并避免反复冻融。待测标本及试剂上机前注意恢复至室温，避免过度振摇产生泡沫影响测试。

（2）标本与质控样品禁用叠氮钠防腐。

（3）批号不同的试剂不能混用，每批试剂应分别制作标准曲线。

6. 临床意义

甲状腺功能亢进、T_3 毒血征、大量服用甲状腺素、慢性甲状腺炎急性恶化期、甲状腺结合球蛋白结合力增高征等患者血清 T_4 显著升高。

原发性或继发性甲状腺功能减退，如黏液性水肿、呆小症，以及服用抗甲状腺药物、甲状腺结合球蛋白结合力降低、肾病综合征、重症肝病患者及服用某些药物（如苯妥英钠、柳酸制剂等）时血清 T_4 显著降低。

三、游离三碘甲状腺原氨酸检验

血循环中，游离三碘甲状腺原氨酸（FT_3）主要与甲状腺结合球蛋白结合，仅小部分（约 0.3%）为不结合的具有生理活性的游离部分（FT_3），其血清浓度与甲状腺的功能状态密切相关。FT_3 的检测不受血循环中结合蛋白浓度和结合特性变化的影响，较 T_3 的检测更为可靠。FT_3 检测采用 RIA 法、CLIA 法和 ELISA 法等，本节介绍 TrFIA、CLIA 法与 ECLIA 法。

（一）TrFIA 法

1. 原理

试剂盒采用二抗包被反应孔。加入待测血清、抗 FT_3 单克隆抗体（单抗）后温育。抗 FT_3 单抗和包被在微孔板上的二抗结合的同时，检样中的 FT_3 和抗 FT_3 单抗结合，形成抗原抗体免疫复合物。温育后洗板，加入铕标记 FT_3，和抗 FT_3 单抗上剩余的位点结合，再经温育后洗板，加入解离增强液将标记在复合物中的铕离子解离。在溶液中，铕离子和增强液中的有关成分形成强荧光强度的微囊螯合物，荧光强度和样品中的 FT_3 浓度成反比。

2. 试剂

购买成套的商品试剂盒，主要组成如下。

（1）96 孔微孔反应板：已包被第二抗体。

（2）FT_3 标准品：由 6 瓶组成，分别含有 0 pmol/L、2.2 pmol/L、3.5 pmol/L、8.0 pmol/L、25.0 pmol/L、60.0 pmol/L FT_3 标准品。

（3）抗 FT_3 单克隆抗体：1 瓶（0.8 mL）。

（4）铕标记 FT_3：1 瓶（干粉）。

（5）浓缩洗液（25 ×）：1 瓶（40 mL）。

（6）分析缓冲溶液：1 瓶（30 mL，红色）。

（7）温育缓冲溶液：1 瓶（30 mL，黄色）。

（8）增强液：1 瓶（50 mL）。

3. 操作

（1）试剂准备。

1）洗涤液：40 mL 浓缩洗液加 960 mL 蒸馏水混合（pH 7.8）。

2）FT_3 标准品：每个浓度标准品中加入 1.1 mL 去离子水，使用前 30 分钟复溶。

3）铕标记 FT_3：在铕标记 FT_3 中加入 0.8 mL 去离子水，使用前 30 分钟复溶。

4）抗 FT_3 单抗工作液：每条反应板需 30 μL 抗 FT_3 单抗溶液加 3 mL 红色缓冲溶液。

5）铕标记 FT_3 工作液：每条反应板需 30 μL 铕标记 FT_3 加 3 mL 黄色缓冲溶液。

（2）洗板 1 次，拍干。

（3）吸取 50 μL FT_3 标准品或待测血清，按顺序加入微孔反应板的孔中。

（4）每孔加 200 μL 红色抗 FT_3 单抗溶液。

（5）慢速振荡 120 分钟，振荡时间不得超过 180 分钟。洗板 4 次，拍干。

（6）每孔加 200 μL 黄色铕标记 FT_3 工作液。4 ℃环境下静止 30 分钟。洗板 6 次，拍干。

（7）每孔加入增强液 200 μL，尽量避免污染。慢速振荡 5 分钟，上机检测。

4. 计算

以 FT_3 标准品的浓度为横坐标（对数坐标），荧光强度为纵坐标（普通坐标），在半对数坐标纸上绘制标准曲线，根据检样的荧光强度即可查出相应的 FT_3 浓度。此步骤通常以时间分辨荧光测定仪按设定模式直接打印，报告结果。

5. 参考区间

参考值：4.7 ~ 7.8 pmol/L。

6. 注意事项

参阅本节三碘甲状腺原氨酸的 TrFIA 法检测。

7. 临床意义

参见 FT_3ECLIA 检测法。

（二）CLIA 法

1. 原理

本方法为 CLIA 法的竞争法，即用过量的碱性磷酸酶标记抗原（ALP-FT_3）与检样中未标记抗原（FT_3），在反应体系中竞争性结合特异性抗体的结合位点。当反应达平衡时，加入联有羊抗鼠 IgG 抗体的磁性微粒，可捕获 ALP-FT_3-Ab 抗原抗体复合物，在磁场的作用下自行沉淀。经洗涤并吸弃废液后加入发光底物 AMPPD，后者在 ALP 的作用下，迅速发出稳定的光子。

2. 试剂

购买与仪器配套的商品成套试剂盒。

3. 操作

按仪器操作说明书进行，只需分离血清上机，包括加样、分离、搅拌、温育、打印结果在内的各项操作均由仪器自动进行。

4. 参考区间

正常范围：3.67～10.43 pmol/L。

由于各厂商的产品不同以及各地区的实验室差异，各实验室应建立自己的参考值。

5. 注意事项

（1）待测标本及试剂上机前注意恢复至室温。

（2）测定标本严重溶血影响结果；标本应置 -20 ℃存放，并避免反复冻融。

（3）不同批号的试剂不能混用，每批试剂应分别制作标准曲线。

6. 临床意义

参见 FT_3ECLIA 检测法。

（三）ECLIA 法

1. 原理

待测抗原（FT_3）、生物素化的 FT_3 竞争性地与钌标记的抗 FT_3 抗体结合，待测抗原（FT_3）的量与生物素化的 FT_3 和钌标记的抗 FT_3 抗体所形成的免疫复合物的量成反比，加入链霉亲和素包被的磁性微粒捕获上述免疫复合物，在磁场的作用下，磁性微粒被吸附至电极上，各种游离成分被吸弃。电极加压后产生光信号，其强度与检样中一定范围的 FT_3 含量成反比。

2. 试剂

购买与仪器配套的商品成套试剂盒。

3. 操作

按仪器操作说明书进行，只需分离血清上机，包括加样、分离、搅拌、温育、打印结果在内的各项操作均由仪器自动进行。

4. 参考区间

2.8～7.1 pmol/L。

由于各厂商的产品不同以及各地区的实验室差异，各实验室应建立自己的参考值。

5. 注意事项

（1）溶血、脂血、黄疸标本与类风湿因子不影响结果，但标本应置于 -20 ℃存放，并避免反复冻融。待测标本及试剂上机前应恢复至室温，并避免过度振摇产生泡沫影响测试。

（2）标本与质控品禁用叠氮钠防腐。

（3）批号不同的试剂不能混用，每批试剂应分别制作标准曲线。

6. 临床意义

甲状腺功能亢进包括甲状腺功能亢进危象时，FT_3 明显升高；缺碘也会引起 FT_3 浓度的代偿性升高。此外 T_3 甲状腺功能亢进、弥漫性毒性甲状腺肿（Graves 病）、初期慢性淋巴细胞性甲状腺炎（桥本甲状腺炎）等 FT_3 也明显升高。而甲状腺功能减退、低 T_3 综合征、黏液性水肿、晚期桥本甲状腺炎等 FT_3 则明显降低。应用糖皮质激素、苯妥英钠、多巴胺等药物治疗时可出现 FT_3 降低。

四、游离甲状腺素检验

绝大多数的游离甲状腺素（FT_4）与其转运结合蛋白质（甲状腺结合球蛋白、前清蛋白、清蛋白等）结合，其游离部分（FT_4）仅为 0.04%，为 T_4 的生理活性部分。FT_4 的代谢水平不受其结合蛋白质的影响，直接检测 FT_4 对了解甲状腺功能更有意义。FT_4 检测采用 RIA 法、CLIA 法和 ELISA 法等，本节介绍 TrFIA、CLIA 法与 ECLIA 法。

（一）TrFIA 法

1. 原理

试剂盒采用二抗包被反应孔。加入抗 FT_4 单克隆抗体（单抗）后温育。抗 FT_4 单抗和包被在微孔板上的二抗结合。温育后洗板，加入待测血清，其中的 FT_4 和抗 FT_4 单抗结合形成抗原抗体免疫复合物，温育后洗板，加入铕标记 FT_4 和抗 FT_4 单抗上剩余位点结合，再经温育洗板，加入解离增强液将标记在复合物中的铕离子解离。在溶液中，铕离子和增强液中的有关成分形成强荧光强度的微囊螯合物。荧光强度和样品中的 FT_4 浓度成反比。

2. 试剂

购买成套的商品试剂盒，主要成分如下。

（1）96 孔微孔反应板：已包被第二抗体。

（2）FT_4 标准品：由 6 瓶组成，分别含有 0 pmol/L、2.8 pmol/L、6.8 pmol/L、15.4 pmol/L、36.0 pmol/L、80.0 pmol/L FT_4 标准品。

（3）抗 FT_4 单克隆抗体：1 瓶（0.75 mL）。

（4）铕标记 FT_4：1 瓶（0.75 mL）。

（5）浓缩洗液（25×）：1 瓶（40 mL）。

（6）分析缓冲溶液：1 瓶（30 mL，红色）。

（7）温育缓冲溶液：1 瓶（30 mL 黄色）。

（8）增强液：1 瓶（50 mL）。

3. 操作

（1）试剂准备。

1）洗涤液：40 mL 浓缩洗液加 960 mL 蒸馏水混合（pH 7.8）。

2）抗 FT_4 单抗工作液：每条反应板需 30 μL 抗 FT_4 单抗溶液加 3 mL 红色缓冲溶液混合。

3）铕标记 FT_4 工作液：每条反应板需 30 μL 铕标记 FT_4 溶液加 3 mL 黄色缓冲溶液混合。

（2）每孔加 200 μL 红色抗 FT_4 单抗工作液，慢速振荡 70 分钟。

（3）吸取 25 μL FT_4 标准品或待测血清，按顺序加入微孔反应板的小孔中。慢速振荡 60 分钟，洗板 6 次。

（4）每孔加 200 μL 黄色铕标记 FT_4 工作液，4 ℃环境下静止 30 分钟。洗板 4 次。

（5）每孔加入增强液 200 μL。加样时尽量避免加样头碰到孔中的试剂，以免污染。用振荡仪慢速振荡 5 分钟。用时间分辨荧光检测仪检测。

4. 计算

以 FT_4 标准品的浓度为横坐标（对数坐标），荧光强度为纵坐标（普通坐标），在半对数坐标纸上绘制标准曲线，根据样品的荧光强度即可查出相应的 FT_4 浓度。此步骤通常以时间分辨荧光测定仪按设定模式直接打印，报告结果。

5. 参考区间

参考值：8.7～17.3 pmol/L。

6. 临床意义

参见 FT_4ECLIA 检测法。

（二）CLIA 法

1. 原理

本法为 CLIA 的竞争法，即用过量的碱性磷酸酶标记抗原（ALP-FT_4）与待测血清中未标记抗原（FT_4），在反应体系中竞争结合相应抗体的结合位点，当反应达平衡时，加入联有羊抗鼠 IgG 抗体的磁性微粒，捕获 ALP-FT_4-Ab 抗原抗体复合物，在磁场的作用下磁性微粒自行沉淀。经洗涤并吸弃废液后加入发光底物 AMPPD。后者在 ALP 的作用下迅速发出稳定的光子。

2. 试剂

购买与仪器配套的商品成套试剂盒。

3. 操作

按仪器操作说明书进行，只需分离血清上机，包括加样、分离、搅拌、温育、打印结果在内的各项操作均由仪器自动进行。

4. 参考区间

参考范围：11.2～20.1 pmol/L。

由于各厂商的产品不同以及各地区的实验室差异，各实验室应建立自己的参考值。

5. 注意事项

（1）待测标本及试剂上机前应恢复至室温。

（2）测定标本严重溶血影响结果；标本应置 -20 ℃存放，并避免反复冻融。

（3）不同批号的试剂不能混用，每批试剂应分别制作标准曲线。

6. 临床意义

参见 FT_4ECLIA 检测法。

（三）ECLIA 法

1. 原理

待测抗原（FT_4）、生物素化的 FT_4 竞争性地与铕标记的抗 FT_4 抗体结合，待测抗原（FT_4）的量与生物素化的 FT_4 和铕标记的抗 FT_4 抗体所形成的免疫复合物的量成反比。加入链霉亲和素包被的磁性微粒捕获该免疫复合物，在磁场的作用下，磁性微粒被吸附至电极上，吸弃无关的游离成分。电极加压后产生光信号，其强度与检样中一定范围的 FT_4 含量成反比。

2. 试剂

购买与仪器配套的商品成套试剂盒。

3. 操作

按仪器操作说明书进行，只需分离血清上机，包括加样、分离、搅拌、温育、打印结果在内的各项操作均由仪器自动进行。

4. 参考区间

12.0 ~ 22.0 pmol/L。

由于各厂商的产品不同以及各地区的实验室差异，各实验室应建立自己的参考值。

5. 注意事项

（1）溶血、脂血、黄疸标本与类风湿因子不影响结果，但标本应置于 -20 ℃存放，并避免反复冻融。待测标本及试剂上机前应恢复至室温，避免过度振摇产生泡沫影响测试。

（2）标本与质控样品禁用叠氮钠防腐。

（3）批号不同的试剂不能混用，每批试剂应分别制作标准曲线。

6. 临床意义

甲状腺功能亢进包括甲状腺功能亢进危象、多结节性甲状腺肿、弥漫性毒性甲状腺肿、初期桥本甲状腺炎等 FT_4 均有明显升高，部分无痛性甲状腺炎，重症感染发热，重危患者，应用某些药物如肝素、胺碘酮等，也会引起 FT_4 升高。

甲状腺功能减退、黏液性水肿、晚期桥本甲状腺炎、应用抗甲状腺药物等 FT_4 的降低较 FT_3 更为明显，服用苯妥英钠、糖皮质激素以及部分肾病综合征患者，FT_4 也有下降。

（孙煊皓）

第二节　性激素检验

一、睾酮检验

男性血中的睾酮（T）是由睾丸 Leydig 细胞合成，主要由睾丸、肾上腺分泌。16 岁后 T 明显升高，40 岁后 T 逐渐降低。女性血中的 T 半数以上由雄烯二酮转化而来，卵巢也可少量分泌。T 的主要功能是诱导胎儿性分化，促进并维持男性第二性征的发育，维持男性性功能，促进蛋白质合成及骨骼生长，增加基础代谢等。此外 T 与促黄体生成素（LH）共同促进精子的形成及成熟，并与精子活动力和精小管的代谢有关。正常情况下，血清 T 受促性腺激素释放激素（GnRH）脉冲式分泌的调控和影响，每 12 小时出现一次峰值。如果 T 水平异常，应多次检测一天中不同时间的 T 水平。

T 的检测一般采用 RIA 与 CLIA 等方法，本节介绍 TrFIA 法、CLIA 法与 ECLIA 法。

（一）TrFIA 法

1. 原理

原理为铕标记 T 和待测血清中 T 竞争性与抗 T 抗体结合。96 孔反应板上包被的是第二抗体，可以和抗 T 抗体—T 抗原复合物结合。整个反应只需一步温育。最后加入解离增强液将铕标记 T 上的铕离子释放到溶液中，形成高效的荧光复合物，样本中 T 的浓度和荧光复合物的荧光强度成反比。

2. 试剂

购买成套的商品试剂盒，主要组成如下。

（1）96 孔微孔反应板：已包被第二抗体。

（2）T 标准品：由 6 瓶组成，分别含有 0 nmol/L、0.5 nmol/L、1.5 nmol/L、5.0 nmol/L、15.0 nmol/L、50.0 nmol/L T 标准品。

（3）铕标记 T：1 瓶（干粉）。

（4）抗 T 抗体：1 瓶（干粉）。

（5）浓缩洗液（25 ×）：1 瓶（40 mL）。

（6）缓冲溶液：1 瓶（30 mL）。

（7）增强液：1 瓶（50 mL）。

3. 操作

（1）试剂准备。

1）洗涤液：40 mL 浓缩洗液加 960 mL 蒸馏水混合。

2）标准品：在各浓度 T 标准品中加入 1.0 mL 去离子水，用前 30 分钟内复溶。

3）铕标记 T 工作液：在铕标记 T 瓶中加 0.3 mL 去离子水，在用前 30 分钟内复溶。每条反应板需 30 μL 的铕标记 T 溶液加 1.5 mL 缓冲液混合。

4）抗 T 抗体工作液：在抗 T 抗体瓶中加 0.3 mL 去离子水，用前 30 分钟内复溶。每条反应板需 30 μL 抗 T 抗体溶液与 1.5 mL 缓冲液混合，此过程需在用前 30 分钟内完成。

（2）洗板 1 次，拍干。

（3）吸取 25 μL T 标准品或待测血清，按顺序加入微孔反应板的孔中。每孔加 100 μL 已稀释的铕标记 T 工作液。每孔加 100 μL 抗 T 抗体工作液。慢速振荡 60 分钟，洗板 4 次，拍干。

（4）每孔加 200 μL 增强液，加样过程中，避免碰到小孔的边缘和其中的试剂，尽量避免污染。慢速振荡 5 分钟。用时间分辨荧光检测仪检测。

4. 计算

以 T 标准品的浓度为横坐标（对数坐标），荧光强度为纵坐标（普通坐标），在半对数坐标纸上绘制标准曲线，根据检样的荧光强度即可查出相应的 T 浓度。此步骤通常以时间分辨荧光测定仪按设定模式直接打印，报告结果。

5. 参考区间

男性：8.7 ~ 33 nmol/L。女性：0 ~ 3.0 nmol/L。

6. 注意事项

（1）认真阅读说明书，严格按说明书操作。不同批号的试剂，过期的试剂不可使用。

（2）实验室环境干净无尘，对于试验成功有决定性的意义。

（3）每批检测时最好用复孔做标准曲线。

（4）试剂和检样使用前应恢复至室温（18 ~ 25 ℃）。

（5）洗板机应定期进行校正，保证管道通畅。洗涤时，确认微孔注满洗液；洗涤完成后保证微孔残留液不超过 5 μL；并将微孔板倒扣于无尘吸水纸上拍干。

（6）加增强液及铕标志物时，请使用专用吸头，以免污染。加增强液及中和抗原时，吸头应悬空，避免接触小孔边缘及其中的试剂。

（7）使用干净的一次性容器配制铕标志物，不同试验的铕标志物不可混用。避免铕标记稀释液进入铕标志物原液中。若对试验结果有疑问，应重复试验。

7. 临床意义

参见睾酮 ECLIA 检测法。

（二）CLIA 法

1. 原理

待测血清中的 T、碱性磷酸酶标记的 T（ALP-T）与特异性抗 T 抗体（Ab）进行竞争性结合反应，由于 ALP-T 和 Ab 为一定量，T 的量越多，ALP-T-Ab 的量就越少。而光子的量与 ALP-T-Ab 的量成正比，与 T 的量成反比。

2. 试剂

购买与仪器配套的商品成套试剂盒。

3. 操作

按仪器操作说明书进行，只需分离血清上机，包括加样、分离、搅拌、温育、打印结果在内的各项操作均由仪器自动进行。

4. 参考区间

男性：9.4 ~ 37.0 nmol/L；女性：0.18 ~ 1.78 nmol/L。

由于各厂商的产品不同以及各地区的实验室差异，各实验室应建立自己的参考值。

5. 注意事项

（1）待测标本及试剂上机前均应恢复至室温。

（2）测定标本严重溶血影响结果；标本应置 -20 ℃存放，并避免反复冻融。由于 T 的分泌为脉冲式分泌，如果 T 水平异常，应重复测定。

（3）批号不同的试剂不能混用，每批试剂应分别制作标准曲线。同批试剂如超过定标稳定时间，应重新定标。

（4）患者在采集标本前，不得接受放射性治疗或体内同位素检查。口服避孕药与 T 有交叉反应。妊娠或服用卵磷脂、丹那唑、19-去甲 T 等均影响测定结果。

6. 临床意义

参见睾酮 ECLIA 检测法。

（三）ECLIA 法

1. 原理

待测抗原（T）、铕标记的 T 竞争性地与生物素化的抗 T 单克隆抗体结合，待测抗原的量与铕标记的 T 和生物素化的抗 T 单克隆体体所形成的免疫复合物的量成反比。加入链霉亲和素包被的磁性微粒捕获形成的免疫复合物，在磁场的作用下，结合部分被吸附至电极上，吸弃未结合部分。电极加压后产生光信号，其强度与检样中一定范围的 T 含量成反比。

2. 试剂

购买与仪器配套的商品成套试剂盒。

3. 操作

按仪器操作说明书进行，只需分离血清上机，包括加样、分离、搅拌、温育、打印结果在内的各项操作均由仪器自动进行。

4. 参考区间

男性：9.9～27.8 nmol/L；女性：0.22～2.9 nmol/L；儿童：0.42～38.5 nmol/L。

由于各厂商的产品不同以及各地区的实验室差异，各实验室应建立自己的参考值。

5. 注意事项

（1）溶血、脂血、黄疸标本与类风湿因子不影响结果，但标本应置于－20 ℃存放，并避免反复冻融。待测标本及试剂上机前注意恢复至室温，避免过度振摇产生泡沫影响测试。

（2）标本与质控品禁用叠氮钠防腐。

（3）批号不同的试剂不能混用，每批试剂应分别制作标准曲线。

6. 临床意义

病理情况下，T 分泌过多见于睾丸良性间质细胞瘤，此时 T 可比正常高 100 倍；先天性肾上腺皮质增生、女性皮质醇增多症、女性男性化肿瘤、女性特发性多毛、多囊卵巢综合征、睾丸女性化综合征、中晚期孕妇等血中 T 均增加，肥胖者也可稍增加。

T 分泌不足见于垂体病变时，因促性腺激素减少使间质细胞发育不良所致。手术、感染、病理损伤等因素造成睾丸功能低下，T 分泌也减少。此外，男性性功能低下、原发性睾丸发育不全性幼稚、阳痿、甲状腺功能减退、高泌乳素血征、部分男性乳腺发育、肝硬化、慢性肾功能不全等患者血中 T 均减低。

二、雌二醇检验

雌二醇（E_2）是雌激素中生物活性最强的一种，是使女性青春期外生殖器、输卵管和子宫等生长、发育的重要激素，并维持和促进女性特征的发育。E_2 对蛋白、糖、脂类和水、电解质以及钙、磷代谢有一定影响，在排卵的控制机制中也起着核心作用。与男性不同，雌激素主要作用于垂体，而雄性激素 T 作用于下丘脑和垂体，因此对于中枢和垂体均有“正”和“负”反馈作用，低浓度时为正反馈，高浓度时为负反馈。一般认为 E_2 主要在卵巢卵泡生长发育过程中由颗粒细胞层及卵泡内膜层分泌，胎盘和肾上腺也有少量产生。男性少量的 E_2 主要由睾丸分泌。

E_2 检测通常采用 RIA 法与 CLIA 法，本节介绍 TrFIA 法、CLIA 法与 ECLIA 法。

（一）TrFIA 法

1. 原理

原理为铕标记 E_2 和待测血清中 E_2 竞争性结合大鼠抗 E_2 抗体上的结合位点。标准品、质控品和待测血清中的 E_2 抑制铕标记 E_2 和抗体的结合，96 孔反应板上包被的是可以和抗 E_2 抗体抗原复合物结合的抗大鼠 IgG。

解离增强液将铕离子从铕标记 E_2 上解离下来，和增强液中的有效成分形成强荧光螯合物，荧光强度和样本中的 E_2 浓度成反比。

2. 试剂

购买成套的商品试剂盒，主要组成如下。

（1）96孔微孔反应板：已包被抗大鼠IgG抗体。

（2）E_2标准品：由7瓶组成，分别含有0 nmol/L、0.05 nmol/L、0.15 nmol/L、0.5 nmol/L、1.5 nmol/L、5.0 nmol/L、15.0 nmol/L E_2标准品。

（3）铕标记E_2：1瓶（0.3 mL）。

（4）抗E_2抗体溶液：1瓶（0.3 mL）。

（5）浓缩洗液（25×）：1瓶（40 mL）。

（6）缓冲液：1瓶（30 mL）。

（7）增强液：1瓶（30 mL）。

3. 操作

（1）试剂准备。

1）标准品：使用前30分钟之内，于每个浓度标准品中分别加入0.5 mL蒸馏水，混合。

2）洗涤液：40 mL浓缩洗液加960 mL蒸馏水混合（pH 7.8）。

3）铕标记E_2工作液：使用前1小时配制，每条反应板需30 μL铕标记E_2加1.5 mL缓冲液混合。

4）抗E_2抗体工作液：同上。

（2）洗板1次，并在无尘吸水纸上吸干。

（3）吸取25 μL E_2标准品或待测血清按顺序加入微孔反应板的孔中，每孔加100 μL抗E_2抗体工作液。慢速振荡30分钟。

（4）每孔加100 μL铕标记E_2工作液。慢速振荡120分钟。洗板6次，拍干。

（5）每孔加200 μL增强液，慢速振荡5分钟。用时间分辨荧光检测仪检测。

4. 计算

以E_2标准品的浓度为横坐标（对数坐标），荧光强度为纵坐标（普通坐标），在半对数坐标纸上绘制标准曲线，根据检样的荧光强度即可查出相应的E_2浓度。此步骤通常以时间分辨荧光测定仪按设定模式直接打印，报告结果。

5. 参考区间

女性卵泡期：0.08～2.1 nmol/L；排卵期：0.7～2.1 nmol/L；黄体期：0.08～0.85 nmol/L；绝经期：0～0.09 nmol/L。

男性：0～0.13 nmol/L。

6. 临床意义

参见雌二醇ECLIA检测法。

（二）CLIA法

1. 原理

待测抗原（E_2）和碱性磷酸酶标记的抗原（ALP-E_2）竞争性结合相应的抗体（Ab）。由于ALP-E_2和Ab为一定量，E_2的量越多，ALP-E_2-Ab的量就越少。当反应达平衡时，加入联有羊抗鼠IgG抗体的磁性微粒，吸附ALP-E_2-Ab并在磁场的作用下自行沉淀。吸弃上清液后经洗涤吸弃废液，加入发光底物AMPPD，后者在ALP的作用下迅速发出稳定的光子。光子的量与ALP-E_2-Ab的量成正比，与E_2的量成反比。以光子的产出作为纵坐标，E_2的浓度作为横坐标绘制标准曲线。将待测标本同样处理即可于标准曲线上查得E_2的浓度。

2. 试剂

购买与仪器配套的商品成套试剂盒。

3. 操作

按仪器操作说明书进行。只需分离血清上机，包括加样、分离、搅拌、温育、打印结果在内的各项操作均由仪器自动进行。

4. 参考区间

女性：卵泡期，0.18～0.27 nmol/L；排卵期，0.34～1.55 nmol/L；黄体期，0.15～1.08 nmol/L；绝经期，0.01～0.14 nmol/L。男性成人：0.19～0.24 nmol/L。

由于各厂商的产品不同以及各地区的实验室差异，各实验室应建立自己的参考值。

5. 注意事项

（1）待测标本及试剂上机前应恢复至室温。

（2）标本严重溶血影响测定结果。标本应置 -20 ℃存放，并避免反复冻融。

（3）批号不同的试剂不能混用，每批试剂应分别制作标准曲线。同批试剂如超过定标稳定时间，应重新定标。

6. 临床意义

参见雌二醇 ECLIA 检测法。

（三）ECLIA 法

1. 原理

待测抗原（E_2）、钌标记的 E_2 竞争性地与生物素化的抗 E_2 单克隆抗体结合，待测抗原（E_2）的量与钌标记的 E_2 和生物素化的抗 E_2 单克隆抗体所形成的免疫复合物的量成反比，加入链霉亲和素包被的磁性微粒捕获上述免疫复合物，在磁场的作用下，磁性微粒被吸附至电极上，吸弃未结合部分。电极加压后产生光信号，其强度与检样中一定范围的 E_2 含量成反比。

2. 试剂

购买与仪器配套的商品成套试剂。

3. 操作

按仪器操作说明书进行，只需分离血清上机，包括加样、分离、搅拌、温育、打印结果在内的各项操作均由仪器自动进行。

4. 参考区间

女性：卵泡期，0.09～0.72 nmol/L；排卵期，0.24～1.51 nmol/L；黄体期，0.15～0.96 nmol/L；绝经期，0.04～0.15 nmol/L。男性成人：0.05～0.22 nmol/L。

由于各厂商的产品不同以及各地区的实验室差异，各实验室应建立自己的参考值。

5. 注意事项

（1）溶血、脂血、黄疸标本与类风湿因子不影响结果，但标本应置于 -20 ℃存放，并避免反复冻融。待测标本及试剂上机前注意恢复至室温，并避免过度振摇产生泡沫影响测试。

（2）标本与质控样品禁用叠氮钠防腐。

（3）批号不同的试剂不能混用，每批试剂应分别制作标准曲线。

6. 临床意义

血清 E_2 测定是检查下丘脑—垂体—生殖腺轴功能的指标之一，主要用于青春期前内分泌疾病的鉴别诊断和闭经或月经异常时对卵巢功能的评价，也是男性睾丸或肝脏肿瘤的诊断指标。

肾上腺皮质增生或肿瘤时，血中 E_2 水平异常增高。卵巢肿瘤、原发性或继发性性早熟、无排卵功能性子宫出血、男性女性化、多胎妊娠、肝硬化、系统性红斑狼疮和冠心病等患者血清 E_2 均升高。肥胖男子血中 E_2 水平较高，男性吸烟者血中 E_2 水平也明显高于非吸烟者。

下丘脑病变、垂体前叶功能减退、原发性或继发性卵巢功能不足（如垂体卵巢性不孕或闭经、卵巢囊肿等）、绝经期、皮质醇增多症等患者血中 E_2 水平降低；葡萄胎、无脑儿、妊娠期吸烟妇女等血中 E_2 水平也显著降低；重症妊娠高血压综合征患者血中 E_2 水平往往较低。若血中 E_2 水平特别低，则提示有胎儿宫内死亡的可能。

三、雌三醇检验

雌三醇（E_3）在非孕期是 E_2 的代谢产物，在血中含量最高。妊娠中晚期 90% 的 E_3 来自胎盘和胎儿，因此血中 E_3 的含量变化能监测胎盘功能和胎儿的健康状况。孕妇尿中雌激素排泄量约有 90% 是 E_3，因此检测孕妇尿中 E_3 也能反映胎盘和胎儿的功能状态。但孕妇尿中 E_3 排泄量在 24 小时中有一定的波动，因此一般不主张检测孕妇尿中 E_3。血中 E_3 也有阵发性波动，1 小时内的变异系数（CV）可达 19%，因此一般主张连续采血测 3 次应用其平均值。

检测 E_3 通常采用 RIA 法与 CLIA 法，本节介绍 TrFIA 法和 CLIA 法。

（一）TrFIA 法

1. 原理

用铕标记 E_3 和待测血清中 E_3 竞争性结合抗 E_3 抗体上的结合位点。标准品、质控品和待测血清中的 E_3 抑制铕标记 E_3 和抗 E_3 抗体的结合，96 孔反应板上包被的是可以和抗 E_3 抗体抗原复合物结合的二抗。

解离增强液将铕离子从铕标记 E_3 上解离下来，和增强液中的有效成分形成强荧光螯合物，荧光强度和样本中的浓度成反比。

2. 试剂

购买成套的商品试剂盒，主要组成如下。

（1）96 孔微孔反应板：已包被第二抗体。

（2）E_3 标准品：由 6 瓶组成，分别含有 0 nmol/L、0.6 nmol/L、1.2 nmol/L、5.0 nmol/L、15.0 nmol/L、50.0 nmol/L E_3 标准品。

（3）铕标记 E_3：1 瓶（冻干品）。

（4）抗 E_3 抗体溶液：1 瓶（0.3 mL）。

（5）浓缩洗液（25×）：1 瓶（40 mL）。

（6）缓冲液：1 瓶（30 mL）。

（7）增强液：1 瓶（50 mL）。

3. 操作

（1）试剂准备。

1）E_3 标准品：在每个浓度标准品中加入 1.1 mL 蒸馏水，混合。此过程须在用前 30 分钟内完成。

2）洗涤液：40 mL 浓缩洗液加 960 mL 蒸馏水混合。

3）铕标记 E_3 工作液：使用前 30 分钟内，取 0.75 mL 去离子水溶解冻干品，每条反应板需 15 μL 铕标记 E_3 加 1.5 mL 缓冲液混合。

4）抗 E_3 抗体工作液：每条反应板需 45 μL 抗 E_3 抗体溶液加 1.5 mL 缓冲液混合。

（2）每孔加 100 μL 稀释的抗 E_3 抗体工作液，在振荡器上缓慢振荡 15 分钟，按顺序加入 50 μL 标准品或待测血清到微孔反应板的孔中。

（3）每孔加 100 μL 铕标记 E_3 工作液。慢速振荡 60 分钟。洗板 6 次，拍干。

（4）每孔加 200 μL 增强液，慢速振荡 5 分钟。用时间分辨荧光检测仪检测。

4. 计算

以 E_3 标准品的浓度为横坐标（对数坐标），荧光强度为纵坐标（普通坐标），在半对数坐标纸上绘制标准曲线，根据检样的荧光强度即可查出相应的 E_3 浓度。此步骤通常以时间分辨荧光测定仪按设定模式直接打印，报告结果。

5. 参考区间

孕期：15 ~ 20 周，2.5 ~ 7.6 nmol/L；21 ~ 25 周，3.4 ~ 37.8 nmol/L；26 ~ 30 周，17.2 ~ 51.5 nmol/L；31 ~ 35 周，19.7 ~ 78.2 nmol/L；36 ~ 40 周，20.1 ~ 85.2 nmol/L。

6. 临床意义

参见雌三醇 ECLIA 检测法。

（二）CLIA 法

1. 原理

检样中 E_3 和碱性磷酸酶标记 E_3（ALP-E_3）与抗 E_3 抗体（Ab）进行竞争性结合反应。反应系统中形成的光子的量与 ALP-E_3-Ab 的量成正比，与 E_3 的量成反比。以光子的产出为纵坐标，E_3 的浓度为横坐标绘制标准曲线。将待测标本同样处理即可于标准曲线上查得 E_3 的浓度。

2. 试剂

购买与仪器配套的商品成套试剂盒。

3. 操作

按仪器操作说明书进行，只需分离血清上机，包括加样、分离、搅拌、温育、打印结果在内的各项操作均由仪器自动进行。

4. 参考区间

孕妇：孕期 26 ~ 28 周，4.1 ~ 7.3 μg/L；孕期 28 ~ 32 周，7.4 ~ 8.5 μg/L；孕期 32 ~ 36 周，9.3 ~ 13.7 μg/L；孕期 36 ~ 38 周，16.7 ~ 23.7 μg/L；孕期 38 ~ 40 周，17.7 ~ 25.4 μg/L；孕期 >40 周，19.3 ~ 30.0 μg/L。

由于各厂商的产品不同以及各地区的实验室差异，各实验室应建立自己的参考值。

5. 注意事项

（1）待测标本及试剂上机前注意恢复至室温。

（2）标本严重溶血影响测定结果。标本应置 -20 ℃存放，并避免反复冻融。

（3）批号不同的试剂不能混用，每批试剂应分别制作标准曲线。同批试剂如超过定标稳定时间，应重新定标。

6. 临床意义

孕妇产前应连续测定 E_3 以观察胎儿、胎盘功能的动态变化，而不限定于一个数值作为临界线。因胎儿先天性肾上腺发育不全或胎儿畸形（如无脑儿）而影响肾上腺功能者，E_3 仅为正常量的1/10；胎儿宫内生长迟缓或孕妇吸烟过多、营养不良而影响胎儿发育，E_3 下降；胎盘功能不良、死胎、妊娠高血压综合征、糖尿病等患者 E_3 也显著下降；高龄妊娠者，若 E_3 逐步下降，提示妊娠过期，明显降低则为胎儿窘迫的表现。

四、黄体酮检验

黄体酮（P）是一种重要的孕激素，不仅在月经周期的调节中起重要作用，也是维持妊娠所必需的一种激素。P 主要由黄体产生，妊娠期主要来源于胎盘，是睾酮、雌激素和肾上腺皮质激素生物合成的主要中间体。妊娠期间的 P 直接作用于黄体，调节该组织前列腺素的合成。P 的主要作用是促进子宫内膜增厚，使其中的血管和腺体增生，引起分泌以便受精卵（胚胎）着床。若 P 降低会发生母体对胎儿的免疫排斥反应，也有早期流产的危险。P 还具有促进乳腺腺泡与导管发育为泌乳作准备的作用，以及促进体内的产热作用。它使基础体温在排卵后升高约 1 ℃，并在黄体期内维持此水平。P 的检测主要用于确定排卵，孕激素治疗监测和早期妊娠状况的评价。在判断黄体功能状态及对卵巢生理病理的研究方面具有重要意义。

P 检测通常采用 RIA 法与 CLIA 法，本节介绍 TrFIA 法、CLIA 法与 ECLIA 法。

（一）TrFIA 法

1. 原理

原理为铕标记 P 和待测血清中 P 竞争性与抗 P 抗体结合的固相荧光免疫法。96 孔反应板上包被的是第二抗体，可以和 P 抗原—抗 P 抗体复合物结合。整个反应只需一步温育。最后加入解离增强液将铕标记 P 上的铕离子释放到溶液中，形成高效的荧光复合物，待测血清中 P 的浓度与荧光复合物的荧光强度成反比。

2. 试剂

购买成套的商品试剂盒，主要组成如下。

（1）96 孔微孔反应板：已包被第二抗体。

（2）P 标准品：由 6 瓶组成，分别含有 0 nmol/L、1.0 nmol/L、4.0 nmol/L、10.0 nmol/L、40.0 nmol/L、120.0 nmol/L P 标准品。

（3）铕标记 P 溶液：1 瓶（干粉）。

（4）抗 P 抗体：1 瓶（干粉）。

（5）浓缩洗液（25 ×）：1 瓶（40 mL）。

（6）缓冲溶液：1 瓶（30 mL）。

（7）增强液：1 瓶（50 mL）。

3. 操作

（1）试剂准备。

1）洗涤液：40 mL 浓缩洗液加 960 mL 蒸馏水混合（pH 7.8）。

2）铕标记 P 溶液：准确加入 0.3 mL 去离子水至小瓶，混匀。应在用前 30 分钟内完成。

3）抗 P 抗体溶液：准确加入 0.3 mL 去离子水至小瓶，混匀。应在用前 30 分钟内完成。

4）铕标记 P 工作液：每条反应板需 30 μL 铕标记 P 溶液加 1.5 mL 缓冲液混合，备用。

5）抗 P 抗体工作液：每条反应板需 30 μL 抗 P 抗体溶液加 1.5 mL 缓冲液混合，备用。

（2）吸取 25 μL 标准品或待测血清按顺序加入微孔反应板的孔中。

（3）分别吸取已稀释的铕标记 P 工作液和抗 P 抗体工作液各 100 μL 至各孔中。慢速振荡 120 分钟。洗板 4 次，并在无尘吸水纸上拍干。

（4）每孔加 200 μL 增强液。加样过程中避免加样头接触到小孔边缘和其中试剂，以免污染。慢速振荡 5 分钟。用时间分辨荧光检测仪检测。

4. 计算

以 P 标准品的浓度为横坐标（对数坐标），荧光强度为纵坐标（普通坐标），在半对数坐标纸上绘制标准曲线，根据检样的荧光强度即可查出相应的 P 浓度。此步骤通常以时间分辨荧光测定仪按设定模式直接打印，报告结果。

5. 参考区间

成年男性：0.7～3.0 nmol/L。行经期妇女：卵泡期，1.3～3.4 nmol/L；排卵期，1.7～2.4 nmol/L；黄体期，11.6～68.9 nmol/L；绝经期妇女：0～3.0 nmol/L。

6. 临床意义

参见黄体酮 ECLIA 检测法。

（二）CLIA 法

1. 原理

本方法为 CLIA 的竞争法，即待测抗原（P）与过量的碱性磷酸酶标记抗原（ALP-P）在反应体系中竞争性地结合特异性抗 P 抗体（Ab）的结合位点。试验时，检样中 P 和 AIP-P 与 Ab 进行竞争性结合反应，由于 ALP-P 和 Ab 为一定量，检样中 P 的量越多，ALP-P-Ab 的量就越少。当反应达平衡时，反应体系中光子的产出量与 ALP-P-Ab 的量成正比，而与 P 的量成反比。

2. 试剂

购买与仪器配套的成套商品试剂盒。

3. 操作

按仪器操作说明书进行，只需分离血清上机，包括加样、分离、搅拌、温育、打印结果在内的各项操作均由仪器自动进行。

4. 参考区间

女性：卵泡期，0.2～1.2 μg/L；排卵期，0.6～2.6 μg/L；黄体期，5.8～22.1 μg/L；绝经期，0.2～0.9 μg/L。男性成年人：0.4～1.1 μg/L。

由于各厂商的产品不同以及各地区的实验室差异，各实验室应建立自己的参考值。

5. 注意事项

（1）待测标本及试剂上机前注意恢复至室温。

（2）测定标本严重溶血影响结果。标本应置 -20 ℃存放，并避免反复冻融。

（3）在月经期和妊娠后，P 在血中浓度的变化较大。

（4）批号不同的试剂不能混用，每批试剂应分别制作标准曲线。同批试剂如超过定标稳定时间，应重新定标。

6. 临床意义

参见黄体酮 ECLIA 检测法。

（三）ECLIA 法

1. 原理

待测抗原（P）、钌标记的 P 竞争性地与生物素化的抗 P 单克隆抗体结合，待测抗原（P）的量与钌标记的 P 和生物素化的抗 P 单克隆抗体所形成的免疫复合物的量成反比，加入链霉亲合素包被的磁性微粒与后者结合，在磁场的作用下，结合部分被吸附至电极上，吸弃未结合部分。电极加压后产生光信号，其强度与检样中一定范围的 P 含量成反比。

2. 试剂

购买与仪器配套的商品成套试剂盒。

3. 操作

按仪器操作说明书进行，只需分离血清上机，包括加样、分离、搅拌、温育、打印结果在内的各项操作均由仪器自动进行。

4. 参考区间

女性：卵泡期，0.6～4.7 nmol/L；排卵期，2.4～9.4 nmol/L；黄体期，5.3～86.0 nmol/L；绝经期，0.3～2.5 nmol/L。男性成人：0.7～4.3 nmol/L。

由于各厂商的产品不同以及各地区的实验室差异，各实验室应建立自己的参考值。

5. 注意事项

（1）溶血、脂血、黄疸标本与类风湿因子不影响结果，但标本应置 -20 ℃存放，并避免反复冻融。

（2）待测标本及试剂上样前注意恢复至室温，并避免过度振摇产生泡沫影响测试。

（3）标本与质控品禁用叠氮钠防腐。

（4）批号不同的试剂不能混用，每批试剂应分别制作标准曲线。

6. 临床意义

P 增高见于葡萄胎、轻度妊娠高血压综合征、糖尿病孕妇、肾上腺癌、Cushing 综合征、多发性排卵、多胎妊娠、原发性高血压、先天性 17a-羟化酶缺乏征、先天性肾上腺皮质增生、卵巢颗粒层膜细胞瘤、卵巢脂肪样瘤等患者。

排卵障碍、卵巢功能减退征、无排卵性月经、闭经、全垂体功能减退征、Addison 病、先兆流产、黄体功能不全、胎儿发育迟缓、死胎、严重的妊娠高血压综合征等患者血中 P 降低。

（孙煊皓）

第三节　胰激素检验

一、胰岛素检验

胰岛素是由 51 个氨基酸组成的小分子蛋白质，人胰岛素相对分子质量仅 5 800。胰岛素由胰腺的 β 细胞分泌，分泌入血后约 10 分钟即降解，肝脏在此过程起着主要作用。胰岛素在体内是促进合成代谢的主要激素，对糖、脂肪与蛋白质的合成与储存起着十分重要的作用。血糖是调节胰岛素分泌的最重要因素，许多氨基酸如精氨酸、赖氨酸也有刺激胰岛素分泌的作用；另外，胃泌素、胰高血糖素等一些激素、支配胰岛的迷走神经等也可刺激胰岛素的释放。

胰岛素的检测有 RIA 法与 ELISA 法等，本节介绍 CLIA 法与 ECLIA 法。

（一）CLIA 法

1. 原理

本方法为 CLIA 的夹心法。待测抗原（Ins）与鼠抗人胰岛素单克隆抗体（mAb）、碱性磷酸酶标记的羊抗胰岛素抗体（ALP-gAb）反应，胰岛素的量越多，与 mAb 和 ALP-gAb 的结合量就越多。经洗涤吸弃废液后加入发光底物 AMPPD，后者在 ALP 的作用下迅速发出稳定的光子，光子的量与 mAb-Ins-ALP-gAb 的量（即胰岛素的量）成正比。

2. 试剂

购买与仪器配套的商品成套试剂盒。

3. 操作

按仪器操作说明书进行，只需分离血清上机，包括加样、分离、搅拌、温育、打印结果在内的各项操作均由仪器自动进行。

4. 参考区间

空腹时：4.0～15.6 U/L。

由于各厂商的产品不同以及各地区的实验室差异，各实验室应建立自己的参考值。

5. 注意事项

（1）待测标本及试剂上机前注意恢复至室温。

（2）测定标本明显溶血或脂血应避免使用；标本应置 -20 ℃存放，并避免反复冻融。

（3）批号不同的试剂不能混用，每批试剂应分别制作标准曲线。同批试剂如超过定标稳定时间，应重新定标。

6. 临床意义

参见胰岛素 ECLIA 检测法。

（二）ECLIA 法

1. 原理

待测标本（Ins）、生物素化的抗胰岛素单克隆抗体与钌标记的抗胰岛素另一位点单克隆抗体在反应体系中混匀，形成双抗体夹心抗原抗体复合物。加入链霉亲合素包被的磁性微粒捕获该免疫复合物，在磁场的作用下，磁性微粒被吸附至电极上，吸弃各种游离成分。电极加压后产生光信号，其强度与检样中一定范围的胰岛素含量成正比。

2. 试剂

购买与仪器配套的商品成套试剂盒。

3. 操作

按仪器操作说明书进行，只需分离血清上机，包括加样、分离、搅拌、温育、打印结果在内的各项操作均由仪器自动进行。

4. 参考区间

空腹时：17.8～173.0 pmol/L。

由于各厂商的产品不同以及各地区的实验室差异，各实验室应建立自己的参考值。

5. 注意事项

（1）溶血、脂血、黄疸标本与类风湿因子不影响结果，但标本应置 -20 ℃存放，并避免反复冻融。待测标本及试剂上机前注意恢复至室温，避免过度振摇产生泡沫影响测试。

（2）批号不同的试剂不能混用，每批试剂应分别制作标准曲线。标本与质控品禁用叠氮钠防腐。

（3）由于胰岛素的分泌有时相效应，因此对于胰岛素的测定应分时采样测定激发曲线。

6. 临床意义

胰岛素的增高常见于非胰岛素依赖型糖尿病（2 型糖尿病），此类患者常较肥胖，其早期与中期均有高胰岛素血症；胰岛 β 细胞瘤、胰岛素自身免疫综合征、脑垂体功能减退征、甲状腺功能减退征、Addison 病胰岛素也有异常增高。此外，怀孕妇女，应激状态下如外伤、电击与烧伤等患者胰岛素的水平也较高。

胰岛素的减低常见于胰岛素依赖型糖尿病（1 型糖尿病）及晚期非胰岛素依赖型糖尿病（2 型糖尿病）患者；胰腺炎、胰腺外伤、β 细胞功能遗传性缺陷病的患者及服用噻嗪类药、β 受体阻滞剂者常见血胰岛素的降低。

二、C 肽检验

C 肽（C-P）是由 31 个氨基酸组成的分子质量为 3 000 的连接肽，由胰岛素原在转化酶的作用下降解形成。C-P 与胰岛素连接所形成的胰岛素原结构，对于维持胰岛素原分子的稳定性和完整性具重要的意义。由于胰岛 β 细胞分泌 C-P 和胰岛素是呈等分子的，肝脏对 C-P 的摄取仅 10% 以下，因此 C-P 的检测更能反映胰岛 β 细胞的功能。本节介绍 C-P 检测的 ECLIA 法。

1. 原理

待测标本、生物素化的抗 C-P 单克隆抗体与钌标记的抗 C-P 另一位点单克隆抗体，在反应体系中混匀，形成双抗体夹心抗原抗体复合物。加入链霉亲和素包被的磁性微粒与之结合，在磁场的作用下，结合免疫复合物的磁性微粒被吸附至电极上，未结合的无关成分被吸弃。电极加压后产生光信号，其强度与检样中一定范围的 C-P 含量成正比。

2. 试剂

购买与仪器配套的商品成套试剂盒。

3. 操作

按仪器操作说明书进行，只需分离血清上机，包括加样、分离、搅拌、温育、打印结果在内的各项操作均由仪器自动进行。

4. 参考区间

250.0 ~600.0 pmol/L。

由于各厂商及各地区的实验室差异，各实验室应建立自己的参考值。

5. 注意事项

（1）溶血、脂血、黄疸标本与类风湿因子不影响结果，但标本应置 -20 ℃存放，并避免反复冻融。待测标本及试剂上机前注意恢复至室温，避免过度振摇产生泡沫影响测试。

（2）批号不同的试剂不能混用，每批试剂应分别制作标准曲线。标本与质控品禁用叠氮钠防腐。

(3) C-P 的分泌有时相效应，对于 C-P 的测定应分时采样测定激发曲线。

6. 临床意义

由于 C-P 的测定不受注射胰岛素的影响，因此对于胰岛素治疗的患者，C-P 的变化更能反映胰岛 β 细胞的功能，以决定是否需继续治疗。此外 C-P 的测定也可用于鉴别低血糖的原因，是因胰岛素瘤的过度分泌或是因患者自己注射了胰岛素。还可用于判定胰岛素瘤的切除是否完整或是否已经转移，以及用于胰岛移植手术后的监测。

（乔　丽）

第八章

贫血检验与诊断

第一节　贫血检验与诊断概述

红细胞疾病相当复杂，它包含多种疾病，病因各不同，表现也多种多样，不过，最多的表现是贫血。

一、贫血的概念

贫血是症状，不是一种疾病，它可以发生于多种疾病，例如：恶性肿瘤可引起贫血；心脏手术置换瓣膜可引起溶血性贫血；消化道溃疡慢性失血可引起缺铁性贫血；肝肾的慢性疾病可引起肝性或肾性贫血；妇女妊娠期、哺乳期可引起营养性贫血；妇女生殖器疾病慢性失血可引起缺铁性贫血；内分泌疾病如甲状腺、肾上腺疾病可引起贫血；代谢中毒、放射损伤、外科急性创伤、儿童生长发育期间都可出现贫血。贫血是全身循环血液中红细胞的总容量减少至正常范围以下，但红细胞总容量测定比较复杂、费时，故这一定义虽然正确，但不大切合实际。从临床实际工作出发，通常以测定血液的浓度来确定贫血之有无和程度。凡是循环血液单位体积中红细胞总数、血红蛋白和（或）红细胞比容低于正常值即称为贫血。

在某些病理情况下，血红蛋白和红细胞的浓度不一定能正确反映全身红细胞总容量的多少。当血液总容量或血浆容量发生改变时，检查血浓度以估计贫血，要防止得出错误的结论。大量失血时，在有足够液体补充入循环血液前，最主要的变化是血容量的缩小，但此时血浓度变化很小，以致从血红蛋白浓度等数值来看，很难反映出贫血的存在。当体内发生水潴留时，血容量增大，此时即使红细胞容量是正常的，但血液浓度低，因此从表面看来，似乎有贫血存在。相反，失水时，血容量缩小，血液浓度偏高，红细胞容量即使是减少的，但根据血红蛋白浓度等数值，贫血可以不明显；本来是正常的，可以产生假性红细胞增多症的现象。

二、贫血的临床表现

贫血症状的有无及其轻重决定于：①产生贫血的原因及原发病；②贫血发生的快慢；③血容量有无减少；④血红蛋白减少的程度；⑤心血管代偿的能力（老年人心血管功能不好，症状比年轻人重）等。

1. 一般表现

如皮肤、黏膜、指甲苍白。有的患者毛发干燥、脱落，自觉全身无力。严重贫血时患者有低热，体温一般不超过38 ℃，输血后可使体温降至正常。

2. 呼吸及循环系统表现

呼吸加速加深，心率加快，患者感觉心悸、气短，活动时尤甚。

3. 神经系统表现

头痛、眩晕、昏厥、耳鸣及眼前闪金花，尤以体位变换时为甚。思想不易集中且易激怒。

4. 消化系统表现

食欲缺乏、恶心、呕吐、腹胀、消化不良、腹泻或便秘。营养不良性贫血时患者舌乳头萎缩，发炎且觉舌痛。缺铁性贫血吞咽时可沿食管发生疼痛。

5. 泌尿生殖系统表现

患者尿中偶有蛋白，女性月经出血过多或过少，不规则，或停经。

6. 其他表现

缺铁性贫血时有反甲，指甲干燥、脆裂；营养不良性贫血时皮肤有水肿；溶血性贫血时常有黄疸、脾肿大，急性溶血性贫血时可有高热、循环衰竭、急性肾功能不全、黄疸、血红蛋白血症、血红蛋白尿等。

三、贫血检验与诊断步骤

贫血诊断的过程中，必须遵循：①确定有无贫血；②贫血的严重程度；③确定贫血的类型和原因。因为贫血是许多疾病的一种症状，原因较为复杂，因此对任何贫血患者的诊断，病因学诊断尤为重要，只有纠正或治疗引起贫血的基本疾病，才能解决根本问题。贫血的严重性主要决定于引起贫血的基本疾病，其重要意义远超过贫血的程度。早期结肠癌或白血病患者的贫血可能是轻度的；钩虫病或痔出血引起的贫血可能是重度的，但对患者来说，前者的严重性远远超过后者。

1. 确定有无贫血

通常根据红细胞（RBC）、血红蛋白（Hb）和红细胞比容（Hct）以确定有无贫血，其中又以Hb和Hct最常用，并应参照公认的贫血诊断标准。

（1）成人诊断标准：男性成人Hb < 120 g/L或125 g/L；女性成人Hb < 100 g/L或110 g/L < Hb，孕妇Hb < 100 g/L或105 g/L。同时，成年男性Hct < 41%，成年女性Hct < 35%，可作为诊断贫血的标准。

（2）小儿诊断标准：因为出生10天内新生儿Hb < 145 g/L，10天至3个月婴儿因生理性贫血等因素影响，贫血难以确定，建议暂以3个月至6岁小儿Hb < 110 g/L，6～14岁 < 120 g/L，作为诊断贫血的标准。

2. 确定贫血的严重程度

（1）成人贫血严重程度标准：极重度Hb < 30 g/L；重度Hb 30～60 g/L；中度Hb 60～90 g/L；轻度Hb 90～120 g/L。

（2）小儿贫血严重程度标准：极重度Hb < 30 g/L，RBC < 1×10^{12}；重度Hb 30～60 g/L，RBC（2～1）$\times10^{12}$/L；中度Hb 60～90 g/L，RBC（2～3）$\times10^{12}$/L；轻度Hb 90～120 g/L（6岁以上）。

3. 确定贫血的类型

根据RBC计数、Hct、Hb计算出红细胞平均体积（MCV）、平均红细胞血红蛋白量（MCH）及平均红细胞血红蛋白浓度（MCHC），结合红细胞分布宽度（RDW）及红细胞形态确定贫血的类型。

4. 寻找贫血的病因

（1）深入了解病史和仔细体格检查，包括询问饮食习惯史、药物史、血红蛋白尿史、输血史、家庭成员贫血史、地区流行性疾病（甲状腺功能低下、蚕豆病、疟疾史）等，体征中注意肝、脾、淋巴结肿大，以及紫癜、黄疸等。

（2）根据MCV、MCH、MCHC和RDW等，结合血涂片中血细胞的形态学改变，可得出诊断的线索。结合病史，多数贫血诊断并不困难。

（3）骨髓检验：对了解贫血发生的原因和机制很有必要，如骨髓造血功能状况是增生或下降，各系统有核细胞百分率、粒红比例是否正常，有核细胞是否减少，淋巴细胞、组织细胞、浆细胞、嗜酸性或嗜碱性粒细胞百分率正常与否，有无异常细胞出现等。除骨小粒涂片外，最好从骨髓不同部位同时取病理活检，并根据需要做特殊组织化学染色。

（4）特殊检测：根据需要选择某些确诊试验，如了解铁的储存，血清铁蛋白检测和骨髓涂片做铁粒染色较为重要。诊断珠蛋白生成障碍性贫血可选用Hb电泳检测，但要分析病理基因，则应选择分子生物学方法；怀疑自身免疫性溶血性贫血应选择抗人球蛋白试验等。

（5）其他检查：贫血可由非血液系统疾病引起，如消化系统或泌尿系统肿瘤，虽然贫血不重，但病情可能很严重，需要慎重采用其他检查。

（乔　丽）

第二节　溶血性贫血

溶血性贫血是由于某些原因使红细胞寿命缩短、破坏过多，超过了骨髓代偿能力所引起的一类贫血。正常情况下，红细胞寿命为120天。骨髓有强大的代偿功能，在强烈刺激下，骨髓造血功能可增加到正常的6～8倍，因此红细胞寿命缩短到15～20天时，仍可以不表现出贫血，为代偿性溶血性贫血。

一、病因

1. 红细胞内在缺陷

此类缺陷是红细胞在骨髓内生成时本身即有缺陷，容易被正常的机体功能所破坏。将患者的红细胞输给正常人后，其寿命比受血者红细胞短，正常人红细胞输给患者后，仍保持其正常寿命。此类溶血性贫血除阵发性睡眠性血红蛋白尿之外，均属于先天性（遗传性）缺陷，包括膜缺陷、酶缺陷和珠蛋白合成异常所致溶血性贫血。

红细胞膜主要由双层脂质及蛋白质两大部分组成。膜蛋白质包括收缩蛋白、肌动蛋白、锚蛋白、载体及酶等，形成膜支架；脂类中则以胆固醇和磷脂为主。细胞膜结构的正常，是保持红细胞可变性和柔韧性的重要条件，而红细胞膜的完整性则又和红细胞酶及能量代谢有密切关系。红细胞膜的异常在溶血性疾病发病机制中占重要地位，可有以下4种方式。①红细胞膜支架异常，使红细胞形态发生改变，如球形红细胞或椭圆形红细胞增多症等，这种异常形态的红细胞容易在单核—吞噬细胞系统内被破坏。②红细胞膜对阳离子的通透性发生改变，如丙酮酸激酶缺乏症有红细胞内 K^+ 漏出和 Na^+ 增加等，从而使红细胞的稳定性发生破坏。③红细胞膜吸附有凝集抗体、不完全抗体或补体，使红细胞在血管内溶血或易在单核—吞噬细胞系统被破坏，后者如自身免疫性溶血性贫血等。④红细胞膜化学成分的改变（如膜脂质成分变化），如无 β 脂蛋白血症，因红细胞胆固醇含量增加而卵磷脂含量较低，从而使红细胞呈棘状。

由于血红蛋白分子结构的异常（如 HbS、HbC 等），使分子间易发生聚集或形成结晶，导致红细胞硬度增加，无法通过直径比它小的微循环而被单核—吞噬细胞所吞噬。不稳定血红蛋白病和红细胞磷酸戊糖旁路的酶缺陷等，由于氧化作用破坏血红蛋白，导致海因小体的形成。这种含有坚硬珠蛋白变性小体的红细胞，极易被脾索阻滞而清除。

2. 红细胞外在异常

此类异常是红细胞本身无缺陷，由于血浆或其他异常因素从外部作用于红细胞，以致红细胞破坏加速。将正常人红细胞输给患者后，其寿命与患者本身的红细胞相同（寿命缩短）。患者红细胞制成悬液输给正常人后，其寿命仍保持正常。此类溶血性贫血属后天性，包括免疫、物理、化学、感染或脾功能亢进等所致溶血性贫血。如病理性瓣膜、人工机械瓣膜等对红细胞的机械性损伤；弥散性血管内凝血在微血管内形成纤维蛋白条索，当循环的红细胞被贴附到网状结构的纤维蛋白条索上以后，由于血流不断冲击，引起破裂。如红细胞强行通过纤维蛋白条索间的网孔时，也可受到机械性损伤而溶血，临床称为微血管病性溶血性贫血。

二、红细胞破坏的机制

衰老的红细胞达到正常寿命时，其细胞膜的成分、细胞内的血红蛋白浓度和各种酶活性都有改变或减低，最后在脾脏内被识别、扣押、破坏。未衰老的红细胞过早被破坏与下列机制有关。

1. 红细胞表面积与体积比（S/V）减低

S/V 减低可由于红细胞表面积减小，或体积增加。在一定条件下，球形体的表面积最小，双凹圆形可增大表面积 60% ~70%。球形红细胞及流经脾脏丢失表面积的红细胞在通过微循环时不能迅速改变形状而缩短寿命。红细胞骨架某些成分变化、能量代谢障碍、物质代谢障碍、膜通透性变化等均可使红细胞体积增大而过早破坏。

2. 红细胞膜结构改变

以下情况可使红细胞膜的结构发生改变：膜脂质改变，导致微黏滞性增加；膜蛋白改变，导致弹性减低；膜改变，如膜上附着 IgG 等不完全抗体，附着 C3 或附着膜蛋白氧化物等，可被单核—巨噬细胞系统识出；膜的完整性遭到破坏，如补体、磷脂酶、循环中的创伤、微血管病等对红细胞膜的破坏。

3. 红细胞内黏滞性增高

红细胞内黏滞性增高可由于血红蛋白聚集，如 Hb-S；血红蛋白浓度过高，如红细胞脱水；血红蛋白沉淀，形成海因小体。

4. 脾功能亢进

正常脾脏只破坏已衰老的红细胞。各种原因所致的肿大脾对正常未衰老的红细胞也进行扣押和吞噬，或通过免疫作用破坏红细胞、也可以通过体液因子抑制骨髓造血细胞的成熟和释放。

三、溶血性贫血的分类

溶血性贫血有多种分类方法，根据起病的缓急和病程的长短分为急性型和慢性型；根据溶血发生的场所分为血管内溶血性贫血和血管外溶血性贫血；根据病因及发病机制分为红细胞内在因素异常引起的溶血性贫血和红细胞外在因素异常引起的溶血性贫血，前者多由先天遗传所致，后者为后天获得，因此也可分为先天性和后天性溶血性贫血。

四、实验室检查

溶血性贫血的实验室检查可以分为 3 类：一是反映红细胞过度破坏的指标，二是反映代偿性红细胞生成加速的指标，三是用于确诊和鉴别诊断的特殊实验室指标。

1. 细胞形态学检验

溶血性贫血外周血常规特征为红细胞数及血红蛋白量减少，网织红细胞明显增多，常至 5% ~25%，重者可达 75% 以上。因网织红细胞比成熟红细胞大，故 MCV 增高。血片上可出现幼红细胞、多染性或嗜碱性红细胞等。骨髓象表现为增生性特征，以红系显著增生，粒红比值减低。红系增生以中幼红和晚幼红细胞为主，原红和早幼红细胞也增多。幼红细胞比正常同阶段者稍大，此点与缺铁性贫血不同，但无巨幼红细胞。再生障碍危象者骨髓增生低下，全血细胞减少。

2. 血红蛋白释放检验

血红蛋白释放入血浆是血管内溶血的结果，出现以下改变。

（1）血红蛋白血症：红细胞在血管内破坏后，释放出的血红蛋白游离于血浆中，血浆呈粉红色，血浆游离血红蛋白定量增高。

血浆游离血红蛋白的测定如下。

1）原理：游离血红蛋白在酸性（pH 5.6 左右）条件下能够具有过氧化酶样活性，催化联苯胺接受 H_2O_2 的氧化发生颜色改变，绿—蓝—紫红。于波长 530 nm 处测光密度，与已知血红蛋白浓度标本比色。

2）正常参考值：1 ~5 mg/dL（ <50 mg/dL）。

3）临床意义：血管内溶血时血浆游离血红蛋白增高，如阵发性睡眠性血红蛋白尿、阵发性寒冷性血红蛋白尿、冷凝集素综合征、温抗体型自身免疫性溶血性贫血、行军性血红蛋白尿、微血管病性溶血性贫血、黑尿热等。血管外溶血时血浆游离血红蛋白正常，如遗传性球形红细胞增多症。

（2）血浆结合珠蛋白（Hp）减低：血浆结合珠蛋白是肝脏合成的一种 X2 球蛋白，约占血浆总蛋白的 1%。Hp 减低是一个很敏感的血管内溶血的指标。血浆中一旦出现游离血红蛋白，立即与 Hp 结合成 Hp-Hb 复合物，此复合物分子大，不能由肾脏排出，迅速被带至肝脏间质细胞而被清除。急性溶血时 Hp 暂时（3 ~5 天）减低，慢性溶血时 Hp 持续减低。

血浆结合珠蛋白检测如下。

1）原理：电泳法，血浆结合珠蛋白（Hp）是一种 X2 球蛋白。将待检血清与 Hb 溶液混合后，使之形成 Hp-Hb 复合物，在 pH 8.6 条件下进行醋酸纤维膜电泳。待 Hp-Hb 与多余的未结合 Hb 分开，分别测定 415 nm 光密度，经计算得出 Hp-Hb 的 Hb 量，用以代表 Hp 含量。比色法，在酸性（pH 4.0 ~ 4.2）条件下，Hp-Hb 具有比 Hb 更强的过氧化酶样活性，催化过氧化氢与某些愈创木酚氧化显色，光密度与 Hp 量成平等关系。免疫电泳法，利用 Hp 抗血清，按电泳免疫扩散方法测定。

2）正常参考值：70 ~ 150 mg/dL（200 ~ 1 900 mgHb/L）。

3）临床意义：各种溶血都有血浆 Hp 减低，严重者甚至测不出。肝病、传染性单核细胞增多症、先天性无结合珠蛋白血症等也有 Hp 减低。感染、创伤、肿瘤、红斑性狼疮、类固醇治疗、肝外梗阻性黄疸等可有 Hp 升高，此时如 Hp 正常，不能排除溶血。

（3）高铁血红蛋白清蛋白血症：与 Hp 结合后血浆中剩余的游离血红蛋白可转变为高铁血红蛋白（MHb）。MHb 与血浆清蛋白结合形成高铁血红蛋白清蛋白（MHbAlb）。血中的 MHbAlb 是血管内溶血后在血浆中停留最久的来自血红蛋白的色素，持续存在数日，最后由肝细胞摄取、消除。它的出现表示严重的血管内溶血，只在 Hp 消失后出现。

血浆高铁血红蛋白清蛋白试验如下。

1）原理：生化法，高铁血红蛋白清蛋白（MHbAlb）能与硫化铵形成铵血色原，在 558 nm 处有一吸收光带。电泳法，同 Hp 电泳法，在 Hp-Hb 区带之前出现一条 MHbAlb 区带。

2）正常结果：阴性。

3）临床意义：阳性表示严重血管内溶血，此时 Hp 已消耗殆尽。

（4）血浆血红素结合蛋白减低：血红素结合蛋白（Hx）是一种 B1 球蛋白，由肝脏合成，可与溶血后形成的 MHb 结合成 Hx-血红素复合物，结果使 Hx 减低。Hx-血红蛋白由肝间质细胞清除，其清除速度比 Hp-Hb 慢。

（5）血红蛋白尿：如血浆中的游离血红蛋白超过肾阈（1.3 g/L），Hb 可出现于尿中，形成血红蛋白尿。血红蛋白尿呈樱红色，酸性尿时，部分 Hb 氧化为 MHb 使尿呈棕黑色。血红蛋白尿通常只见于急性血管内溶血发作后的第 1 ~ 2 次尿中。尿镜检不见红细胞，但隐血试验阳性。

（6）含铁血黄素尿：血浆中的游离血红蛋白经过肾小管时被再吸收，在肾小管上皮细胞内分解成为含铁血黄素，尿沉渣内含有三价铁的含铁血黄素颗粒的上皮细胞，可由普鲁士蓝反应查出。它是慢性血管内溶血的有力证据。急性溶血的最初几天可阴性，数日后转为阳性。

尿含铁血黄素试验如下。

1）原理：本试验也称 Rous 试验，应用普鲁士蓝反应，使含铁血黄素的铁在酸性条件下与亚铁氰化钾形成蓝色的亚铁氰化铁。

2）正常结果：阴性。

3）临床意义：血管内溶血，特别是慢性血管内溶血出现阳性，并持续数周。阴性不能排除血管内溶血。溶血初期，肾小管上此细胞尚未充分将吸收的 Hb 转变成含铁血黄素，并形成足够大的颗粒（直径 >1 μm 才能在光镜下被看到），含有含铁血黄素颗粒的上皮细胞需要一个衰老脱落的过程，因此溶血初期可阴性。

3. 胆红素代谢异常

（1）血清胆红素增高：红细胞被破坏后，血红蛋白经单核—吞噬细胞系统摄入、降解成珠蛋白和血红素，血红素再降解为一氧化碳、铁和胆绿素，后者再还原为胆红素，离开单核—吞噬细胞系统进入血液。胆红素与清蛋白结合成胆红素—清蛋白复合体，此即未结合胆红素，或称间接胆红素。这种胆红素不能从肾脏排出，不出现于尿中，呈凡登伯间接反应。当未结合胆红素流经肝脏时，被肝细胞摄取，复合体分离，胆红素部分与葡萄糖醛酸等结合成为葡萄糖醛酸胆红素，此即结合胆红素，也称直接胆红素。这种胆红素经胆管排入肠中，如因胆管或肝内梗阻而反流入血，则呈凡登伯直接反应。

急性溶血时大量间接胆红素不能被肝脏充分处理，血清胆红素增高，凡登伯间接反应强阳性；慢性溶血时肝脏可以充分处理胆红素，胆红素增高不如急性明显或不增高。因此，血清胆红素增高不是溶血性贫血的敏感指标，不增高不能排除溶血，因健全的肝脏可以处理4倍于正常量的胆红素。原来有严重贫血的患者发生溶血时，胆红素产量明显低于无贫血者，可能及时被肝脏所处理而不出现血清胆红素增高。

（2）粪、尿中的尿胆原、尿胆素增高：直接胆红素经胆管进入肠道，还原为尿胆原。尿胆原大部分由粪便排出（每日67～472 μmol，即40～280 mg），小部分再吸收入血后，一部分经肝脏处理（肠肝循环），另一部分由尿排出（每日0～6 μmol，即0～3.5 mg）。尿胆原无色，与空气接触氧化后变为橘黄色的尿胆素。

急性溶血时由粪、尿排出的尿胆原增多（可达5～10倍或更多）；慢性溶血时肝脏可以充分处理再吸收入血的尿胆原，以致尿中尿胆原不增高。粪中尿胆原的增高要比尿中尿胆原增高为早，且较为恒定，但受肝脏和消化道功能及肠内菌群（应用抗生素等）的影响。

4. 其他检查

（1）红细胞寿命缩短：正常红细胞寿命为120天，用放射性铬（^{51}Cr）标记红细胞的半衰期（$t_{1/2}$）为22～30天，溶血性贫血的$^{51}Crt_{1/2}$ <14天。

（2）血浆乳酸脱氢酶（LD）增高：红细胞破坏时，红细胞内的LD_1、LD_2释放入血，使血浆乳酸脱氢酶增高。

（3）红细胞参数及形态改变：血红蛋白测定、红细胞计数、网织红细胞计数等红细胞参数在前文已详细地介绍，而某些溶血性贫血在血涂片可见到特定的红细胞形态学改变（球形红细胞、靶形红细胞、破碎红细胞等）。

五、溶血性贫血的诊断与鉴别诊断

1. 确定有无溶血性贫血

溶血性贫血是由于先天性或获得性因素使红细胞过早地破坏，存活期缩短，并经单核—吞噬细胞系统被清除。先天性溶血性贫血患者红细胞本身膜、酶和血红蛋白有缺陷，引起红细胞破坏；获得性溶血性贫血患者是由于红细胞外在因素如免疫性、药物性、生物性和阵发性睡眠性血红蛋白尿等所导致红细胞破坏。

2. 确定血管内或血管外溶血

二者鉴别有时相当困难，严重的溶血二者常同时存在，血管外溶血比血管内溶血更为常见。

3. 寻找溶血的原因

询问病史要注意患者的性别、年龄、种族、职业、病史、饮食和药物史、家族遗传病史、妊娠史、旅行史等。体检中注意贫血的程度，黄疸及肝、脾的大小等。

（张　维）

第三节　再生障碍性贫血

再生障碍性贫血（AA），简称再障，是由多种原因引起的骨髓造血干细胞及造血微环境损伤，以致骨髓造血组织被脂肪代替引起造血功能衰竭的一类贫血。其特征是全血细胞减少，进行性贫血、出血和继发感染，患者以青壮年居多，男性多于女性。

一、病因

再生障碍性贫血是表示骨髓造血功能衰竭的一组综合征，按其发病原因，可分为体质性（先天性）再生障碍性贫血和获得性再生障碍性贫血。通常所说的再生障碍性贫血是指后者，又可分为原发性再生障碍性贫血（未能查明原因的再生障碍性贫血或现在还未被人们认识到），继发性再生障碍性贫血指由某些化学物质和药物如氯霉素、苯等，电离辐射，生物因素（如病毒性肝炎、结核等）以及妊娠、阵发性睡眠性血红蛋白尿症（PNH）等引起的贫血。统计资料表明，原发性再生障碍性贫血所占比例逐渐下降，继发性再生障碍性贫血有增多趋势。

二、发病机制

再生障碍性贫血是再生障碍性贫血致病因素作用于人体而导致的，其机制复杂，往往是多方面作用的结果，目前公认的有造血干细胞受损、造血微环境缺陷、免疫机制异常等。

1. 造血干细胞受损

再生障碍性贫血患者的造血干细胞数量减少，或者有分化成熟障碍。用培养的方法证明再生障碍性贫血患者骨髓和血中粒细胞—单核细胞集落生成单位（CFU-GM）、红细胞集落生成单位（CFU-E）、巨核细胞集落生成单位（CFU-Meg）都减少；再生障碍性贫血的骨髓增生减低及淋巴组织萎缩，全身的淋巴细胞系也是减少的，这也可能是由于多能干细胞减少之故。从治疗的角度看，输入同种异基因骨髓即输入干细胞可使患者造血功能恢复，也证实再生障碍性贫血时干细胞受损。

2. 造血微环境缺陷

少数再生障碍性贫血患者骨髓体外细胞培养生长良好，但移植得到的干细胞却不能很好增生，对这种患者进行骨髓基质移植能使患者骨髓生长，据此认为这些患者有造血微环境缺陷。

3. 体液因素调节异常

再生障碍性贫血患者血清中造血调节因子活性增加，如集落刺激因子、红细胞生成素，有学者认为这些因子不能被运输至骨髓，而有学者认为这是患者的继发性代偿反应。少数患者造血负调控因子水平增高，如干扰素（INF）、白介素2（IL-2）、前列腺素（PGE）等水平增高。

4. 细胞免疫机制异常

部分再障患者存在T淋巴细胞介导的免疫抑制。一部分患者抑制性T淋巴细胞活性增强，抑制自身或正常人骨髓造血细胞增殖，有人认为再生障碍性贫血患者CD47CD8细胞比例无明显失衡，其骨髓抑制作用主要与活化的细胞毒性T淋巴细胞（TCL）有关。用免疫抑制药或抗胸腺细胞球蛋白（ATG）治疗可取得较好疗效。

其他如单核细胞抑制作用，第二信使 cAMP 水平下降，也被认为与再生障碍性贫血发病有关。

三、病理生理

再生障碍性贫血的主要病变包括造血功能障碍、止血机制异常及免疫功能降低 3 个方面。

1. 造血功能障碍

（1）造血组织的病变：骨髓增生减低，长管状骨多完全变为脂肪髓而呈蜡黄色油胨状，严重病例扁平骨也变为脂肪髓。有的在脂肪髓中散在一些造血灶，造血灶中包括不同比例的造血细胞成分，但仍可见有较多的淋巴细胞及浆细胞，其增生程度可接近或超过正常。

（2）无效性红细胞生成和无效性血红素合成：慢性再生障碍性贫血骨髓虽有代偿性增生的部位，但此部位可能有无效性红细胞生成。

（3）其他如肾上腺皮质萎缩，重量减轻，皮质细胞内的脂肪、脂质及胆固醇含量均较多。肾上腺皮质分泌增加，但储备能力降低。患者血浆及血细胞的 cAMP 含量降低。男性患者睾丸萎缩，血清睾酮减低，雌二醇增加，这更不利于造血。

2. 止血机制异常

部分患者凝血时间延长，凝血活酶生成障碍，少数患者血中出现类肝素抗凝物质。蛋白 C 含量及抗凝血酶活性增高。血小板除数量减少外，体积也变小，形态不规则，凸起少，胞质透明，颗粒减少或消失，其黏附性、聚集性及血小板因子Ⅲ明显低于正常。微血管功能方面有不同程度改变。因此可出现广泛出血。

3. 免疫功能降低

患者的粒细胞减少，其碱性磷酸酶阳性率和阳性指数增加，可能和细胞衰老有关。淋巴细胞绝对值减少，T 细胞、B 细胞均减少，T_8 增加，T_4/T_8 减少，甚至倒置。血清总蛋白与清蛋白含量均较正常减低，淋巴因子 IL-2、IL-2 受体、干扰素 γ 及肿瘤坏死因子增加（这些都对骨髓造血有抑制作用），自然杀伤细胞减少。表明患者的体液及细胞免疫功能都有异常。

四、临床表现及分型

再生障碍性贫血的主要临床表现为贫血、出血、发热和感染。由于这些症状发生的快慢、严重性以及病变的广泛程度不同，临床表现各异。国外根据病程分为急性再生障碍性贫血（<6 个月）、亚急性再生障碍性贫血（6 个月至 1 年）、慢性再生障碍性贫血（长于 1 年）3 类，后又提出重型再生障碍性贫血（SAA-1）。我国根据其发病原因、病程、病情、血常规、骨髓象、转归等方面特点，将再生障碍性贫血分为慢性再生障碍性贫血（SAA-1）和急性再生障碍性贫血（AAA）（表 8-1）。

表 8-1　急、慢性再生障碍性贫血的主要区别

区别点	急性型	慢性型
起病	多急骤，贫血进行性加剧	多缓渐
出血症状	部位多，程度重，内脏出血多见	部位少，程度较，多限于体表
感染	多见，且较严重，多并发败血症	少见，且较轻

续表

区别点	急性型	慢性型
血常规	全血细胞减少严重，网织红细胞 < 1% ，中性粒细胞 < 0.5×10^9/L，血小板降低	白血细胞减少较轻，网织红细胞细胞 > 1% 、中性粒细胞、血小板减少
骨髓象	多部位增生减低，非造血细胞增加	有的部位增生活跃，有的部位增生减低，非造血细胞增加不明显
预后	病程短，经多种治疗，约半数病例缓解，少数病例生存较长	病程较长，早期治疗者可治愈或缓解，部分病例进步，部分迁延不愈，少数死亡

1. 急性再生障碍性贫血

发病年龄为 4 ~ 47 岁，多小于 12 岁，但各种年龄、性别都可发病。约 50% 病例发病急骤，50% 病例发病缓渐。约 50% 病例以贫血发病，50% 病例以出血发病，少数病例以发热发病，出血趋势十分严重，不仅有皮肤、黏膜等外部出血，而且有多处内脏出血，包括消化道出血（便血）、泌尿生殖器出血（血尿、子宫出血）及中枢神经系出血。失血量较多。有的患者眼底出血致影响视力。发热及感染也较严重，体温多在 39 ℃以上，除呼吸道感染和口腔黏膜感染外，也可有肺炎、蜂窝织炎、皮肤化脓及败血症等。严重的感染常加重出血趋势，出血又易继发感染，而出血及感染都可加重贫血。

（1）血常规：全血细胞减少，程度十分严重，血红蛋白可降至 30 g/L 左右，白细胞降至 1.0×10^9/L 左右，中性粒细胞极度减少可至 10% ，血小板可少于 10×10^9/L，网织红细胞大多少于 1% ，可降为 0% 。红细胞、粒细胞形态大致正常。

（2）骨髓象：绝大多数病例多部位骨髓穿刺示增生不良，分类计数示粒系、红系细胞减少，淋巴细胞、浆细胞、组织嗜碱性细胞及网状细胞增多，骨髓涂片中不易找到巨核细胞。可见非造血细胞团。

此型相当于国外的重型再生障碍性贫血（SAA），为与重型慢性再生障碍性贫血区别，称之为 SAA-Ⅰ。

2. 慢性再生障碍性贫血

发病年龄为 2 ~ 46 岁，但以 50 ~ 60 岁发病率高，男多于女。发病多缓渐，多以贫血发病，以出血或发热发病者甚为少见。出血趋势很轻，常见的出血为皮肤出血点或轻微的牙龈出血，很少有内脏出血，但青年女性可有不同程度的子宫出血。并发严重感染者甚少见，如有感染，也常为感冒，体温多在 38 ℃以内。

（1）血常规：全血细胞减少程度较轻，血红蛋白多在 50 g/L 左右，白细胞多在 2×10^9/L 左右，中性粒细胞多在 25% 左右，血小板降至（10 ~ 20）$\times10^9$/L，网织红细胞多大于 1% 。

（2）骨髓象：胸骨和脊突增生活跃，骨骼多增生减低。分类计数：增生活跃的部位红系细胞增多，且晚幼红细胞增多，巨核细胞减少；增生减低部位粒系、红系细胞都减少，多找不到巨核细胞，淋巴细胞百分率增多，片尾有较多脂肪细胞，骨髓小粒造血细胞所占的面积比率少于 50% 。肉眼观察骨髓液有较多油滴。

如病程中病情恶化，临床、血常规及骨髓象与急性型相似，称重型再生障碍性贫血Ⅱ型（SAA-Ⅱ）。

五、实验室检查

1. 血常规

再生障碍性贫血以全血细胞减少为最主要特点，但早期红细胞、白细胞、血小板三者不一定同时减少，并且减少的程度不一定呈平行关系。急性再生障碍性贫血属正色素正细胞性贫血，Hb、网织红细胞明显减低，白细胞减少，主要为中性粒细胞减少，而淋巴细胞比例相对增高。血小板减少，体积偏小，突起和颗粒减少，形态可不规则。慢性再生障碍性贫血各指标均要好于急性再生障碍性贫血。全血细胞减少程度较轻，血红蛋白多在 50 g/L 左右，白细胞多在 2×10^9/L 左右，中性粒细胞多在 25% 左右，血小板降至（10 ~ 20）$\times 10^9$/L，网织红细胞多大于 1%。

2. 骨髓象

再生障碍性贫血患者的骨髓象特点为增生低下，造血细胞减少，脂肪多，穿刺涂片时见较多量的油滴，以致片膜不易干燥。必要时需结合骨髓活检考虑。急性再障绝大多数病例多部位骨髓穿刺示增生不良，分类计数示粒系、红系细胞减少，淋巴细胞、浆细胞、组织嗜碱性细胞及网状细胞增多，骨髓涂片中不易找到巨核细胞。可见非造血细胞团。慢性再障胸骨和脊突增生活跃，骨骼多增生减低。分类计数：增生活跃的部位红系细胞增多，且晚幼红细胞增多，巨核细胞减少；增生减低部位粒系、红系细胞都减少，多找不到巨核细胞，淋巴细胞百分率增多，片尾有较多脂肪细胞，骨髓小粒造血细胞所占的面积比率少于 50%。肉眼观察骨髓液有较多油滴，如病程中病情恶化，临床、血常规及骨髓象与急性型相似，称重型再生障碍性贫血Ⅱ型（SAA-Ⅱ）。

3. 细胞化学染色

常用于再生障碍性贫血检验的化学染色是中性粒细胞碱性磷酸酶（NAP），再生障碍性贫血患者 NAP 升高，随病情改善而下降。另外过碘酸—雪夫反应（PAS）、骨髓铁染色也可用于再生障碍性贫血的检验，再生障碍性贫血患者中性粒细胞 PAS 反应比正常人显著增强，骨髓铁染色显示铁储存量偏高，常在（+ +）~（+ + +）以上。

中性粒细胞碱性磷酸酶染色如下。

（1）原理：显示碱性磷酸酶的方法有钙—钴法和偶氮耦联法两种。血细胞的碱性磷酸酶（ALP）在 pH 9.6 左右的碱性条件下将基质液中的 β-甘油磷酸钠水解，产生磷酸钠，磷酸钠与硝酸钙发生反应，形成不溶性磷酸钙。磷酸钙与硝酸钴发生反应，形成磷酸钴，磷酸钴与硫化氨发生反应，形成不溶性棕黑色的硫化钴沉淀，定位于酶活性之处。

（2）参考值：正常情况下碱性磷酸酶主要存在于成熟中性粒细胞，除巨噬细胞可呈阳性反应外，其他血细胞均呈阴性反应。成熟中性粒细胞碱性磷酸酶（NAP）的积分值为 7 ~ 51 分。

（3）临床意义：NAP 有年龄、性别以及月经周期、妊娠期、应激状态等生理变化。在临床中 NAP 染色主要用于：细菌性感染升高，而病毒性感染时一般无明显变化，因而可有助于鉴别感染；慢性粒细胞白血病的诊断与鉴别诊断，慢性粒细胞白血病（CML）的 NAP 明显降低，甚至到 0；再生障碍性贫血 NAP 增高。

4. 造血髓总容量

用放射性核素扫描技术，放射性核素进入患者体内，被骨髓单核—巨噬系统细胞吞噬而成像，证实再生障碍性贫血患者的造血髓总容量减少。

5. 骨髓细胞培养

再生障碍性贫血属于造血干细胞异常疾病，通过粒细胞、巨噬细胞集落形成单位（CFU-GM），红细胞集落形成单位（CFU-E，BFU-E），T淋巴细胞集落形成单位（CFU-TL）等培养来观察干细胞的异常。

（1）再生障碍性贫血患者的CFU-GM集落数明显减少或为零，从形成也减少，但从/集落比值明显高于正常。红细胞集落形成单位BFU-E和CFU-E培养集落形成都减少甚至为零。所以细胞培养可作为诊断再生障碍性贫血的重要方法。

（2）再生障碍性贫血集落数减少的程度与病情严重性较一致，病情好转时集落数上升，因此细胞培养可作为病情判断和疗效观察的重要方法。

（3）CFU-TL的培养有助于研究再生障碍性贫血发病的免疫机制。若上述培养生长为正常的再生障碍性贫血患者理论上应属造血诱导微环境（HIM）缺陷，可通过成纤维细胞培养CFU-F来证实。再生障碍性贫血的发病机制不同，细胞培养的结果也不同，因此细胞培养对研究再生障碍性贫血的发病机制和指导临床治疗有重要价值。

6. 免疫功能检验

（1）T细胞检验：对再生障碍性贫血患者的免疫功能检验有E玫瑰花环形成试验、淋巴细胞转化试验、T细胞亚群测定，淋巴因子IFN-γ、IL-2可增高，IL-1减少等。

（2）B细胞检验：患者B细胞膜表面免疫球蛋白（SmIg）标记明显减低，血清免疫球蛋白可减低，循环免疫复合物（CIC）可增高等。

随着流式细胞仪的广泛应用，利用单克隆抗体直接分析再生障碍性贫血患者血液或骨髓淋巴细胞各亚群的数量和功能。

（3）单核细胞减少：再生障碍性贫血患者外周血单核细胞比例减低或仍维持在正常范围，但绝对数一定减少。

7. 其他检验

（1）染色体：再生障碍性贫血患者淋巴细胞姐妹染色单体互换率（SCE）可用于了解细胞DNA的损伤和修复。正常人SCE率较低，而再生障碍性贫血患者SCE率增高，提示染色体DNA有损伤。

（2）红细胞生成素（EPO）：慢性再生障碍性患者红细胞生成素显著升高，但多数贫血患者红细胞生成素也升高。

（3）血小板平均容积（MPV）：正常人血小板数与MPV呈非线性负相关，血小板数愈低，MPV愈大，而再生障碍性贫血患者血小板数越低，MPV越小。在再生障碍性贫血患者治疗过程中MPV明显增大，待病情稳定后MPV又逐渐变小，并且MPV增大的出现比骨髓及血常规恢复早。所以MPV是预示骨髓恢复的指标，MPV大小还可以预示有无出血倾向。

（4）血红蛋白F：慢性再生障碍性贫血患者血红蛋白F升高，一般认为血红蛋白F升高的再生障碍性贫血患者预后较好。

六、诊断标准

当患者血液表现为全血细胞减少，特别是伴有出血、发热、感染时，而脾不肿大，均应考虑再生障碍性贫血的可能。再生障碍性贫血的诊断要考虑：①全血细胞减少，有一些不典型的再生障碍性贫血有一、两个系统的血细胞先后或同时减少，最后发展为全血细胞减少；②骨髓多增生低下，慢性再生障碍性贫血或不典型再生障碍性贫血的增生灶处可呈骨髓增生活跃；疑为再生障碍性贫血患者，应做骨髓活检，有条件的可以做全身放射性核素扫描；③确诊再生障碍性贫血后，通过全面实验室检查可进一步确定其类型，并尽可能查明原因。

1. 再生障碍性贫血国内诊断标准

1987 年第四届全国再生障碍性贫血学术会议修订再生障碍性贫血诊断标准为：①全血细胞减少，网织红细胞绝对值减少；②一般无肝脾肿大；③骨髓至少有一个部位增生减少或不良，非造血细胞增多；④排除其他伴有全血细胞减少的疾病；⑤一般抗贫血治疗无效。

2. 急性再生障碍性贫血诊断标准

综合国内外文献，作如下总结。

（1）有急性再生障碍性贫血临床表现：发病急，贫血进行性加剧，常伴有严重感染、内脏出血。

（2）血常规：血红蛋白下降较快，并具备下述两条。①网织红细胞 <0.01，绝对值 $<15\times10^9/L$。②白细胞数明显减少，中性粒细胞绝对值 $<0.5\times10^9/L$。③血小板 $<20\times10^9/L$。

（3）有急性再生障碍性贫血骨髓象表现：①多部位增生减低，三系造血细胞明显减少；②非造血细胞增多，淋巴细胞比例明显增高。

3. 慢性再生障碍性贫血诊断标准

须符合下述 3 项标准。

（1）有慢性再生障碍性贫血临床表现：发病慢，贫血、感染、出血较轻，可出现病情恶化。

（2）血常规：慢性再生障碍性贫血患者血红蛋白下降较慢，网织红细胞、白细胞数及血小板比急性再生障碍性贫血高。

（3）骨髓象：慢性再生障碍性贫血患者骨髓有三系或两系血细胞减少，至少一个部位增生不良，可见有核红细胞，巨核细胞明显减少，非造血细胞增加。

4. 再生障碍性贫血国外诊断标准

参照美国标准，并结合近年的国外文献作如下综述。

（1）标准型再生障碍性贫血：①粒细胞 $<0.5\times10^9/L$；②血小板计数 $<20\times10^9/L$；③网织红细胞 <0.01（以上 3 项中符合 2 项）；④骨髓增生中至重度减低，非造血细胞 >0.70；⑤除外其他全血细胞减少性疾病。

（2）轻型再生障碍性贫血：①骨髓增生减低；②全血细胞减少。

（张　维）

第四节　纯红细胞再生障碍性贫血

纯红细胞再生障碍性贫血（PRCA），简称纯红再生障碍性贫血，是指因红细胞系统祖细胞受损衰竭而致骨髓中单纯红细胞减少或阙如的红细胞系统造血功能障碍性贫血。本病分为先天性和获得性两类，前者病例可伴有先天性畸形并有家族史，患儿出生后出现症状者称为 Diamond-Blakfan 综合征，有遗传基因异常。骨髓红系发育障碍停止在定向干细胞和早期原红细胞阶段，因此幼红细胞极度减少，其他两系均正常。获得性者有不同病因。本节主要介绍获得性 PRCA 的特点。

一、病因学分类

1. 先天性纯红再生障碍性贫血

先天性纯红再生障碍性贫血又称 Diamond-Blakfan 贫血，是一种罕见的慢性贫血。婴幼儿时期发病，部分患儿并发先天畸形。本病可能为遗传性疾病，患者有免疫功能障碍。近年研究表明，红细胞系统细胞生成障碍是因为：①一些患者造血多能干细胞向红细胞系统祖细胞分化有障碍；②红细胞系统祖细胞对红细胞生成素 EPO 敏感性明显下降。有人还认为血清中存在抑制血红素生成的物质。

2. 获得性纯红再生障碍性贫血

（1）原发性获得性纯红再生障碍性贫血：大部分病例已证实系自身免疫性疾病，血浆中存在 IgG 型抗幼红细胞抗体，可抑制幼红细胞生成和破坏已生成的幼红细胞。

（2）继发性获得性纯红再生障碍性贫血：胸腺瘤是继发性纯红再生障碍性贫血最常见的原因，也可并发或继发于其他肿瘤、自身免疫性疾病、病毒感染（微小病毒）等。

少数患者红细胞生成素水平很低，并且存在红细胞生成素抗体或抑制物，但大多数原发性纯红再障的红细胞生成素增高。也有人认为与细胞免疫异常有关，患者抑制性 T 细胞增多。

二、发病机制

某些病例并发胸腺瘤，提示免疫作用在病因和发病中占有重要地位。T 细胞是造血干细胞在胸腺中由胸腺素作用分化而成，与细胞免疫有关。胸腺增生不良时与免疫缺陷病有关，胸腺过度增生或胸腺瘤常被偶然发现，且常无症状。但有些胸腺瘤又并发重症肌无力，低 γ 球蛋白血症和类风湿关节炎等。这些提示 PRCA 可能是因对红系细胞的免疫排斥而发生。肾上腺皮质激素及免疫抑制药治疗有效也支持这种论点。

有时淋巴系统增殖性疾病（慢性淋巴细胞白血病或淋巴瘤）并发 PRCA，此时调节性 T 细胞有直接抑制 CFU-E 发育的作用。并发胸腺瘤的 PRCA 的发病机制还不明确，此类患者的血清在体外并不抑制红细胞生成，但去除骨髓的 T 细胞后红系祖细胞的集落增加，表明患者的 T 细胞有抑制作用。

三、临床表现

贫血是 PRCA 唯一的症状和体征。如并发胸腺瘤，瘤体也较小，不易从物理检查时查知。一般不并发先天异常。

四、实验室检查

1. 血常规

贫血呈正细胞正色素性，血红蛋白呈进行性下降，网织红细胞减少或为 0，白细胞及血小板正常或轻度减少。

2. 骨髓象

主要呈单纯红系增生不良。

3. 骨髓细胞培养

患者 BFU-E 及 CFU-E 减少。

4. 其他检验

骨髓基质内广泛的含铁血黄素沉积，铁染色试验呈强阳性和血清铁增高，血及尿中红细胞生成素增多，IgG 可增高，抗核抗体阳性或有狼疮细胞，还可出现冷凝集素、冷溶血素、温凝集素、嗜异性抗体阳性等。

五、诊断标准

1. 国内诊断标准

纯红细胞再生障碍性贫血是一种少见的疾病，对于无法解释的单纯贫血要考虑本病的可能。诊断主要是血常规和骨髓象红细胞系统明显减少。

（1）临床表现：①有贫血症状；②无出血、发热及肝脾肿大。

（2）血常规：呈正细胞正色素性贫血，白细胞和血小板一般正常。

（3）骨髓象：单纯红细胞系统增生低下，一般无病态造血。

（4）其他：做溶血检查以除外溶血性贫血；注意发病年龄、有无畸形以除外先天性纯红再生障碍性贫血；注意有无原发病或诱因以确定是否为继发性纯红再生障碍性贫血。

2. 国外诊断标准

国外诊断纯红再生障碍性贫血，其临床表现、血常规、骨髓象基本与国内一致，另外还有一些诊断条件：①骨髓细胞培养示 BFU-E 及 CFU-E 减少；②微小病毒 B_{19} 检测阳性；③血清红细胞生成素升高；④血清中有涉及自身免疫性疾病的多种抗体。

（马　楠）

第九章

心血管疾病检验与诊断

第一节　冠状动脉粥样硬化性心脏病

动脉粥样硬化（AS）是多因素导致动脉壁增厚、弹性减弱和变硬，内膜灶性纤维性增高及粥样斑块形成，动脉管腔狭窄及易形成血栓，从而导致重要脏器血供障碍的疾病。心脏和脑血供需求高，冠状动脉和脑动脉管腔较细，故为AS缺血性并发症最常累及的器官。

一、动脉粥样硬化的病因与发病机制

AS是需历时10余年的慢性进行性病理过程，曾先后提出脂质渗入学说、内皮细胞损伤学说、血栓形成学说、平滑肌细胞克隆学说等病理机制，但没有一种学说能单独解释AS发病机制。显然，AS发生是多因素综合作用的复杂过程，现将较公认的机制概括介绍如下。

1. 内皮细胞损伤和单核—巨噬细胞浸润及平滑肌细胞转移

各种原因导致血管内皮细胞慢性炎性损伤、通透性升高是AS的起始病变，由此可激活内皮细胞核转录因子-κB，上调多种细胞因子表达。这些细胞因子除对单核细胞、血小板有趋化作用外，还参与AS的进一步病理变化。

在趋化因子作用下，单核细胞附着于损伤的动脉内皮，进而迁入内皮下层成为巨噬细胞，由此可发生下列变化。①巨噬细胞氧化修饰渗入动脉壁中的低密度脂蛋白，形成氧化低密度脂蛋白（ox-LDL），并通过其表面的清道夫受体等大量摄入ox-LDL、脂蛋白a［Lp（a）］等，形成泡沫细胞，后者是AS早期病变脂纹的主要成分。②巨噬细胞合成及分泌大量细胞因子，释放溶酶体内水解酶和氧自由基，诱发或加重炎症反应。一方面导致巨噬细胞源性FC、内皮细胞、平滑肌细胞损伤死亡，细胞碎屑和细胞外脂质形成AS粥样斑块；另一方面诱导平滑肌细胞从中膜向内膜转移，由收缩型转化为分泌型并大量增殖。③分泌型平滑肌细胞可大量分泌细胞外基质，构成粥样斑块的主要基质成分；并通过其表面受体大量摄取LDL，形成平滑肌细胞源性FC；分泌多种平滑肌细胞趋化和生长因子，促使更多平滑肌细胞迁移和增殖，形成恶性循环。④巨噬细胞释放的基质金属蛋白酶、组织蛋白酶可水解粥样斑块的纤维蛋白帽，使稳定斑块变为易破碎的不稳定斑块，促进血栓形成。

2. 脂质的作用

胆固醇和胆固醇酯是粥样斑块的主要成分。高脂血症尤其是高胆固醇血症时，一方面损伤内皮细胞；另一方面，血胆固醇可通过因各种原因损伤而通透性升高的内皮细胞，大量沉

积于动脉壁。富含胆固醇的 LDL，特别是小而密 LDL 亚型，以及经化学修饰的 ox-LDL、乙酰 LDL 和糖化 LDL，更具细胞毒性，也更易被巨噬细胞和分泌型 SMC 摄取形成 FC。

流行病学资料显示，sd-LDL 增高人群患冠心病危险性比正常人群高 5 倍左右，但其检测十分不易，多年来人们一直致力于寻找一种简便、快捷的方法。2008 年王惠民等报道了应用芯片电泳法成功分离检测了 sd-LDL，该法具有良好的重复性，冠心病患者阳性检出率达 70%，且整个试验过程 3 分钟内即可完成，该法有望成为临床常规检测 sd-LDL 方法之一。

此外，Lp（a）可与纤溶酶原竞争与内皮细胞表面的结合，促进血栓形成；还可较长期存留于内皮细胞，促进其分泌细胞因子；自身也可被氧化修饰，循上述清道夫受体途径参与 FC 形成。富含三酰甘油（TG）的乳糜微粒（CM）和极低密度脂蛋白（VLDL）经代谢后分别生成富含胆固醇的 CM 残粒和中间密度脂蛋白（IDL），也参与 AS 的形成。

高密度脂蛋白（HDL）因可将胆固醇从包括动脉壁在内的外周组织逆向转运至肝代谢，有抗 AS 形成作用。

目前认为血 LDL、IDL、VLDL、TC、TG 和 Lp（a）浓度升高，HDL 降低，与 AS 发病率呈正相关。

3. 血液凝集系统的激活及血栓形成

内皮细胞损伤后释放的多种促血小板黏附、活化因子，以及带负电荷的血管壁胶原组织暴露，均可激活血凝系统，促使血小板黏附聚集，形成血栓，导致血管腔部分或完全阻塞。

二、动脉粥样硬化的危险因素

自确定高脂血症为 AS 的危险因素以来，已先后提出百余种与动脉粥样硬化相关的危险因素，国际动脉粥样硬化学会新近制定的“预防动脉粥样硬化性心血管疾病综合指南”中，将 AS 危险因素进行了以下分类。

1. 主要的独立危险因素

吸烟、糖尿病、高血压、高 LDL-C、有成年前发生 AS 家族史、年龄。

2. 潜在的危险因素

致 AS 饮食、超重/肥胖、缺乏体力活动、遗传影响。

3. 新显现的危险因素

（1）新脂质危险因素，高 TG、高 LDL、高 Lp（a）、高 ApoB、高 ApoCⅢ（脂蛋白残粒）、低 ApoAⅠ。

（2）促血栓形成状态，高血小板凝集性，高血浆纤维蛋白原、纤溶酶原激活剂抑制物 1（PAI-1）和 D-二聚体，活化的凝血因子Ⅶ等。

（3）促炎症状态，C 反应蛋白（CRP），白介素 6（IL-6）、可溶性细胞间黏附分子 1（sICAM-1），E-选择素和 P-选择素等。

（4）胰岛素抵抗/糖耐量异常。若同时存在多个危险因素（危险因素聚集），则相对危险度（RR）更高。此外，危险因素出现的年龄越小，RR 越高。除上述列出的外，文献报道的 AS 危险因素还有很多，如使用高雌激素剂量的避孕药、过量饮酒、性别（男性易发）、经常性应激状态、抑郁焦虑状态等。因冠心病是 AS 的一种特殊类型，因此凡是与 AS 有关的危险因素，即为冠心病的危险因素。

三、动脉粥样硬化分期及临床表现

根据动脉硬化斑块的进程可将动脉粥样硬化的临床过程分为4期。

1. 无症状期或隐匿期

其过程长短不一，包括从较早的病理变化开始，直到动脉粥样硬化已经形成，但无器官或组织受累的临床表现。

2. 缺血期

由于动脉粥样硬化斑块导致血管狭窄、器官缺血。根据管腔狭窄的程度及累及靶器官不同所导致的临床表现有所不同。如累及脑动脉可表现，如记忆力减退、头晕、头痛和晕厥等症状，长期缺血可导致脑萎缩表现，如痴呆及精神变态等；冠状动脉狭窄导致心肌缺血可表现为心绞痛。

3. 坏死期

由于动脉粥样硬化斑块导致血管腔内血栓形成而产生靶器官组织坏死的一系列症状。脑血管闭塞表现为脑梗死，出现头痛、眩晕、呕吐、意识丧失、肢体瘫痪、偏盲或失语等表现。冠状动脑闭塞表现为急性心肌梗死。肾动脉闭塞表现为肾区疼痛、少尿和发热等。肠系膜动脉栓塞可表现为剧烈腹痛、腹胀和发热，肠壁坏死时，可引起便血、麻痹性肠梗阻和休克等症状。下肢动脉闭塞可表现为肢体坏疽。

4. 纤维化期

长期缺血，导致靶器官组织纤维化萎缩而引起症状。

四、心绞痛

心绞痛为冠状动脉绝对或相对供血不足，心肌急剧而短暂的缺血（氧）所致的临床综合征。主要分为稳定型心绞痛与不稳定型心绞痛。

（一）稳定型心绞痛

稳定型心绞痛（SAP）是由于劳累引起心肌缺血，造成胸部及附近部位的不适症状，伴心功能障碍，但没有心肌坏死。SAP因其胸痛性质在1～3个月内稳定不变而得名，为最常见的心绞痛。

1. 发病机制

当冠状动脉的供血与心肌的需血之间发生矛盾，冠状动脉血流量不能满足心肌代谢的需要，引起心肌急剧、暂时的缺血缺氧时，即发生心绞痛。一般来说，至少1支冠状动脉狭窄程度>70%才会导致心肌缺血。

2. 临床表现

以胸痛发作为主要临床表现。疼痛的特点为主要在胸骨体上段或中段之后，可波及心前区，有手掌大小范围，甚至横贯前胸，界限不很清楚。常放射至左肩、左臂内侧达无名指或小指，也可至颈、咽或下颌部；胸痛常为压迫、发闷或紧缩性，也可有烧灼感，但不尖锐，偶伴濒死的恐惧感；发作常因体力劳动或情绪激动所诱发；疼痛出现后常逐渐加重，多在3～5分钟内逐渐消失，一般在停止诱发症状的活动后即缓解。

3. 实验室及相关检查

心电图检查是发现心肌缺血、诊断心绞痛最常用的方法，可见心电图出现非特异性的

ST-T 改变。

（二）不稳定型心绞痛

不稳定型心绞痛（UAP）多在原有冠状动脉粥样硬化病变基础上，粥样斑块破裂、斑块内出血、血栓形成等，出现进展较快的阻塞加重或不完全阻塞所致。

1. 病因和发病机制

UAP 是由于粥样斑块破裂或糜烂并发血栓形成、血管收缩、微血管栓塞所导致的急性或亚急性心肌供氧减少所致。

2. 临床表现

心绞痛的性质、发生频率及持续时间呈进行性恶化，疼痛时间可持续长达 30 分钟。诱发心绞痛的体力活动阈值突然或持久降低；出现静息性或夜间性心绞痛；胸痛放射至附近的或新的部位；发作时伴有新的相关特征，例如出汗、恶心、呕吐、心悸或呼吸困难。

3. 实验室检查

心肌酶学（CK-MB）常无异常增高，肌钙蛋白 T 或肌钙蛋白 I 可为阳性，血清中血浆纤溶酶原激活物抑制剂（PAI-1）及纤维蛋白原浓度可升高，hs-CRP 可升高；肌钙蛋白及 hs-CRP 升高是预后较差的指标。

五、急性心肌梗死

急性心肌梗死（AMI）是急性心肌缺血性坏死，是在冠状动脉病变的基础上，发生冠状动脉血供急剧减少或中断，使相应的心肌因持久性缺血而发生局部坏死。

1. 病因与发病机制

通常是在冠状动脉粥样硬化病变的基础上继发血栓形成所致。非动脉粥样硬化所致的心肌梗死可由感染性心内膜炎、血栓脱落、主动脉夹层形成、动脉炎等引起。

2. 临床表现

为严重持久（数小时乃至数天）的心绞痛样疼痛，多伴严重的心律失常、低血压或休克、急性左侧心力衰竭等。AMI 是严重高死亡率的危急症。

根据梗死灶的大小及部位，AMI 可分为 3 类。①透壁性 AMI：梗死灶累及心室壁全层。心电图可出现特征性异常 Q 波和 ST 段抬高，故又称 Q 波心肌梗死或 ST 段抬高型心肌梗死。②灶性心肌梗死：梗死灶较小并呈灶性分布。多无 AMI 的典型胸痛及心电图改变。③心内膜下心肌梗死：梗死灶局限于心壁内 1/2，呈小灶性但分布较广。一般无典型的 AMI 心电图改变。由于后两类心肌梗死常无 AMI 的典型心电图改变，统称非 Q 波心肌梗死。

值得注意的是，后两类 AMI 往往是透壁性心肌梗死前兆，如能及时治疗，可防止或减轻透壁性心肌梗死发生。但对于后两类 AMI，由于缺乏典型的心电图改变，仅凭临床症状和心电图难以确诊。而心肌损伤标志物的检测则对后两类 AMI 诊断有较大价值。

UAP 和 AMI 发生机制均为原有冠状动脉粥样硬化病变基础上，发生粥样斑块破裂、血小板迅速大量黏附、血管腔内血栓形成，或内膜下出血等。若仅为阻塞加重或不完全阻塞则为 UAP，而完全阻塞则发生 AMI。前瞻性研究发现，出现 UAP 患者 1 个月内 8% ~16% 可发生 AMI。因此，近年提出将 UAP 和 AMI 统称急性冠状动脉综合征。

3. 实验室检查

（1）血清心肌酶。

1）肌酸激酶（CK）及其同工酶 MB（CK-MB）：在起病6小时内增高，24小时达高峰，3～4天恢复正常。在诊断 AMI 中，CK 及 CK-MB 应用广泛，诊断性能优于天冬氨酸氨基转移酶（AST）和乳酸脱氢酶（LD）及其同工酶。为避免漏诊，现推荐患病入院时、3小时、6小时、9小时各测定1次。AMI 发生后6～12小时，CK-MB 的敏感性可达92%～96%。在无典型心电图改变和（或）梗死性心绞痛的 AMI 患者，约80%可观察到 CK 及 CK-MB 升高。此外，其升高幅度和梗死面积有一定相关性，如血中水平再次上升很可能与再灌注或再梗死有关。

尽管长期以来临床上将 CK 与 CK-MB 作为心肌损伤标志，但在诊断性能上尚存在如下缺点：不能满足早期诊断要求，ROC 曲线揭示 AMI 患者入院后6小时内，总 CK 活性最佳临界点仅能达到58%的敏感性和62%的特异性，以 CK-MB 活性或质量为指标，虽有所提高，仍不令人满意；特异性不高，AMI 患者入院后13～18小时（峰值期），即便以 CK-MB 质量为指标，通过 ROC 曲线分析，诊断 AMI 的最佳临界点虽可达到97%的敏感性，但特异性仅90%；不能满意地反映微小心肌损伤，部分进行性恶化的心梗患者，不能检测到 CK 及 CK-MB 水平升高，影响对 AMI 及发生心性猝死的预测和早期干预。

2）天冬氨酸氨基转移酶（AST）：在 AMI 发生后6～12小时血液中的 AST 升高，24～48小时达峰值，若无再损伤发生，5～7天恢复正常水平。AST 诊断 AMI 的特异性仅53%。由于 AST 分子较大，AMI 发生6～12小时后血清 AST 水平才出现升高，不能达到早期诊断、早期治疗的目的。因此，现在建议不再使用 AST 作为心肌损伤标志。

3）乳酸脱氢酶（LD）：在心肌损伤发生后8～12小时，血中 LD 及 LD_1 始出现升高，3天左右达峰值，8～12天缓慢恢复正常。

LD 与 LD_1 作为 AMI 标志已很少应用，主要存在以下不足：血中升高出现时间较迟，同工酶谱检测繁杂费时，一旦诊断为阳性已经丧失早期治疗机会；特异性低，即便具有相对心肌特异性的同工酶 LD_1，在其他多种组织也有分布，尤其是红细胞中 LD 同工酶谱与心肌相似，多种器官系统病症也可致血中 LD 和 LD_1 水平升高，任何原因所致溶血都可使血清 LD、LD_1 升高；血中升高持续时间长，并且溶栓时多伴有溶血，不能用作再灌注标志。

（2）血和尿肌红蛋白（Mb）：在 AMI 发生1小时后，血中 Mb 水平即可高于参考范围上限；4～12小时达峰值，可达参考范围上限的8倍以上。因其分子量小，可迅速从肾小球滤过排泄，如无再梗死发生，在24～36小时即降至正常。

AMI 发生后2～4小时，Mb 的诊断敏感性接近90%，特别是与心电图联合早期诊断 AMI，可将阳性率由单用心电图的62%提高至82%。因此，Mb 为最有价值的早期心肌损伤标志之一。在 AMI 发生4～12小时，其诊断 AMI 的敏感性可达100%，即 Mb 对 AMI 的阴性预测值为100%。在疑为 AMI 发生后3～6小时重复测定未见 Mb 升高者，可排除 AMI，这是 Mb 的另一重要用途。此外，由于 AMI 后血中 Mb 上升和下降均迅速的特点，Mb 也是良好的判断心肌成功再灌注或发生再梗死的指标。

Mb 作为心肌损伤标志的主要缺点：特异性易受干扰，因其没有器官组织特异性，骨骼肌中同样存在 Mb，任何原因所致的骨骼肌损伤，甚至剧烈运动、肌内注射，均可致血清 Mb 升高；此外，休克、肾衰竭者，因 Mb 清除受阻，也可出现血清水平升高，文献报道 Mb 诊断 AMI 的特异性为60%～95%；诊断窗口期短，因其达峰值后迅速下降，AMI 发生16小时后测定 Mb，易致假阴性。

（3）血心肌肌钙蛋白 T（cTnT）或心肌蛋白 I（cTnI）：在 AMI 发生后 cTnI、cTnT 大量释放至血中，心肌损伤后 4～8 小时升高，24～48 小时达峰值，为参考区间上限的数十倍。cTnT 在 5～10 天恢复正常；而 cTnI 则因为在血中大部分以 cTnI-cTnC 或 cTnI-cTnC-cTnT 二聚体或三聚体形式存在，消除缓慢，需 10～14 天恢复正常。

由于 cTnI、cTnT 的高度心肌特异性，二者为目前公认的 AMI 最佳确诊性标志。根据冲洗小峰的有无，也可判断溶栓疗法成功与否。二者血中浓度与心肌梗死的范围及预后存在良好相关性，可协助判断预后。此外，二者的诊断窗口期长，cTnT 约 7 天，cTnI 长达 10 天以上，故有利于诊断未及时就诊的 AMI。但由于前述血中浓度动态变化的特点，二者并非理想的早期诊断标志，在 AMI 发生后 6 小时内其敏感性远低于 Mb，也不及 CK-MB，6 小时后其敏感性达 80% 以上，24 小时左右可达到 99%，此时若 cTnT 或 cTnI 仍正常，可排除 AMI。

基于高度心肌特异性和心肌含量高，cTnI、cTnT 也用于诊断心肌炎、UAP 等其他原因所致心肌微小损伤。

（4）研究中的心肌损伤标志物：当前心肌损伤标志物研究的焦点是寻找敏感、特异的早期损伤标志物。经初步临床验证，有应用价值的主要是脂肪酸结合蛋白和糖原磷酸化酶同工酶 BB 等。

1）脂肪酸结合蛋白（FABP）：脂肪酸结合蛋白是至少 6 种功能相同的小分子（14 000～15 000）蛋白家族，存在于大量耗能的细胞质，在细胞内脂肪代谢中起着转运游离脂肪酸作用。AMI 发生后 0.5～1.5 小时即可检测到血中心型-FABP 显著升高，8 小时左右达峰值，可超过参考范围上限 10 倍以上，约 20 小时恢复正常。

2）糖原磷酸化酶同工酶：糖原磷酸化酶（GP）为糖原分解代谢限速酶，催化糖原分解的第 1 步反应，生成 1-磷酸葡萄糖。人 GP 为相同亚基组成的二聚体，包括 BB、LL 和 MM 3 种同工酶，分别由不同基因编码。GPBB 主要存在于脑和心肌，GPLL 主要分布于肝细胞，GPMM 则主要在骨骼肌。GPBB 因分子量较大（188 000），脑组织逸出的不能透过血脑屏障，因此血 GPBB 主要来自心肌。

生理条件下，GPBB 在心肌细胞内主要以 GPBB—糖原复合物形式与肌浆网紧密结合。心肌细胞缺血（氧）状况下糖原分解活跃，使与之结合的 GPBB 变为游离型，扩散进入胞质积聚，一旦细胞膜因缺氧导致通透性增加即大量逸出。这是分子量较大的 GPBB 在心肌损伤早期即可升高的机制。AMI 发生 0.5 小时后，即可检测到血浆有诊断价值的 GPBB 升高，6～8 小时达峰值，24～48 小时恢复正常。尤其是 AMI 发作后 2～3 小时，GPBB 的敏感性略高于 Mb。

3）缺血修饰性清蛋白（IMA）：近年发现，在缺血时可因内皮细胞损伤、氧自由基大量生成等，导致血中清蛋白 N 端氨基酸改变，生成 IMA。心肌缺血缺氧数分钟即可检测到血中 IMA 升高，在判断早期心肌缺血状态上，优于现有的所有心肌标志物。但任何器官组织缺血时均可产生 IMA，并非心肌特异性。此外，现只能利用其结合 Cu^{2+}、Co^{2+} 等金属离子能力的改变，通过化学比色法测定，易受干扰。其临床价值有待进一步验证。

（马　楠）

第二节　高血压

高血压是以体循环动脉压增高为主要特点的临床综合征，是最常见的心血管疾病。高血压可分为原发性及继发性两大类。在绝大多数患者中，高血压的病因不明，称为原发性高血压，占总高血压患者的95%以上；在不足5%的患者中，血压升高是某些疾病的一种临床表现，其本身有明确而独立的病因，称为继发性高血压。

一、病因

高血压病因尚未完全阐明，目前认为是在一定的遗传基础上由于多种后天因素的作用使正常血压调节机制失代偿所致，以下因素可能与发病有关。

1. 遗传因素

高血压的发病有较明显的家族聚集性，双亲均有高血压的正常血压子女（儿童或少年）血浆去甲肾上腺素、多巴胺的浓度明显较无高血压家族史的对照组高，以后发生高血压的比例也高。

2. 饮食因素

（1）食盐：与高血压最密切相关的是 Na^+，人群平均血压水平与食盐摄入量有关，摄盐较高的人减少每日摄入食盐量可使血压下降。高钠促使高血压可能是通过提高交感张力增加外周血管阻力所致。

（2）脂肪酸与氨基酸：降低脂肪摄入总量，增加不饱和脂肪酸，降低饱和脂肪酸可使人群平均血压下降。

（3）饮酒：长期饮酒者高血压的患病率升高，而且与饮酒量成正比。可能与饮酒促使皮质激素、儿茶酚胺水平升高有关。

3. 职业和环境因素

流行病学资料提示，从事高度集中注意力的工作、长期精神紧张、长期受环境噪声及不良视觉刺激者易患高血压。

4. 其他因素

吸烟、肥胖者高血压患病率高。

各国人群患病率均高达10%以上，仅我国现就有约1亿高血压患者，并且呈发生率上升、发病年龄提前的趋势。

二、发病机制

高血压发生机制尚不完全清楚，现认为系遗传易感性和多环境因素综合作用而致。

（1）交感神经活性亢进：在高血压的形成和维持过程中交感神经活性亢进起了极其重要的作用。交感神经兴奋性增加，其末梢释放的儿茶酚胺增多，从而引起小动脉和静脉收缩，心排血量增加，改变正常的肾—容量关系，使血压升高。

（2）肾素—血管紧张素—醛固酮系统（RAAS）激活：肾小球入球动脉的球旁细胞分泌肾素，激活从肝产生的血管紧张素原，生成血管紧张素Ⅰ，然后经肺循环的转化酶生成血管紧张素Ⅱ（ATⅡ）。ATⅡ是RAAS的主要效应物质，作用于血管紧张素Ⅱ受体（AT_1），使小动脉平滑肌收缩，刺激肾上腺皮质球状带分泌醛固酮，通过交感神经末梢突触前膜的正反馈使去甲肾上腺素分泌增加，这些因素均可使血压升高，参与高血压发病并维持。

（3）肾潴留过多钠盐。

（4）内皮细胞功能受损。

（5）胰岛素抵抗：高血压患者约50%存在不同程度的胰岛素抵抗。

三、临床表现

高血压多数起病缓慢、渐进，一般缺乏特殊的临床表现。常见症状有头晕、头痛、颈项板紧、疲劳、心悸等，呈轻度持续性，在紧张或劳累后加重，多数症状可自行缓解。也可出现视物模糊、鼻出血等较重症状。约1/5患者无症状，仅在测量血压时或发生心、脑、肾等并发症时才被发现。血压随季节、昼夜、情绪等因素有较大波动，冬季血压较高，夏季较低；血压有明显的昼夜波动，一般夜间血压较低，清晨起床活动后血压迅速升高，形成清晨血压高峰。少数患者病情急骤发展，舒张压持续≥130 mmHg，并有头痛、视物模糊、眼底出血、渗出和视神经盘水肿，肾损害突出，持续蛋白尿、血尿与管型尿。病情进展迅速，如不及时有效降压治疗，预后很差，常死于肾衰竭、脑卒中或心力衰竭。

四、实验室检查

1. 尿液检查

尿比重降低（<1.010）提示肾小管浓缩功能障碍。正常尿液pH在5.0～7.0，原发性醛固酮增多症呈代谢性碱中毒，尿反呈酸性。尿微量清蛋白升高程度与高血压病程及合并的肾功能损害有密切关系，尿转铁蛋白排泄率更为敏感。

2. 血液生化检查

测定血钾、尿素氮、肌酐、尿酸、空腹血糖和血脂有助于发现相关的危险因素和靶器官损害。

3. 血浆肾素活性检测

现尚无特异敏感的高血压实验诊断指标。当前进入临床应用的仅为RAAS中的肾素活性检测。

肾素为肾小球旁细胞合成分泌的一种蛋白水解酶，可催化水解血管紧张素原生成血管紧张素Ⅰ，后者再经血管紧张素Ⅰ转化酶催化水解生成血管紧张素Ⅱ。血浆肾素检测以血管紧张素原为底物，检测肾素催化下生成血管紧张素Ⅰ的速率而代表其水平。血浆肾素最好与醛固酮同时检测。

血浆肾素和醛固酮皆升高最常见于肾性高血压，也见于部分高血压，尤其是单用可升高血浆肾素水平的血管扩张药、钙通道阻滞药等降压药者。血浆肾素降低而醛固酮升高，为原发性醛固酮增多症的确诊性指标。但使用转化酶抑制药治疗高血压、心力衰竭时出现血浆肾素活性升高而醛固酮降低。

（秦　庆）

第三节　心力衰竭

心力衰竭（HF）是指一种病理生理状态，通常是由于心肌收缩力下降即心肌衰竭所致的一种临床综合征。此时心脏不能泵出足够的血液以满足组织代谢需要，或仅在提高充盈压后方能泵出组织代谢所需要的相应血量。以肺循环和（或）体循环瘀血以及组织血液灌注不足为主要特征，又称充血性心力衰竭。HF 按发展速度可分为急性心力衰竭和慢性心力衰竭。

一、病因

任何影响心脏射血或充盈的结构性和功能性病变均可导致 HF 发生，包括各种原因所致的原发性和继发性心肌损伤、心脏收缩前和（或）后负荷过度、心室充盈障碍等。

二、临床表现

1. 慢性心力衰竭

（1）左侧心力衰竭：主要表现为肺循环瘀血和心排血量降低所致的临床综合征。其主要症状为呼吸困难、咳嗽、咳痰和咯血、体力下降、乏力和虚弱，早期可出现夜尿增多，严重左侧心力衰竭时心排血量重度下降，肾血流量减少而出现少尿，血尿素氮、肌酐升高等肾功能不全的相应表现。主要体征为活动后呼吸困难，周围血管收缩表现为四肢末梢苍白、发冷及指（趾）发绀及窦性心动过速、心律失常等交感神经系统活性增高征象，约 1/4 左侧心力衰竭患者发生胸腔积液。

（2）右侧心力衰竭：主要表现为体循环障碍为主的综合征。其主要症状为各脏器瘀血和水肿所致的食欲缺乏、腹胀、恶心甚至呕吐、肝区疼痛、肾功能减退、呼吸困难等。主要体征为全心扩大，可出现肝颈静脉反流征、瘀血性肝肿大和压痛、水肿、胸腔积液、腹腔积液等。

（3）全心衰竭：全心衰竭多见于心脏病晚期，病情危重。同时具有左、右侧心力衰竭的临床表现。

2. 急性心力衰竭

急性心力衰竭是指急性心脏病变引起心肌收缩力明显降低，或心室负荷加重而导致急性心排血量急剧降低，体循环或肺循环压力突然增高，导致组织器官灌注不足和急性肺瘀血的临床表现。临床上以急性左侧心力衰竭为最常见，表现为急性肺水肿，重者伴心源性休克。

三、实验室检查

1. 常规检查

贫血是心力衰竭加重因素，白细胞数量增加及核左移提示感染。尿常规及肾功能检查有助于肾疾病所致的呼吸困难和肾性水肿的鉴别。

2. 水、电解质的检测

低钾血症、低钠血症及代谢性酸中毒等是难治性心力衰竭的诱因。

3. 肝功能检测

有助于肝门静脉性肝硬化所致的非心源性水肿的鉴别。

4. B钠尿肽（BNP）检测

又称脑钠肽检测，可作为心功能评估客观指标。BNP是一种参与心血管系统和肾功能调节的活性多肽，其主要作用为：扩张血管，降低体循环和肺循环阻力，增加心排血量；减少肾素分泌，抑制RAAS系统，减少ATⅡ生成和醛固酮释放；抑制垂体血管升压素（抗利尿激素）的分泌；直接作用于肾小管，促进水、钠排泄。

心室肌和脑细胞1号染色体上的BNP基因可表达134个氨基酸的前BNP前体，在胞内水解26个氨基酸的信号肽之后，108个氨基酸的BNP前体（proBNP）释放至血中。在血中肽酶作用下，proBNP进一步水解为32个和76个氨基酸的BNP与BNP前体N端肽（NT-proBNP），分子量分别为4 000和10 000。由于BNP和NT-proBNP在血中等摩尔生成，均可反映BNP分泌状况。BNP半衰期为20分钟，血浆中可降解失去抗原性，导致假性降低。NT-proBNP半衰期为120分钟，血浆中不会降解。若检测BNP在采集血液后应尽快完成，加入精氨酸蛋白水解酶抑制药或缓激肽抑制药可减少降解，延长标本保存时间。

心力衰竭患者无论有无症状，BNP水平均明显升高，并且随心力衰竭的严重程度而成比例增高。因此检测血浆BNP可作为有效的心力衰竭筛选试验，并为心功能的分级提供客观依据。纽约心脏学会对心力衰竭分级及相应的BNP水平见表9-1。

表9-1 NYHA心力衰竭分级及相应的BNP水平

NYHA分级	临床表现	BNP/（ng/L）
NYHA Ⅰ	无症状心力衰竭	286±244
NYHA Ⅱ	代偿性心力衰竭	389±374
NYHA Ⅲ	失代偿性心力衰竭	640±447
NYHA Ⅳ	难治性心力衰竭	817±435

BNP和NT-proBNP升高对心力衰竭、急性冠状动脉综合征、急性心肌梗死以及非心脏疾病患者的心功能风险分级价值，远高于其他任何临床体征，并对心力衰竭死亡有较高的预测价值。

检测BNP和NT-proBNP有助于鉴别呼吸困难是否由心力衰竭所致。以BNP 100 ng/L为分界值，对是否心源性呼吸困难的阳性预测值为80%，阴性预测值达95%。BNP＞230 pg/mL，发生CHF相对危险性达7.0。

但由于钠尿肽类为容量依赖性激素，除HF外其他任何可导致水钠潴留、血容量增多的病症，也可导致升高，如Cushing综合征、原发性醛固酮增多症、肝硬化、肾衰竭等。因此，BNP和NT-proBNP不能作为HF的唯一诊断指标。

（秦 庆）

第十章

消化疾病检验与诊断

第一节　胃炎

胃炎是指任何病因引起的胃黏膜炎症，常伴有上皮损伤和细胞再生。按临床的缓急和病程的长短，一般将胃炎分为急性胃炎和慢性胃炎。

一、病因和发病机制

（一）急性胃炎病因和发病机制

急性胃炎是由多种病因引起的急性胃黏膜炎症。急性发病，常表现为上腹部症状。内镜检查可见胃黏膜充血、水肿、出血、糜烂（可伴有浅表溃疡）等一过性病变。病理组织学特征为胃黏膜固有层有中性粒细胞为主的炎症细胞浸润。

1. 药物

常见的有非甾体抗炎药（NSAID）阿司匹林、吲哚美辛等，某些抗肿瘤药物，口服氯化钾或铁剂等，这些药物直接损伤胃黏膜上皮层。

2. 应激

严重创伤、大手术、大面积烧伤、颅内病变、败血症及其他严重脏器病变或多器官功能衰竭等均可引起胃黏膜糜烂、出血，严重者发生急性溃疡并大量出血。

3. 乙醇

乙醇具有亲酯性和溶脂能力，高浓度乙醇可直接破坏胃黏膜屏障。

（二）慢性胃炎病因和发病机制

1. 幽门螺杆菌感染

幽门螺杆菌具有鞭毛，能在胃内穿过黏液层移向胃黏膜，其所分泌的黏附素使其紧贴上皮细胞，其释放尿素酶分解尿素产生氨，从而保持细菌周围中性环境，幽门螺杆菌的这些特点有利于其在胃黏膜表面定位。幽门螺杆菌通过上述产氨作用、分泌空泡毒素 A（VacA）等物质而引起细胞损害，其细胞毒素相关基因（cagA）蛋白能引起强烈的炎症反应，其菌体胞壁还可以作为抗原诱导免疫反应，这些因素的长期存在导致胃黏膜慢性炎症。

2. 饮食和环境因素

长期幽门螺杆菌感染，在部分患者可发生胃黏膜萎缩和肠化生，即发展为慢性多灶萎缩性胃炎。但幽门螺杆菌感染者胃黏膜萎缩和肠化生的发生率存在很大的地区差异，如印度、非洲、东南亚等地人群幽门螺杆菌感染率与日本、韩国、哥伦比亚等国相当甚至更高，但前者胃黏膜萎缩和肠化生发生率却远低于后者。我国不同地区间的比较也存在类似情况。世界范围内的对比研究显示萎缩和肠化生发生率的地区差异大体与地区间胃癌发病率的差异相平行，这提示慢性萎缩性胃炎的发生和发展还涉及幽门螺杆菌感染之外的其他因素，如饮食中高盐和缺乏新鲜蔬菜水果与胃黏膜萎缩、肠化生以及胃癌的发生密切相关。

3. 自身免疫

自身免疫性胃炎以富含壁细胞的胃体黏膜萎缩为主，患者血液中存在自身抗体如壁细胞抗体（PCA），伴恶性贫血者还可查到内因子抗体（IFA）。自身抗体攻击壁细胞，使壁细胞总数减少，导致胃酸分泌减少或丧失。由壁细胞分泌的内因子丧失，引起维生素 B_{12}吸收不良而导致恶性贫血。

4. 其他因素

幽门括约肌功能不全时含胆汁和胰液的十二指肠液反流入胃，可削弱胃黏膜屏障功能。其他外源性因素，如酗酒、服用 NSAID 等药物、某些刺激性食物等均可反复损伤胃黏膜。

二、实验室检查

1. 胃镜及活组织检查

胃镜检查并同时取活组织做组织病理学检查是最可靠的诊断方法。

2. 幽门螺杆菌检测

幽门螺杆菌检查常用胃黏膜组织活检进行快速尿素酶试验、革兰染色镜检、ELISA 法检测血清抗体、^{14}C 呼气试验及 10% CO_2 分离培养。如果培养阳性即可确诊。消化性溃疡，胃及十二指肠黏膜分离培养阳性率分别为 57% ~85% 及 86% ~96%；慢性胃炎，胃黏膜分离培养阳性率 85%；十二指肠炎，分离培养阳性率高，如果在活动期可高达 100%。

^{14}C 呼气试验是检测幽门螺杆菌感染非常成熟的一种方法，其原理是幽门螺杆菌的尿素酶能把尿素分解成 CO_2 和 NH_3，用不同的核素标记尿素分子中的碳原子和氮原子，然后让被试者口服一定量的标记尿素，定时收集呼出的气体或排出的尿液，检测其中标记 CO_2 和 NH_3 的排除率，即可准确反映幽门螺杆菌在胃中的存在。幽门螺杆菌是人胃内唯一富含尿素酶的细菌，口服的尿素均匀分布于胃内，胃内任何一处有幽门螺杆菌感染都能接触到尿素，故该法十分敏感和准确，是国际上公认的幽门螺杆菌诊断的金标准之一。

3. 自身免疫性胃炎的相关检查

疑为自身免疫性胃炎患者应检测血 PCA 和 IFA 抗体，如为该病 PCA 多呈阳性，伴恶性贫血时 IFA 多呈阳性。血清维生素 B_{12}浓度检测及维生素 B_{12}吸收试验有助于恶性贫血诊断。当胃体黏膜出现明显萎缩时空腹血清胃泌素水平明显升高而胃液分析显示胃酸分泌缺乏（多灶性萎缩性胃炎血清胃泌素正常或偏低，胃酸分泌正常或偏低）。

4. 血清胃泌素 G17、胃蛋白酶原（PG） Ⅰ和 PGⅡ检测

胃体萎缩者血清胃泌素 G17 水平显著升高、PGⅠ和 PGⅠ/PGⅡ明显降低；胃窦萎缩者血清胃泌素 G17 水平下降、PGⅠ和 PGⅠ Ⅰ/PGⅡ正常；全胃萎缩者则二者均降低。

（李　芳）

第二节　消化性溃疡

消化性溃疡是指消化道暴露于胃酸及胃蛋白酶的任何部位的溃疡，因其发生与胃酸及胃蛋白酶的“消化作用”有关而得名。溃疡的黏膜缺损超过黏膜肌层，不同于糜烂。人群中消化性溃疡患病率高达5% ~10%，以发生在胃和十二指肠最为多见，分别称为胃溃疡和十二指肠溃疡。

一、病因和发病机制

消化性溃疡的病因及发病机制尚不完全清楚，目前比较一致的观点是：对胃和十二指肠黏膜有损害作用的攻击因子与黏膜自身防御因子之间失去平衡则可致病。胃溃疡以防御因子作用减弱为主要致病因素，而十二指肠溃疡以攻击因子作用增强为主要致病因素。

1. 攻击因子作用增强

胃黏膜经常遭受内源性或外源性损伤因子的攻击，内源性者主要是盐酸、胃蛋白酶及胆盐，外源性者主要为食物成分、细菌感染、药物、乙醇等。

（1）幽门螺杆菌感染：1982 年 Marshall 和 Warran 从慢性活动性胃炎患者的胃窦黏膜标本中分离培养出幽门螺杆菌（Hp），发现 Hp 是导致多种上消化道疾病包括慢性胃炎和消化性溃疡的主要病因之一。Hp 为一种微需氧、带鞭毛的螺旋形革兰阴性菌。Hp 可借助其螺旋状菌体及鞭毛结构特点穿透其他细菌不易通过的胃黏膜表面不溶性黏液层而定居于胃的黏液层。Hp 能分泌高活性的尿素酶，分解组织内尿素产生氨。氨可使胃黏膜的跨膜电位下降，抑制 Na^+-K^+ - ATP 酶活性，阻止 H^+ 由黏膜内向胃腔主动转运，促使胃腔 H^+ 逆向扩散而致溃疡形成。氨增多还能干扰胃酸对胃泌素的反馈抑制，导致胃泌素分泌增多和壁细胞增生，促进胃酸分泌。

（2）胃酸和胃蛋白酶：局部溃疡的形成是胃壁或十二指肠壁组织被胃酸和胃蛋白酶消化的结果，这种自我消化过程是溃疡形成的直接原因。

（3）某些化学因素的损伤作用：某些药物如阿司匹林等非甾体抗炎药（NSAID）可引起胃黏膜的损害。这些药物除了对胃肠黏膜的直接刺激和损伤外，还能通过抑制内源性前列腺素的合成、降低胃和十二指肠黏膜血流量以及削弱胃黏膜屏障功能使胃黏膜的保护作用受到损害。

乙醇可引起胃黏膜微静脉收缩，导致血流淤滞及黏膜缺血，破坏胃黏膜屏障；还能抑制环氧合酶活性而阻碍前列腺素的合成。

2. 防御因子作用减弱

（1）胃黏膜保护功能减弱：胃黏膜屏障和黏液—HCO_3^- 屏障完整是胃黏膜保护的结构基础。若黏膜细胞自身受损及攻击因子的作用使黏膜屏障功能破坏，则引起 H^+ 的回渗，加速自身消化，从而导致溃疡形成。

（2）胃黏膜血供障碍：正常胃黏膜血流对维持黏膜内正常酸碱度、增强黏膜抵抗力具有重要作用。胃黏膜屏障功能正常必须依靠充足的血液供应。胃黏膜血供减少后，胃黏膜抵抗力降低，易受胃酸侵蚀，常引起胃黏膜溃疡。

（3）其他防御因子作用减弱：胃黏膜合成的内源性前列腺素能抑制胃酸的分泌，刺激胃黏液、糖蛋白及 HCO_3^- 分泌，引起血管扩张，增加血流量，促进胃黏膜细胞内 DNA、RNA 和蛋白质合成，增强胃黏膜上皮对攻击因子的抵抗力。表皮生长因子（EGF）能抑制胃酸分泌，促进黏膜细胞和壁细胞增殖，增强细胞保护作用。生长抑素能够抑制胃酸、胃泌素的分泌，具有保护胃黏膜作用。上述防御因子若合成、分泌减少，必将减弱胃黏膜的保护功能，促进溃疡的形成。

二、实验室检查

1. 胃酸检测

胃酸是引起胃和十二指肠黏膜损伤的主要因素。十二指肠溃疡患者常有胃酸分泌过多，其基础胃酸分泌量（BAO）和最大胃酸分泌量（MAO）均明显增高。有高胃酸分泌的十二指肠溃疡患者发生出血、穿孔等并发症的机会较大；十二指肠溃疡手术后若 BAO 仍 >5 mmol/h、MAO >15 mmol/h 时，应考虑溃疡复发的可能。胃溃疡患者胃酸分泌多正常或稍高于正常，但有些患者胃酸分泌不增反降，可能原因是这些患者胃黏膜结构的缺陷使 H^+ 自胃反向弥散入黏膜。

2. Hp 检测

胃溃疡患者 Hp 检出率可达 72% ~100%，十二指肠溃疡为 73% ~100%。Hp 检测还有助于观察溃疡愈合及复发情况。

3. 胃蛋白酶原和胃蛋白酶检测

血清 PGⅠ高者易发生十二指肠溃疡，而胃溃疡患者多为 PGⅡ增高、PGⅠ/PGⅡ降低。胃溃疡时胃蛋白酶多正常，十二指肠溃疡时胃蛋白酶明显增高。

4. 血清胃泌素检测

胃溃疡患者血清胃泌素较正常人稍高，而十二指肠溃疡患者餐后应答较正常人为强。血清胃泌素水平一般与胃酸分泌成反比，高胃泌素血症的胃溃疡患者基础胃酸分泌不高，甚至降低。

（李　芳）

第三节　胰腺炎

胰腺炎可分为急性和慢性两类，急性胰腺炎可复发但一般不会进展为慢性，而慢性胰腺炎为慢性损害引起，即使已将病因去除，仍持续存在并常有发展。

一、病因和发病机制

（一）急性胰腺炎病因和发病机制

急性胰腺炎是指各种原因导致胰腺内酶原群激活，发生胰腺自身及其周围脏器的自我消化而引起的炎症性疾病，是一种常见的急腹症。临床上根据病理变化一般分为单纯水肿型胰腺炎和出血坏死型胰腺炎两类。前者常见，以突发的上腹部疼痛，恶心，呕吐及血清、尿淀粉酶升高为主要表现，病程 1 周左右，预后良好。后者少见，但病情严重，易并发休克、腹膜炎等，病死率高。

1. 梗阻与反流

约 50% 的急性胰腺炎由胆结石、胆道炎症和胆道蛔虫引起，尤以胆结石最为常见。上述疾病可引起壶腹部梗阻，以及胆汁潴留超过胰管压力，倒流入胰管，激活胰酶。

2. 酗酒和暴饮暴食

可使胰液分泌过多，酗酒还可引起十二指肠乳头水肿与 Oddi 括约肌痉挛，如伴呕吐可导致十二指肠内压骤增，引起十二指肠液反流激活胰酶而致病。

3. 感染

肝胆炎症时病原菌可通过淋巴管进入胰腺，也可发生血行性感染，或肠道细菌由寄生虫携带入胰管。一些急性传染病如流行性腮腺炎、病毒性肝炎以及柯萨奇病毒感染等可伴有急性胰腺炎。

4. 内分泌与代谢障碍

任何引起高钙血症的原因（如甲状旁腺肿瘤、维生素 D 过量等）均可产生胰管钙化，增加胰液分泌和促进胰蛋白酶原激活。家族性高脂血症可使胰液内脂质沉着，引发急性胰腺炎。

5. 药物

一些药物如利尿药、肾上腺皮质激素、四环素、硫唑嘌呤等通过不同机制对胰腺造成毒性损害。

6. 手术与创伤

损伤胰腺血管，胰胆管造影（ERCP）也可引发急性胰腺炎。

各种病因引起的急性胰腺炎虽然致病途径不同，但却具有共同的发病过程，即胰腺各种消化酶被激活所导致的自身消化作用。

（二）慢性胰腺炎病因和发病机制

慢性胰腺炎是由各种原因引起的胰腺组织结构和功能持续性、进行性和不可逆性损害。其临床表现主要为长期反复发作的腹痛、腹泻、消瘦、糖尿病等。慢性胰腺炎的发病因素与急性胰腺炎相似，主要有胆道疾病、酒精中毒、甲状旁腺功能亢进、高脂血症、手术和外伤、遗传因素等，大多由急性胰腺炎长期存在或反复发作而致。此外，尚有 10% ~30% 病因不明的特发性胰腺炎。

二、实验室检查

胰腺疾病的生物化学诊断方法近年来虽有很大发展，但都有一定的局限性，胰腺酶检测和胰腺外分泌功能试验仍是常用的诊断方法。胰腺酶检测包括淀粉酶、脂肪酶、蛋白酶等检测。胰腺外分泌功能试验主要用于诊断慢性胰腺炎及胰腺癌等病变所致的胰腺外分泌功能障碍。

1. 酶学检测

（1）淀粉酶：血清淀粉酶测定是急性胰腺炎的重要诊断指标之一，淀粉酶活性升高的程度与胰腺炎损伤程度不一定成平行关系，但活性愈高，诊断的正确率愈高。慢性胰腺炎早期淀粉酶活性可一过性增高，后期可不增高或增高不明显。

（2）脂肪酶：血清脂肪酶活性在急性胰腺炎发病后 2 ~12 小时升高，24 小时达峰值，一般可持续 8 ~15 天。脂肪酶活性升高与淀粉酶基本平行，特异性高于淀粉酶。肾小球滤过的脂肪酶可被肾小管全部重吸收，所以尿中一般测不到脂肪酶活性。因脂肪酶在急性胰腺炎病程中持续升高的时间比淀粉酶长，故测定血清脂肪酶可用于急性胰腺炎后期的诊断，特别是在血清淀粉酶和尿淀粉酶已恢复正常时，更有诊断意义。此外，有些疾病如腮腺炎伴发腹痛时，可用脂肪酶作鉴别诊断，因为单纯腮腺炎时，只表现为淀粉酶升高而脂肪酶正常。

（3）胰蛋白酶：虽然胰液中含有大量的胰蛋白酶，正常时却很少进入血循环。血清放射免疫法测定参考值<400 μg/L，急性胰腺炎时可增高10~40倍，阳性率约为淀粉酶的2倍。检测尿中的胰蛋白酶原-2方法简单、灵敏度高，与胰腺炎的严重程度有很好的相关性。有研究报道急性胰腺炎时尿胰蛋白酶原-2检测的特异性为95%，敏感性为94%，优于淀粉酶，是1个比较敏感而特异的诊断指标，可作为急诊时的筛选试验。

（4）磷脂酶A_2：磷脂酶A_2由胰腺腺泡合成，以前磷脂酶A_2的酶原形式由胰腺分泌，其激活时在氨基端裂解下来的一段多肽称为磷脂酶A_2活性肽（PLAP）。急性胰腺炎时磷脂酶A_2活性升高，其升高水平与疾病严重程度、预后密切相关，诊断急性坏死型胰腺炎的敏感性为75%，特异性为78%，阳性预测值71%。PLAP的浓度可反映磷脂酶的激活情况，利用放射免疫法测定尿PLAP的峰值出现在急性胰腺炎发作后12~24小时，且与疾病的严重程度正相关，是较灵敏的诊断指标。

2. C反应蛋白检测

C反应蛋白（CRP）是组织损伤和炎症的非特异性标志物，近期的研究揭示CRP水平对急性胰腺炎的早期诊断很有价值，并有助于评估病情的严重程度。以CRP浓度120 mg/L作为区别水肿型和坏死型急性胰腺炎的临界值，其诊断准确率达85%。CRP检测方法简便，适合作为胰腺炎患者的常规检查。其他急性时相反应蛋白如α_2巨球蛋白、纤维蛋白原、α_1抗胰蛋白酶、α_1抗糜蛋白酶等对急性胰腺炎的诊断价值与CRP相似。

3. 其他生化检查

暂时性血糖升高常见，可能与胰岛素释放减少和胰高血糖素释放增加有关。持久的空腹血糖>10 mmol/L反映胰腺坏死，提示预后不良。高胆红素血症可见于少数患者，多于发病后4~7天恢复正常。血清AST、LDH可增加。暂时性低钙血症（<2 mmol/L）常见于重症急性胰腺炎，低血钙程度与临床严重程度平行，若血钙<1.5 mmol/L以下提示预后不良。急性胰腺炎时可出现高三酰甘油血症，这种情况可能是病因或是后果，后者在急性期过后可恢复正常。

4. 胰腺外分泌功能试验

胰腺外分泌功能试验分为直接试验和间接试验，直接分泌试验是利用胃肠激素直接刺激胰腺测定胰液和胰酶的分泌量作为判断胰腺疾病的参数。间接试验是应用试餐刺激胃肠分泌胃肠激素进而测定胰腺外分泌功能，或者基于胰腺功能降低使粪中未吸收食物（蛋白、脂肪）增加，血、粪中酶含量降低，一些合成物质（月桂酸荧光素、核素标记底物）在肠腔被胰酶分解，通过测定血、尿、粪、呼气中这些被水解物质的浓度降低程度来评估胰腺外分泌功能。主要有下列试验。

（1）胰泌素试验：用胰泌素刺激胰腺后，观察胰液分泌量，HCO_3^-和胰酶的含量。如HCO_3^-排出<10 mmol/20 min，或胰液量<80 mL/20 min则提示分泌功能受损。

（2）Lundh试验：用特定饮食刺激胰腺分泌，从双腔管抽吸胰液，测定其中某些胰酶的活力。此法费时，烦琐，现渐少用。

（3）胰功肽试验（N-苯甲酰-L酪氨酰对氨苯甲酸，简称BT-PABA试验）：BT-PABA是一种人工合成肽，口服后经胰液的作用可分解成PABA，自小肠吸收而从尿中排泄。当胰腺外分泌功能减退、糜蛋白酶分泌不足时，可致尿PABA含量减少，约为正常量的60%。此方法简便易行，近来多用此法。

（4）血清胆囊收缩素—胰泌素（CCK-PZ）含量测定：免疫法测定血中CCK-PZ含量为

当前诊断胰腺炎的较好方法。由于本病胰酶分泌减少，对 CCK-PZ 的反馈性抑制消失或减弱，故血清中 CCK-PZ 浓度明显高于参考值（60 pg/mL）。

（佟秀凤）

第四节 胰腺癌

胰腺癌是恶性程度很高的消化道肿瘤，由于胰腺的解剖位置比较深，在早期癌肿不易发现，且该病的症状无特异性，癌肿呈多中心扩散，是预后最差的恶性肿瘤之一。近年来，胰腺癌发病率在国内外呈上升趋势，每 10 年约增加 15%。

一、病因和发病机制

胰腺癌病因与发病机制至今未明。临床资料分析表明，可能是多种因素长期共同作用的结果，大量吸烟、饮酒、饮咖啡者，糖尿病患者、慢性胰腺炎患者发病率较高。胰腺癌的发生率也可能与内分泌有关，其根据是男性发病率较绝经期前的女性为高，女性在绝经期后发病率上升，长期接触某些化学物质如 F-萘酸胺、联苯胺、烃化物等可与胰腺癌有关。遗传因素与胰腺癌的发病也有一定关系。

分子生物学研究提示，癌基因激活与抑癌基因失活以及 DNA 修复基因异常在胰腺癌的发生中起重要作用，如 90% 的胰腺癌患者可有 K-ras 基因第 12 密码子的点突变。

二、实验室检查

1. 糖蛋白类抗原标志物

与胰腺癌诊断相关的糖蛋白类抗原主要有 CA19-9、CA242、CA50、CA72-4 等。其中 CA19-9 是目前临床上最有诊断价值也是应用最多的一种肿瘤相关抗原，其血清临界值为 37 kU/L，肿瘤普查的分界值为 120 kU/L，高于此值者，应高度怀疑胰腺癌。CA19-9 诊断胰腺癌的敏感性超过 90%，但特异性较低，约 75%，胆、胰良性疾病，胃肠道良、恶性病变时也可升高。血清 CA19-9 水平也是判断预后的重要指标，如果肿瘤切除后 CA19-9 降至正常，预后较好。CA242 的血清分界值为 20 kU/L，诊断胰腺癌的敏感性为 74%，特异性为 91%，虽然与 CA19-9 相比敏感性稍差，但特异性较高，且在良性肝、胆、胰疾病时升高不如 CA19-9 显著，也是较好的胰腺癌诊断指标。

2. 基因类标志物

胰腺癌相关的原癌基因主要有 k-ras、c-myc、c-fos 等，阳性表达与胰腺癌关系最密切的为 k-ras。通过细针穿刺活检获得胰组织进行 k-ras 突变的检测阳性率可在 90% 以上，远高于其他肿瘤的突变率。抑癌基因 p53、p16 在 50% 以上的胰腺癌中存在失活现象。约 70% 胰腺癌存在 p53 突变。

3. 其他标志物

乳铁蛋白是一种含铁黏蛋白，存在于胰液和其他外分泌液中，胰腺癌患者胰液中的乳铁蛋白占胰液总蛋白的浓度百分比较慢性胰腺炎明显降低，是临床鉴别胰腺癌和慢性胰腺炎的方法之一。

（蒋丽鑫）

第五节　慢性肝炎

慢性肝炎（CH）不是一种独立的疾病，而是一组由多种病因导致的临床病理综合征。CH 临床表现轻、重程度差别很大，既有特异的临床表现，也有共同的临床表现，轻者无临床症状，重者出现肝衰竭。急性肝炎病程超过 6 个月，或原有乙型、丙型、丁型肝炎或 HBsAg 携带史，本次又因同一病原再次出现肝炎症状、体征及肝功能异常者可以诊断为 CH。

一、慢性病毒性肝炎

在我国 CH 大多数是由乙型和丙型肝炎病毒感染而引起，药物性肝炎次之，而自身免疫性肝炎较少见。乙型和丙型肝炎病毒引起的 CH 占 80% 左右。

（一）病因

可导致 CH 的因素较多，在我国主要为嗜肝病毒所致。

1. 病毒感染

乙型、乙型 + 丁型、丙型肝炎病毒，其他未知病毒。

2. 药物

异烟肼、甲基多巴、呋喃妥因、丙硫氧嘧啶、双醋酚酊、乙醇等。

3. 免疫性

自身免疫性肝炎、原发性胆汁性肝硬化、原发性硬化性胆管炎。

4. 遗传及代谢性

Wilson 病、α_1-抗胰蛋白酶缺乏症、脂肪肝。

5. 其他

CH（隐源性）、特殊类型 CH。

（二）临床表现及分度

中华医学会修订的《病毒性肝炎防治方案》中，根据肝功能损害的程度结合临床表现，将 CH 分为轻度、中度、重度 3 种。

1. 轻度

临床症状、体征轻微或缺如，肝功能指标仅 1 项或 2 项异常。

2. 中度

症状、体征、实验室检查介于轻度和重度之间。

3. 重度

有明显或持续的肝炎症状，如乏力、纳差、腹胀、尿黄、稀溏大便等，伴有肝病面容、肝掌、蜘蛛痣、脾肿大并排除其他原因，且无肝门脉高压症者。实验室检查：血清丙氨酸氨基转移酶（ALT）和（或）天冬氨酸氨基转移酶（AST）反复或持续升高，血清清蛋白降低，球蛋白明显升高，A/G 异常。除上述条件外，凡血清 Alb≤32 g/L、血清胆红素大于正常上限 5 倍、凝血酶原时间活性 40% ~60%、胆碱酯酶 <2 500 U/L，4 项指标中有任何 1 项达上述程度者，即可诊断为重度 CH。

（三）实验室检查

1. 血清酶学

（1）血清 ALT 是反映肝损伤的一个很灵敏的指标，临床上主要用于肝疾病的诊断。一般而言，急性肝炎时血清 ALT 高低与临床病情轻重相平行，且往往是肝炎恢复期最后降至正常的酶，是判断急性肝炎是否恢复的很好指标；而在 CH 时，AST 升高超过 ALT，计算 DeRitis 比值，即 AST/ALT 之比，对于急、慢性肝炎的诊断、鉴别诊断以及判断转归有特别价值。急性肝炎时 DeRitis 比值 <1，CH 时 DeRitis 比值 >1。

（2）此外，在慢性肝细胞损伤时，卵磷脂胆固醇酰基转移酶、胆碱酯酶（CHE）活性因酶合成减少而降低。

（3）γ-谷氨酰基转移酶（GGT）在反映慢性肝细胞损伤时常较转氨酶敏感。因 GGT 存在于肝细胞微粒体中，当慢性肝病有活动性病变时，诱导微粒体 GGT 合成增加，导致其活性升高。在急性肝炎恢复期 ALT 活性已复常，如发现 GGT 活性持续升高，提示肝炎慢性化；CH 即使 ALT 正常，如 GGT 持续不降，在排除胆道疾病情况下，提示病变仍在活动；肝细胞严重损伤、微粒体破坏时，GGT 合成减少，故重症肝炎晚期或肝硬化时 GGT 反而降低。

（4）乳酸脱氢酶（LD），临床上测定 LD 及其同工酶可用于肝疾病的诊断和鉴别诊断。CH 时 LD_5 升高，且 $LD_1 < LD_3$。

2. 胆红素

通常血清胆红素水平与肝细胞坏死程度相关，但需与肝内和肝外胆汁淤积所引起的胆红素升高鉴别。肝衰竭患者血清胆红素常呈进行性升高，而血清转氨酶下降，甚至正常。出现胆红素与 ALT 和 AST 相悖的“胆—酶分离”现象，提示疾病预后不良。

3. 凝血酶原时间及活动度

凝血酶原时间（PT）是反映肝脏凝血因子合成功能的重要指标。凝血酶原活动度（PTA）是 PT 的计算指标，二者对判断疾病进展及预后有较大价值。近期内 PTA 进行性降至 40% 以下为肝衰竭的重要诊断指标之一，20% 患者提示预后不良。

4. 血清蛋白水平

血清清蛋白代表肝合成功能，反映肝储备功能。CH 时血清清蛋白下降，A/G 比值降低，甚至倒置。

5. 甲胎蛋白（AFD）

甲胎蛋白是胎儿体内出现的一种碱性“胚胎性”蛋白，出生后迅速下降至正常水平。慢性肝病 AFP 明显升高往往提示癌变，可用于监测肝癌发生。但 AFP 升高也可提示大量肝细胞坏死后的肝细胞再生，是重症肝病预后良好的标志。临床应用时应注意 AFP 升高的幅度、持续时间、动态变化及其与 ALT、AST 的关系，并结合患者的临床表现和 B 超等影像学检查结果进行综合分析。CH 实验室检查异常程度见表 10-1。

表 10-1　慢性肝炎实验室检查异常程度参考指标

项目	轻度	中度	重度
ALT 和（或）AST（U/L）	≤正常 3 倍	>正常 3 倍	>正常 3 倍
总胆红素（μmol/L）	≤正常 2 倍	>正常（2~5）倍	>正常 5 倍

续表

项目	轻度	中度	重度
清蛋白（g/L）	>35	32～35	<32
A/G 比值	>1.4	1.0～1.4	<1.0
PTA（%）	>70	70～60	40～60
CHE（U/L）	>5 400	4 500～5 400	≤4 500

二、自身免疫性肝炎

自身免疫性肝炎（AIH）是一种病因不明的肝慢性炎症，以高免疫球蛋白血症、循环自身抗体为特征。AIH 典型患者往往是 15～35 岁年轻妇女（80%），或闭经期女性，但男性和儿童也可发病。起病往往隐匿，约 50% 以上的患者就诊时伴有黄疸。常见食欲减退、乏力、恶心、体重下降、腹痛、瘙痒、关节痛。多数闭经期前妇女见闭经、鼻出血、牙龈出血和皮下出现紫癜。主诉右上腹痛，并有压痛，约有 20% 的患者伴有低热。AIH 常并发肝外自身免疫性疾病。

（一）AIH 的分类与特点

1. 分类

自身抗体为 AIH 的特殊标志，根据自身抗体可将 AIH 分 3 型。Ⅰ型：最常见，以抗核抗体（ANA）和（或）平滑肌抗体（SMA）阳性为特征。Ⅱ型：一般多发生于儿童及青年，儿童期发病超过 50%，其特征是出现抗肝—肾微粒体 1 型抗体（LKM1）和（或）抗肝细胞胞质抗原 1 型抗体。Ⅲ型：特征为抗可溶性肝/肝—胰抗原抗体阳性。

2. 特点

（1）女性多见（女：男 >8 ：1）。

（2）高球蛋白血症，伴有器官特异性抗体（如肝细胞膜抗体、抗肝细胞脂蛋白抗体、抗 LKM1 等）。

（3）器官非特异性自身抗体（如 ANA、SMA 等）。

（4）家族常伴有各种自身免疫性疾病，如溶血性贫血、溃疡性结肠炎、甲状腺炎等。

（5）肝组织学有明显活动性病变。

（6）发病与 HLA-B_8/DR_3 有明显的遗传连锁性。

（7）各种嗜肝病毒血清标志物阴性。

（8）应用免疫抑制药治疗有一定效果，可缓解病情。

（二）病因及发病机制

AIH 的病因和发病机制尚不明确，目前认为遗传易感性是主要因素，AIH 存在明显的家族成员集中发病现象。近年发现嗜肝病毒感染伴有自身免疫现象，认为这些病毒有可能诱发 AIH，病毒的感染可能是病变的启动因子，特别是发现Ⅰ型单纯疱疹病毒可能是某些 AIH 的诱发因素，这类 AIH 主要见于儿童。

此外，发现一些药物可诱发与 AIH 类似疾病，如酚丁、甲基多巴、呋喃妥因、替尼酸、二肼苯哒嗪、双氯芬酸，以及新近认识到的米诺环素。

（三）实验室检查

1. 生化检测

（1）AIH 转氨酶升高要比胆红素和碱性磷酸酶升高显著得多；有症状的患者 ALT 常高于正常 10 倍以上，ALT 常高于 AST。

（2）血清胆红素中度升高，但有些 AIH 病例则表现为胆汁淤积，以高水平结合胆红素并伴有 GGT 与 ALP 上升为特点，此时应注意与肝外阻塞、淤胆型病毒性肝炎、原发性胆汁性肝硬化（PBC）、原发性硬化性胆管炎（PSC）的鉴别。

（3）高球蛋白血症，尤其是 γ 球蛋白和 IgG 的升高，儿童常见 IgA 的不完全缺乏。清蛋白正常，总蛋白升高也不少见。高球蛋白血症为多克隆性，很少为单克隆性升高，这对于鉴别诊断有重要价值。

2. 血清免疫学检查

对于确诊、鉴别诊断和分型十分重要。

（1）ANA：30% ~50% AIH 患者阳性，是Ⅰ型 AIH 的特征。

（2）抗 LKM1：20% AIH 患者出现阳性，是Ⅱ型 AIH 的标志。

（3）SMA、抗可溶性肝抗原抗体（SLA）和抗-LP：见于 ANA 和抗 LKM1 阴性 AIH。

（4）鉴别 PBC：特别是在其他自身抗体均为阴性时，可检测抗线粒体抗体（AMA）。

（5）为估计疗效和预后：可做肝活体组织免疫组化检查，如 HAV-IgM、HBsAg、抗 HCV 等，排除甲型、乙型或丙型肝炎病毒感染。

在 PBC、PCS、Wilson 病及血色素沉着症等疾病也可出现不同的自身抗体，此时应注意鉴别诊断。

（曹荣祎）

第六节　肝纤维化与肝硬化

肝纤维化是一个可逆的创伤修复反应，其特征是细胞外基质，特别是胶原成分过度积累，细胞外基质包括胶原、非胶原糖蛋白、蛋白多糖及弹性硬蛋白等。肝纤维化不是一种独立的疾病，而是许多慢性肝病的共同病理过程，发生在几乎所有的慢性肝损伤之后。肝星状细胞（HSC）的活化是肝纤维化过程的中心事件。现在逐渐明确的是，不仅肝纤维化可逆，而且肝硬化可能也是可逆的。然而，到底肝纤维化或肝硬化的哪一阶段将不再可逆，目前还不清楚。

如果肝组织弥散性纤维化同时伴有肝小叶结构的破坏（假小叶形成），则称为肝硬化，是慢性肝损害的末期表现。

一、病因

1. 感染性

如乙型、丙型和丁型病毒性肝炎，血吸虫病，先天性或三期梅毒等。

2. 遗传性和代谢性

如血色病、Wilson 病、α_1-抗胰蛋白酶缺乏症等。

3. 化学毒物性

慢性酒精性肝病、慢性药（毒）物性肝病。

4. 免疫性

AIH、PBC、PSC 等。

5. 其他

慢性充血性心力衰竭、非乙醇性脂肪肝、原（继）发性胆道梗阻、肉芽肿性肝脏疾病。

二、发病机制

1. 缺氧和炎症刺激导致胶原纤维合成增强

肝中含量较高的胶原成分包括Ⅰ型、Ⅲ型、Ⅳ型、Ⅴ型、Ⅵ型、Ⅷ型胶原和Ⅹ型胶原，而肝纤维化时以Ⅰ型及Ⅲ型胶原增加为主。

2. 细胞因子

Kuffer 细胞分泌的多种细胞因子可调节肝细胞再生和胶原合成，同时细胞再生和胶原形成之间的平衡还涉及许多遗传因素，这已成为肝细胞对损伤反应的独立病原因素。此外，细胞外基质中纤维连接蛋白（FN）的沉积、肝细胞和胆管上皮细胞内角蛋白异常表达等都与肝纤维化有关。

3. 其他

无论何种病因，被激活的 HSC 是肝瘢痕最关键的细胞来源。

三、临床表现

肝纤维化临床表现差异极大，轻症可无临床表现，重者可出现黄疸、腹腔积液、肝门静脉高压症、出血倾向与肝性脑病等。肝纤维化进一步发展形成肝硬化，根据病情轻重，可分为代偿性与失代偿性两类。

1. 代偿性肝硬化

症状轻且无特异性。常见的有乏力和消化道症状，如食欲减退、腹胀、厌油、嗳气等。肝区疼痛较常见，肝轻度肿大，质偏硬，脾肿大。这些症状多因劳累、感染而诱发，经适当休息、治疗可缓解。

2. 失代偿性肝硬化

（1）全身症状：乏力为早期症状，体重下降往往随病情进展而逐渐明显。

（2）消化道症状：食欲缺乏为常见症状，腹腔积液是肝硬化由代偿转化为失代偿的重要标志之一，可伴有腹胀、腹泻和腹痛。

（3）出血倾向：可有牙龈、鼻腔出血，皮肤紫癜，女性月经过多等，主要与肝合成凝血因子减少及脾功能亢进导致血小板减少有关。

（4）内分泌紊乱症状：男性可有性功能减退，女性可出现闭经。

（5）侧支循环开放：是肝门静脉高压症的特征性表现。多种并发症包括：①食管—胃底静脉曲张破裂出血，为最常见的并发症；②感染；③肝性脑病，为最常见的死亡原因；④电解质、酸碱平衡紊乱；⑤原发性肝癌；⑥肝肾综合征；⑦肝肺综合征；⑧肝门静脉血栓形成。

四、实验室检查

1. 肝功能相关检查

（1）蛋白质代谢：清蛋白降低、A/G 倒置，血清蛋白电泳中可见 α_2 球蛋白和 γ 球蛋白增加；肝实质损害使凝血因子合成障碍，导致PT延长，且维生素K不能纠正；氨基酸代谢紊乱，芳香族氨基酸升高，而支链氨基酸下降。

（2）糖代谢：可继发糖代谢紊乱，表现为葡萄糖耐量受损或肝源性糖尿病。

（3）脂肪代谢：肝硬化时内源性胆固醇合成减少，酯化作用减弱，导致血浆中胆固醇浓度降低，胆固醇酯含量减少。

（4）胆红素及胆汁酸代谢：血清胆红素不同程度升高；胆汁酸代谢障碍，导致血清胆汁酸浓度升高。

（5）血清酶活性：转氨酶轻至中度升高，以ALT升高较明显，肝细胞严重坏死时则AST升高更明显，肝硬化时DeRitis比值≥2；临床上测定LD及其同工酶可用于肝脏疾病的诊断和鉴别诊断，肝硬化时仅表现LD_2下降和LD_5升高。

（6）其他功能：肝硬化晚期易出现低钠血症、低钾血症、低镁血症、低钙血症等电解质紊乱现象。

2. 胶原、基质成分代谢的相关检测

目前常用的如下。

（1）透明质酸（HA）：慢性肝病时，肝间质母细胞增生，合成HA明显增多，同时肝细胞受损，对血中HA摄取及降解障碍。正常参考区间为2～115 ng/mL。

（2）层黏蛋白（LN）：是细胞外间质中基膜的主要成分。肝纤维化倾向时，LN合成和沉积大大增加。正常参考区间为48～114 ng/mL。

（3）Ⅲ型前胶原：其血清中含量反映肝纤维化的程度和活动性。正常参考区间为41～163 ng/mL。

（4）Ⅳ型胶原：是血管基膜的主要成分，肝纤维化倾向时，血中Ⅳ型胶原明显增多。正常参考区间为13～74 ng/mL。

3. 细胞因子

细胞因子在肝纤维化发展过程中发挥重要作用，其中较重要的有：转化生长因子β、肿瘤生长因子α、表皮生长因子以及结缔组织生长因子等。

迄今为止，还没有任何单一胶原或细胞因子可作为肝纤维化的理想标志物，因此临床常用多种指标联合检测，如强调HA、Ⅲ型前胶原、Ⅳ型胶原以及LN等联合应用。

（汤海蒂）

第七节 酒精性肝病

酒精性肝病（ALD），又称乙醇性肝病，是由于长期大量饮酒所致。初期通常表现为脂肪肝，进而可发展成酒精性肝炎、酒精性肝纤维化和酒精性肝硬化。本病在欧美等国多见，近年我国的发病率也有上升。

一、病因和发病机制

乙醇主要通过其代谢产物乙醛致肝细胞坏死、继发炎症而导致肝纤维化。

1. 乙醛毒性作用

乙醛是乙醇在肝内代谢的中间产物，其毒性作用表现如下。

（1）引起肝细胞线粒体损伤，使呼吸链和脂肪酸氧化能力降低；同时降低线粒体乙醛代谢率，导致乙醛浓度再次上升，线粒体功能进一步削弱，呼吸链和脂肪酸氧化能力进一步降低，形成恶性循环。

（2）与儿茶酚胺缩合形成类似吗啡的前体物质（四氢异喹啉），这是成瘾原因。

（3）使5-羟色胺代谢障碍，产生具有幻觉作用的四氢-β-咔啉，引起酒后各种精神障碍。

（4）内源性儿茶酚胺释放，刺激交感神经，可能是引起酒精性心肌病的一个原因。

（5）对肝和脑辅酶A活性具有抑制作用，还能抑制脑内 Na^+-K^+-ATP 酶活性。

（6）导致慢性饮酒者维生素 B_6 缺乏。

（7）引起酒精戒断症状等。

2. $NADH/NAD^+$ 比值改变

乙醇在体内经乙醇脱氢酶催化生成乙醛，再通过乙醛脱氢酶氧化生成乙酸。此反应产生大量 H^+，将 NAD^+ 还原为NADH，导致 $NADH/NAD^+$ 比值增加，进而产生一系列代谢紊乱。如丙酮酸被增多的NADH还原成乳酸，易致乳酸性酸中毒。

3. 对糖、蛋白质、水电解质、维生素及药物代谢的影响

过量的乙醇在机体内还可引起酒精性低血糖、蛋白质代谢障碍、水电解质平衡紊乱、维生素代谢及药物代谢紊乱等。

4. 酒精性肝损伤

包括酒精性脂肪肝、酒精性肝炎，少数可发展为肝硬化。

（1）酒精性脂肪肝：①大量摄入乙醇，通过儿茶酚胺作用引起末梢组织脂肪动员增加，同时伴有高脂血症发生；② $NADH/NAD^+$ 比值增大，增加磷酸二羟丙酮向α-磷酸甘油的转化，合成三酰甘油的原料增多；同时乙酰辅酶A过剩，脂肪酸合成和酯化增强；③ $NADH/NAD^+$ 比值增大，使三羧酸循环受抑制和脂肪酸氧化降低；④脂蛋白合成及分泌减少。

（2）酒精性肝炎：①乙醇和乙醛造成线粒体损伤，导致肝细胞坏死；②酒精性肝损伤时，肝内脂肪量增加，胞液蛋白质储留和分泌障碍，主要为清蛋白和转铁蛋白；③乙醇引起的代谢亢进造成耗氧量增加，缺氧进一步加重肝细胞坏死；④乙醇在微粒体氧化过程中，氧自由基的增加可使细胞膜或亚细胞膜上脂质过氧化，引起肝损伤；⑤酒精性肝损伤时，可有细胞因子、炎症介质及免疫机制参与。

二、临床表现

ALD患者的临床表现没有特异性，患者可无明显症状，部分酒精性肝硬化患者因并发症就诊或体格检查时被偶然发现。ALD患者也可出现乏力、食欲减退、体重减轻、腹胀、恶心、肝区隐痛不适，以及皮肤、巩膜黄染等症状。

体格检查可无明显异常，肝肿大是ALD患者最常见的体征，可见于75%以上的患者。其他表现有脾肿大、腹腔积液、肝性脑病；食管胃底静脉曲张所致胃肠道出血；凝血因子异常所致出血倾向；厌氧菌所致自发性腹膜炎；男性乳房发育、睾丸萎缩和激素失调引起男性阴毛呈女性分布、蜘蛛痣、肝掌、腮腺肿大和掌挛缩。而黄疸的发生率则随疾病的进展而增加。肝门静脉高压症可能与肝窦状隙压缩有关。另外，少数ALD患者可表现为发热而无明确感染证据，这可能与乙醇诱导的细胞因子有关。

三、实验室检查

目前尚无对 ALD 既高度敏感又特异的诊断标志物。许多指标可用于 ALD 检测，结合长期酗酒史及临床表现可以作出 ALD 诊断。

1. 血清酶活性的改变

（1）血清转氨酶升高：ALD 患者 AST 及 ALT 可轻度升高，一般 <300 U/L，AST 升高更明显，DeRitis 比值 >2，这有助于鉴别 ALD 和病毒性肝炎及其他肝疾病。对于转氨酶显著增高（>300 U/L）的嗜酒者，即使 DeRitis 比值 >2，仍应考虑急性非酒精性肝损伤。DeRitis 比值 >3 强烈提示 ALD，AST 和 ALT 比值在 1 和 2 之间则与病毒性肝炎和肝硬化有重叠。

（2）线粒体 AST（ASTm）和谷氨酸脱氢酶（GLDH）活性升高：GLDH 主要定位于肝细胞线粒体中，因此，当乙醇对肝细胞线粒体有损害时，血清 GLDH 及 ASTm 明显升高。

（3）GGT 显著上升：是慢性乙醇肝损伤较为特异的指标。其增高的机制有二：一方面是因肝细胞损伤所致；另一方面是乙醇有诱导微粒体酶作用，诱导 GGT 增高。

（4）ALP 不同程度升高。

2. 血清乙醇浓度测定

血清乙醇浓度检测方法通常有酶法、呼气法、干化学法和气相层析法。由于乙醇易挥发，所以采集后的标本应立即密封并及时检测。乙醇检测方法学原理及方法学评价如下。

（1）酶法：有乙醇氧化酶法和乙醇脱氢酶法 2 种。氧化酶法是基于乙醇经氧化酶催化生成乙醛和 H_2O_2，后者经 Trinder 反应生成红色醌亚胺，500 nm 波长比色，以标准对照可计算出乙醇含量；脱氢酶法是利用乙醇脱氢酶催化乙醇和 NAD^+ 氧化成乙醛和 NADH，在 340 nm 波长测定 NADH 生成量，再推算出乙醇含量，此法适合于自动分析仪检测。

（2）气相层析法：可测定血清或全血乙醇含量，方法准确可靠。

（3）呼气法：呼出气体中的乙醇，使试剂或仪器中的重铬酸离子还原成绿色铬离子，表面乙醇氧化成乙酸，利用红外比色计测定吸光度值，计算出乙醇含量。此法用于交通违规者现场初筛。

3. 其他

90% 患者血中出现转铁蛋白异质体（一种无糖基结合的转铁蛋白）。此外，非特异性的检查有：高尿酸血症、高乳酸血症、高三酰甘油血症和低血糖等；免疫球蛋白：IgG 和 IgA 升高；电解质紊乱：低钾、低镁和低磷血症。

（刘　洋）

第八节　原发性肝癌

肝癌分为原发性和继发性两种。原发性肝癌（PHC）可分为来源于肝细胞的肝细胞癌、来源于胆管上皮的胆管细胞癌以及来源于二者的混合型肝癌。PHC 中 90% 以上为肝细胞癌。继发性肝肿瘤均为恶性，是由其他脏器的癌瘤转移到肝，或继发肝内转移，因此又称为转移性肝癌。

一、病因和发病机制

关于 PHC 的病因学，无论是流行病学或实验室研究，都集中在病毒感染、肝硬化、黄曲霉毒素（AFT）、遗传因素及环境和其他因素等方面。

1. 肝炎病毒感染

流行病学和实验室研究结果支持 HBV 与 PHC 之间有着明显且特异的关系。统计资料表明，80% 的 PHC 有持续 HBV 感染，PHC 发生率与 HBV 携带状态的流行存在正相关。应用分子杂交和基因克隆技术证实多数 PHC 患者，恶性细胞有 HBV-DNA 整合现象，有人认为 HBV-DNA 在肝细胞中整合是癌基因表达的前提。另外，HCV 与肝硬化、肝癌的关系更密切。

2. 肝硬化

LC 与 PHC 之间的密切关系，约 70% PHC 患者伴肝硬化。在我国 PHC 主要在病毒性肝炎后肝硬化基础上发生，在欧美国家常在酒精性肝硬化的基础上发生。已经提出肝硬化恶变病理机制的两种解释：一是肝硬化本身就是一种癌前疾病，不需其他因素作用，可由增生、间变而发展为癌。二是肝硬化时肝细胞的增殖周期加快，使细胞对外界环境致癌因素的敏感性增加，易引起 DNA 损伤，从而导致恶变。

3. 黄曲霉毒素

AFT 产生于黄曲霉菌。对许多动物来说，AFT 是最重要的肝脏致癌剂，其机制可能是通过环氧化作用与 DNA 发生共价连接。

4. 遗传因素

不同种族人群肝癌发病率不同。在同一种族中，肝癌的发病率也存在着很大的差别，常有家族聚集现象，但是否与遗传有关尚待研究。

5. 其他危险因素

如肝寄生虫病，寄生于肝小胆管可诱发原发性胆管细胞癌；一些化学物质如亚硝胺类、偶氮芥类、有机氯农药、胶质二氧化钍、酒精等均是可疑的致癌物质；某些药物如口服避孕药；某些遗传性疾病如 α_1-AT 缺陷症、遗传性血色病、迟发性卟啉皮肤病等。

二、临床表现

PHC 发病隐匿，早期缺乏典型症状，当患者就诊时，大部分都属于中晚期。

1. 症状

肝区疼痛；全身性表现，如乏力、消瘦、食欲减退、恶心、呕吐、腹胀、腹泻或便秘，尤以食欲减退与腹胀更常见；肝硬化征象；肝肿大；黄疸，黄疸常是胆管细胞癌首见症状。PHC 患者出现黄疸，则是晚期临床表现；伴癌综合征，主要表现为自发性低血糖症、红细胞增多症等；转移灶及并发症。

2. 体征

肝肿大是 PHC 最常见体征；肝动脉杂音，约 20% 的患者在肝上方可听到动脉杂音；腹腔积液；脾肿大；腹壁静脉曲张；慢性肝病体征，在有晚期肝硬化的 PHC 患者中十分突出，表现为慢性肝病面容、蜘蛛痣、肝掌、男性乳房发育和睾丸萎缩；Budd-Chiari 综合征。

三、实验室检查

一般可将肝癌标志物分为三类。第一类对肝癌有较高诊断价值。如 AFP 和异质体、GGT 同工酶Ⅱ（GGTⅡ）及异常的未羧基化凝血酶原等。AFP 不仅诊断特异性较强，还有助于疗效及预示复发的监测。GGTⅡ、DCP 虽不及 AFP 敏感，但与 AFP 联合检测诊断价值显著提高。第二类对肝癌诊断有一定价值，其特异性不高。如 α-L-岩藻糖苷酶和 α_1-AT。这类指标与 AFP 联合检测时对 AFP 阴性肝癌有辅助诊断作用。第三类对肝癌诊断有一定提示作用，如 5′-核苷酸磷酸二酯酶（5′-NPD）同工酶 V、醛缩酶（ALD）同工酶 A、同工铁蛋白等。

1. 甲胎蛋白（AFP）

AFP 是胎儿期由胎肝和卵黄囊所合成的糖蛋白，正常人血清 AFP＜25 μg/L（RIA 或 ELISA 法）。临床意义如下。

（1）约 70% PHC 患者血清 AFP 升高。另外，AFP 含量越高，提示肿瘤分化差，恶性程度高，病情重，术后远期生存率低。

（2）病毒性肝炎、肝硬化患者血清 AFP 可有不同程度升高，但大多＜100 μg/L。其原因是肝细胞的再生又重新具备合成 AFP 的能力，随着受损肝细胞修复，AFP 会逐渐恢复正常。动态观察血清 AFP 与 ALT 有助于 PHC 鉴别，如二者同步升高，但持续时间不长，随着 ALT 的恢复，AFP 也随之下降至正常，则活动性肝病可能性大；如二者曲线分离，ALT 下降或恢复正常后，AFP 不但不降，反而明显升高，则多为 PHC。

（3）其他疾病：妊娠、生殖系胚胎源性肿瘤、胃癌、胰腺癌、结肠癌、胆管细胞癌及妊娠等，血清 AFP 含量也可轻度升高。

2. AFP 异质体

PHC、转移性肝癌、胚胎细胞瘤和良性活动性肝病均可合成 AFP，但其糖链结构不同，对凝集素的结合力也不相同。这种不同糖链结构的 AFP 称为 AFP 异质体。检测 AFP 异质体的凝集素常用的有刀豆素 A（ConA）和扁豆凝集素（LCA）。采用亲和电泳或亲和层析技术，将人血清 AFP 分为 LCA 或 ConA 结合型和非结合型。临床意义：良性肝病血清中的大部分 AFP 属 LCA 非结合型，而 PHC 产生的 AFP 与 LCA 结合型不同程度增高，而非结合型比例较低。卵黄囊肿瘤和转移性肝癌，AFP 则主要为结合型。肝硬化或 PHC 患者血清中与 ConA 结合的 AFP 占大部分，而卵黄囊肿瘤和转移性肝癌患者血清，不能与 ConA 结合的 AFP 占比例更高（常为 50% 或更高）。这样，可用 LCA 结合试验来鉴别良恶性肝病，而用 ConA 结合试验鉴别 PHC 与转移性肝癌。

3. 血清酶学

GGT 的活性在胎肝和 PHC 中极高，提示 GGT 的胚胎性活力在肝癌细胞中得到恢复。用聚丙烯酰胺凝胶电泳（PAGE）可将血清 GGT 同工酶分为 12～13 条区带。其中 PHC 特异的是Ⅱ、Ⅱ′、Ⅰ带。在 AFP 高浓度的 PHC 患者中，GGTⅡ的检出率更高。即使在 AFP 低浓度 PHC 患者中，GGTⅡ也有较高的阳性率。肝癌时 DeRitis 比值≥3。LD 及其同工酶可用于鉴别诊断，肝癌时 LD_5 升高，$LD_1 > LD_3$。

4. 异常凝血酶原

由于异常凝血酶原（DCP）分子氨基端特定位置上的谷氨酸残基未被羧基化，缺乏与钙离子的结合能力，因此在凝血试验中无凝血活性。RIA 法一般不能测出正常人血清中 DCP，但可检测到肝癌、肝炎和肝硬化患者血清中的 DCP，慢性肝炎和转移型肝癌患者血清中的 DCP 阳性率很低。故可作为临床诊断及监测 PHC 的参考指标，尤其对 AFP 阴性或低浓度 AFP 的 PHC 患者更有意义，DCP 在早期肝癌中的敏感性不够理想。参考区间，RIA 法 < 145 μg/L。

5. 其他

α-L-岩藻糖苷酶（AFU）升高主要见于 PHC，且 AFU 活性高低与肝癌大小和 AFP 浓度无明显相关性，有些肝癌体积很小，但 AFU 活性却很高，因此检测血清 AFU 可作为 PHC 早期诊断的参考指标。肺癌、乳腺癌、子宫癌、肝硬化及糖尿病 AFU 也升高。妊娠期间血清 AFU 升高，分娩后迅速下降。

（李晓霞）

第十一章

肾脏疾病检验与诊断

第一节　肾小球肾炎

一、急性肾小球肾炎

（一）病因与发病机制

急性肾小球肾炎简称急性肾炎，是一组由不同病因致感染后免疫反应引起的急性弥漫性肾小球病变。肾小球内的免疫复合物激活补体，导致肾小球内皮细胞及系膜细胞增生，并可吸引中性粒细胞及单核细胞浸润，导致肾脏疾病。其特点为急性起病，患者出现血尿、蛋白尿、水肿和高血压，并可伴有一过性氮质血症。

本病常因β溶血性链球菌“致肾炎菌株”（常见为A组12型等）感染所致，常见于上呼吸道感染（多为扁桃体炎）、猩红热、皮肤感染（多为脓疱疮）等链球菌感染后，感染的严重程度与急性肾炎的发生和病变轻重并不完全一致。

（二）实验室检查

1. 尿液检查

尿沉渣镜检几乎均有红细胞增多、变形，尿蛋白量通常为1～3 g/24 h，尿蛋白多为非选择性。可见透明、颗粒或红细胞管型，少数病例在疾病早期可有较多白细胞和上皮细胞，但并非感染。

2. 肾功能检查

患者起病早期可因肾小球滤过率下降、水钠潴留致尿量减少（常在400～700 mL/d），少数患者甚至少尿（<400 mL/d）。肾功能可一过性受损，表现为氮质血症。1～2周后尿量渐增，肾功能于利尿后数日可逐渐恢复正常。仅有极少数患者可表现为急性肾衰竭，易与急进性肾炎相混淆。

3. 血清补体检测

起病初期C_3及总补体下降，8周内渐恢复正常，如病程超过8周C_3仍低，应考虑是否为其他类型肾炎，如膜增生性肾炎。C_3测定对急性肾炎的鉴别诊断和非典型性急性肾炎诊断具有重要意义，是肾炎综合征不可缺少的检查项目。

4. 抗链球菌溶血素“O”（ASO）检测

阳性率为70%～80%，ASO滴度通常在感染后10～14天开始升高，3～5周达高峰，其后逐渐下降，一般3～6个月恢复，有的病例可延迟至1年才恢复。早期使用青霉素治疗，ASO滴度升高不明显。

5. 其他

血浆清蛋白轻度下降，血清蛋白电泳多见清蛋白降低，γ球蛋白增高，少数病例有α球蛋白或β球蛋白增高并同时存在高脂血症。尿钠减少，一般可有轻度高钾血症。

二、急进性肾小球肾炎

（一）病因与发病机制

急进性肾小球肾炎（RPGN）为肾小球肾炎中最严重的类型，以急性肾炎综合征、肾功能急剧恶化、早期出现少尿性急性肾衰竭为临床特征。RPGN的发生率虽然不高，但预后较差。

本病是由多种原因导致的一组疾病，包括原发性急进性肾小球肾炎、继发于全身性疾病的急进性肾小球肾炎（如系统性红斑狼疮肾炎）和在原发性肾小球疾病（如系膜毛细血管性肾小球肾炎）的基础上形成广泛新月体，即病理类型转化而来的新月体性肾小球肾炎。根据免疫病理又可将RPGN分为以下3型。

1. Ⅰ型为抗肾小球基底膜型肾小球肾炎

由于抗肾小球基底膜抗体与肾小球基底膜（GBM）抗原结合，激活补体而致病。

2. Ⅱ型为免疫复合物型肾小球肾炎

因肾小球内循环免疫复合物沉积或原位免疫复合物形成，激活补体而致病。

3. Ⅲ型为少免疫复合物型肾小球肾炎

肾小球内无或仅微量免疫球蛋白沉积，50%～80%患者为原发性小血管炎肾损害，血清抗中性粒细胞胞质抗体（ANCA）阳性。

IgG、C_3在Ⅰ型呈线性沉积，Ⅱ型呈颗粒状沉积，Ⅲ型无沉积。

（二）实验室检查

RPGN患者常伴蛋白尿，尿蛋白量不等，多呈非选择性，尿沉渣镜检红细胞增多。血清肌酐、尿素氮快速进行性升高，肾小球滤过率快速进行性下降。常伴代谢性酸中毒，水、电解质平衡紊乱。

上述生化指标异常说明患者肾损害严重。RPGN型别诊断依赖免疫学检查，Ⅰ型抗GBM抗体阳性，Ⅲ型ANCA阳性。

三、慢性肾小球肾炎

（一）病因与发病机制

慢性肾小球肾炎简称慢性肾炎，起病方式各有不同，病情迁延，病变缓慢进展，可有不同程度的肾功能减退，最终将发展为慢性肾衰竭的一组肾小球疾病。

慢性肾炎的病因、发病机制和病理类型不尽相同，但起始因素多为免疫介导炎症。慢性肾炎有多种病理类型，常见类型有系膜增生性肾小球肾炎、系膜毛细血管性肾小球肾炎、膜性肾病及局灶性节段性肾小球硬化。病变进展至后期，所有上述不同类型病理变化均可转化为程度不等的肾小球硬化。

（二）实验室检查

患者多为轻度尿异常，尿蛋白常在1～3 g/d。尿沉渣镜检红细胞可增多，可见管型。肾小球滤过功能正常或轻度受损，这种情况可持续数年，甚至数十年，肾功能逐渐恶化并出现相应临床表现（如贫血、血压升高），进入尿毒症期。

四、无症状性血尿和（或）蛋白尿

无症状性血尿和（或）蛋白尿也称隐匿性肾小球肾炎，患者无水肿、高血压及肾功能损害，而仅表现为肾小球源性血尿和（或）蛋白尿的一组肾小球疾病。

本组疾病可发生于任何年龄，以青少年多见。可由多种病理类型的原发性肾小球疾病所致，但病理改变多较轻。单纯性血尿患者（仅有血尿而无蛋白尿），需做相差显微镜尿红细胞形态检查和（或）尿红细胞容积分布曲线测定，以鉴别血尿来源。无症状蛋白尿患者，需做尿蛋白定量和免疫电泳以区分蛋白尿性质，必要时应做尿本—周蛋白检查，确定是否为肾小球性蛋白尿。尿蛋白定量<1.0 g/d，以清蛋白为主，而无血尿者，称为单纯性蛋白尿，一般预后良好。

（卢东赫）

第二节　肾病综合征

肾病综合征（NS）不是一种独立疾病，而是许多疾病过程中损伤了肾小球毛细血管滤过膜通透性而产生的一系列综合症状。其诊断标准是：①尿蛋白>3.5 g/d；②血浆清蛋白低于30 g/L；③水肿；④血脂升高。其中①、②为诊断所必需。

一、病因

NS可分为原发性及继发性两大类，可由不同类型的肾小球病变引起，见表11-1。

表11-1　肾病综合征的分类和常见病因

分类	儿童	青少年	中老年
原发性	微小病变型肾病	系膜增生性肾小球肾炎	膜性肾病
		微小病变肾病	
		局灶性节段性肾小球硬化	
		系膜毛细血管性肾小球肾炎	
继发性	过敏性紫癜肾炎	系统性红斑狼疮肾炎	糖尿病肾病
	乙型肝炎病毒相关	过敏性紫癜肾炎	肾淀粉样变性
	性肾炎	乙型肝炎病毒相关性肾炎	骨髓瘤性肾病
	系统性红斑狼疮肾炎	淋巴瘤或实体肿瘤性肾病	

二、发病机制

1. 蛋白尿的形成机制

正常成人尿蛋白量为50～150 mg/d，约40%为Tamm-Horsfall蛋白，其余为经肾小球滤过的血浆蛋白。当肾小球滤过膜的分子屏障及电荷屏障受损时，大量血浆蛋白滤过并从尿中排出。大多数 NS 患者尿中蛋白以分子量在 40 000 ~ 150 000、直径在 3.5 ~ 6.0 nm 的中分子蛋白为主（以清蛋白含量最高）。凡增加肾小球内压力及导致高灌注、高滤过的因素（如高血压、高蛋白饮食或大量输注血浆蛋白）均可加重尿蛋白排出。分子量在 200 000 以上的大分子蛋白，如 α_2 巨球蛋白、纤维蛋白原及纤连蛋白等大多不能滤过，尿中排量很少。分子量在 30 000 以下的小分子蛋白，正常时也能自由经肾小球滤过，在途经肾小管时绝大部分被重吸收而防止从尿中丢失。大多数 NS 患者肾小管重吸收功能多无明显损害，因此小分子量蛋白的排出并不明显增加。

2. 低蛋白血症的形成机制

低蛋白血症主要是血浆清蛋白降低，而 α_1 球蛋白正常或稍低，α_2 球蛋白、β 球蛋白相对较高，γ 球蛋白在原发性 NS 中降低，在继发性 NS 中升高，α_2 球蛋白在肾淀粉样变中 80% 升高。NS 时大量清蛋白从尿中丢失，同时促进清蛋白在肝脏代偿性合成和在肾小管分解增加。当肝清蛋白合成增加不足以克服丢失和分解时，则出现低清蛋白血症。NS 患者肾小管所分解的蛋白大多数超过机体蛋白总分解量的 50% 以上。肾脏内蛋白分解增加也是造成低蛋白血症的重要因素。NS 时因患者胃肠道黏膜水肿导致饮食减退，蛋白摄入不足、吸收不良或丢失，也是低蛋白血症的原因。除血浆清蛋白减少外，血浆某些补体成分、抗凝及纤溶因子、金属结合蛋白等也可减少。

3. 水肿的形成机制

NS 时低清蛋白血症导致血浆胶体渗透压下降，使水分从血管腔内进入组织间隙，是造成 NS 水肿的基本原因。其次与醛固酮和抗利尿激素增多所致的水钠潴留有重要关系，其他尚与毛细血管静水压、组织胶体渗透压及通透性的改变有关。

4. 高脂血症的形成机制

NS 患者血浆低密度脂蛋白（LDL）、极低密度脂蛋白（VLDL）及中等密度脂蛋白（IDL）均显著增高，胆固醇、胆固醇酯和磷脂也增高，常与低蛋白血症并存。相反血浆高密度脂蛋白（HDL）多无增高甚至降低，ApoB 明显升高。三酰甘油大多增高不明显。其原因主要与肝合成脂蛋白增加和脂蛋白分解减弱相关，合成增加是高脂蛋白血症的主要原因。有研究表明，由于血浆清蛋白下降致血浆胶体渗透压降低，可非特异性刺激脂蛋白合成，其合成速率与血浆清蛋白浓度负相关，同时使 LDL、VLDL 和 ApoB 降解减少。

5. 高凝状态的形成机制

因高脂血症、利尿药、激素应用、抗凝因子缺乏、纤维蛋白沉积等原因，致高黏滞血症，可出现动静脉血栓形成，如肾静脉血栓、冠状动脉栓塞等。

三、实验室检查

1. 尿蛋白检测

尿蛋白检测包括尿蛋白定性和定量、尿蛋白选择性指数和尿蛋白电泳检测。

（1）尿蛋白定性试验：最常用方法是试纸条测定。正常人尿蛋白定性检查应为阴性，当尿液中蛋白含量 >0.1 g/L 时，定性试验可呈阳性。尿量过多的患者因尿液过度稀释可呈阴性反应，反之尿液过度浓缩则可出现假阳性。需要注意的是尿 pH 应控制在 7 以下，pH >7，尤其是 8 以上即使尿液中无蛋白质也可呈强阳性反应；头孢菌素、青霉素以及 X 线造影剂对溴酚蓝的呈色反应有干扰作用，接受此类药物治疗的患者也可出现假阳性反应。

（2）24 小时尿蛋白定量试验：为 NS 必不可少的实验室诊断指标，可将蛋白尿分为轻度蛋白尿（120～500 mg/d）、中度蛋白尿（500～4 000 mg/d）、重度蛋白尿（>4 000 mg/d）。

（3）选择蛋白指数（SPI）检测与尿蛋白电泳：孔径 SPI<0.2 时表明肾小球损害较轻，孔径 SPI>0.2 为非选择性蛋白尿，表明肾小球损害较重，预后大多不良。也可通过尿蛋白电泳尤其是 SDS-聚丙烯酰胺电泳（SDS-PAGE）来了解疾病的严重程度，如肾小球病变使滤过膜孔异常增大或断裂，则蛋白质无选择性滤过，尿蛋白电泳出现如 γ 球蛋白等大分子量蛋白等；如病变仅使滤过膜负电荷减少，导致电荷屏障受损，则仅有清蛋白滤过增多，尿蛋白电泳出现以清蛋白为主的中分子量蛋白。

2. 血浆清蛋白和血脂测定及血清免疫球蛋白的变化及临床意义

血浆清蛋白和血脂浓度是诊断 NS 的必要依据，血清中各种免疫球蛋白测定对于 NS 的诊断及鉴别诊断也有极为重要的参考价值。

（1）IgG：NS 患者因肾小球滤过膜通透性增加，血浆 IgG 多呈下降趋势；继发于全身免疫性疾病的 NS 患者 IgG 产生显著增多。

（2）IgA：大多数患者血浆 IgA 降低，但是 IgA 肾病或过敏性紫癜引起的 NS 患者约 50% IgA 可绝对或相对增高。

（3）IgM：几乎所有 NS 患者血浆 IgM 均相对增高；若 IgM 绝对增高，提示患者体内体液免疫处于高度活跃状态；若患者 IgM 突然下降，提示肾小球滤过膜通透性进一步增大，损害严重，预后不良。

3. 纤维蛋白原降解产物和凝血功能检测

临床上一般采用纤维蛋白原定量、凝血酶原时间和 FDP 测定作为检测指标。

（斗　章）

第三节　肾小管酸中毒

肾是机体调节酸碱平衡的重要器官，肾调节酸碱平衡功能主要由肾小管完成。正常时肾小球滤过的碳酸氢根（HCO_3^-）约 95% 被近曲小管重吸收，从而维持血液中碱储备，远曲小管则通过泌氨作用在尿液中形成铵离子（NH_4^+）或通过直接泌氢离子（H^+）作用形成可滴定酸，从而使尿中排出大量 H^+。若肾小管功能受到损害，远端肾小管管腔与管周液间 H^+ 梯度建立障碍，和（或）近端肾小管对 HCO_3^- 重吸收障碍导致酸中毒，即为肾小管酸中毒（RTA）。

依据病变部位及发病机制不同，至少能将 RTA 区分为近端肾小管 RTA、低血钾型远端肾小管 RTA 及高血钾型远端肾小管 RTA。

一、低血钾型远端肾小管 RTA（Ⅰ型）

（一）病因与发病机制

此型 RTA 最常见。病因可分为原发性和继发性两大类。前者与遗传有关，为先天性肾小管功能缺陷；后者由肾小管—间质疾病继发，常见于慢性间质性肾炎。发病机制由远端肾小管酸化功能障碍引起，主要表现为管腔与管周液间无法形成高 H^+ 梯度。部分患者同时伴

HCO_3^- 重吸收障碍，称为Ⅲ型 RTA，实际上为Ⅰ型与Ⅱ型 RTA 的混合型，现倾向于将其作为Ⅰ型的一种亚型，临床较少见。

（二）实验室检查

1. 高血氯性代谢性酸中毒

肾小管上皮细胞泌 H^+ 入管腔障碍或管腔中 H^+ 扩散返回管周，患者尿中可滴定酸及 NH_4^+ 减少，尿 pH 上升（>6.0），血 pH 与 HCO_3^- 均下降，血清氯离子（Cl^-）增高，阴离子间隙（AG）正常。

2. 低钾血症

肾小管管腔内 H^+ 减少，从而钾离子（K^+）替代 H^+ 与钠离子（Na^+）交换，使 K^+ 从尿中大量排出，致低钾血症。重者可引起低钾性麻痹、心律失常及低钾血症肾病（呈现多尿及尿浓缩功能障碍）。

3. 钙磷代谢障碍

酸中毒能抑制肾小管对钙的重吸收，并使 1，25-$(OH)_2$-D_3 生成减少，患者出现高尿钙、低血钙，进而继发甲状旁腺功能亢进，导致高尿磷、低血磷。严重钙磷代谢紊乱常引起骨病（骨痛、骨质疏松及骨畸形）、肾结石和肾钙化。

二、近端肾小管 RTA（Ⅱ型）

此型 RTA 也较常见。病因也可分为原发性和继发性两大类，前者常为先天遗传疾病，后者常为各种导致肾小管—间质损害的疾病。此型常为近端肾小管酸化功能障碍引起，主要表现为 HCO_3^- 重吸收障碍。

与远端 RTA 比较，它有如下特点。

（1）虽均为 AG 正常的高血氯性代谢性酸中毒，但是尿液可滴定酸及 NH_4^+ 正常，HCO_3^- 增多。而且由于尿液仍能在远端肾小管酸化，故尿 pH 常在 5.5 以下。

（2）低钾血症常较明显，但低钙血症及低磷血症远比远端 RTA 轻，极少出现肾结石及肾钙化。

患者出现高血氯性代谢性酸中毒、低钾血症，AG 正常，尿中 HCO_3^- 增多。

三、高血钾型远端肾小管 RTA（Ⅳ型）

本型 RTA 多见于老年人，多数患者有肾病（以糖尿病肾病及慢性肾间质性肾炎最常见），并已发生轻中度肾功能不全，本病发病机制尚未完全清楚。临床上本病以高血氯性代谢性酸中毒（AG 正常）及高钾血症为主要特征，其酸中毒及高血钾严重程度与肾功能不全程度不成比例。由于远端肾小管泌 H^+ 功能障碍，故尿 NH_4^+ 减少，尿 pH >5.5。

（斗 章）

第四节 急性肾衰竭

一、病因和发病机制

急性肾衰竭（ARF）是指各种原因在短期内（通常数小时至数天）引起肾泌尿功能急

剧障碍（往往为可逆性降低），以致机体内环境出现严重紊乱的病理过程。分为少尿型 ARF 和非少尿型 ARF，以前者多见。根据病因学，ARF 可分为肾前性、肾性和肾后性 3 大类。

1. 肾前性 ARF

又称功能性 ARF，见于各型休克早期。由于失血、脱水、创伤、感染、心力衰竭及错用血管收缩药等原因，引起有效循环血量减少和肾血管强烈收缩，导致肾血液灌流和肾小球滤过率显著降低，出现尿量减少；肾排泄功能障碍和体内蛋白质分解增加，出现氮质血症。肾小管功能尚属正常，肾并未发生器质性病变。

2. 肾后性 ARF

指由于下泌尿道（从肾盂到尿道口）堵塞引起的 ARF。常见于双侧尿路结石、盆腔肿瘤和前列腺肥大、前列腺癌引起的尿路梗阻。早期并无肾实质损害，由于肾小球有效滤过压下降导致肾小球滤过率降低。

3. 肾性 ARF

由肾实质器质性病变引起。常见原因有肾脏本身疾病和急性肾小管坏死。

（1）肾脏本身疾病：肾小球病变如急性肾小球肾炎、狼疮性肾炎等，肾小球膜受累，滤过面积减少，肾小球滤过率降低；此外肾灌注压下降、肾血管收缩、肾血管内皮细胞肿胀和肾血管内凝血可致肾缺血，肾小球滤过率降低。

（2）急性肾小管坏死（ATN）：ATN 是急性肾衰竭最重要、最常见的一种类型，约占急性肾衰竭的 80%，狭义的急性肾衰竭即指 ATN。肾缺血、肾毒物引起肾小管坏死，在肾小管内形成各种管型，阻塞肾小管管腔，使原尿不易通过，引起少尿；管腔内压升高，有效滤过压降低，导致肾小球滤过率减少。持续性肾缺血和肾毒物时原尿可经受损肾小管壁处返漏入周围肾间质，肾间质水肿，压迫肾小管，造成囊内压升高，使肾小球滤过率减少，出现少尿。总之，ATN 所致 ARF 的发病机制主要包括肾血流动力学异常、肾小管损伤以及某些肾毒物如氨基苷类抗生素过量使用致肾小球滤过膜严重受损，使肾小球滤过率降低出现少尿。

二、实验室检查

1. 尿液检查

尿蛋白多为（±）~（+），常以小分子蛋白为主；尿比重降低且较固定，多在 1.015 以下；尿渗量低于 350 mmol/L，尿与血浆渗量之比低于 1.1；尿钠含量增高，多在 20 ~ 60 mmol/L；尿沉渣检查可见肾小管上皮细胞，上皮细胞管型和颗粒管型及少许红、白细胞等。

2. 肾单位功能试验

肾小球滤过功能下降，肾小管排泌、重吸收功能下降。

3. 血液检测

（1）氮质血症：少尿期尿毒症症状严重程度一般与尿素氮及肌酐增高程度相符。血肌酐和尿素氮一般分别每日上升 44.2 ~ 88.4 μmol/L 和 3.57 ~ 7.14 mmol/L。肾前性肾衰竭尿素氮升高幅度较血肌酐显著，指甲肌酐测定可了解 3 个月前血肌酐水平和肾功能状态，对鉴别急、慢性肾衰竭有帮助。

（2）代谢性酸中毒：碳酸氢根浓度下降，二氧化碳结合力降至 13 ~ 18 mmol/L，血 pH 常低于 7.35。

（3）低钠血症：少尿期水中毒时，可发生稀释性低钠血症，血钠浓度常 $<$125 mmol/L。

(4) 高钾血症：血 K^+ 升高，其原因除肾排泄 K^+ 减少外，酸中毒、组织分解过快也是主要原因。常出现于少尿数日后，通常血钾每日递增约 0.3 mmol/L，血钾可高达 7 mmol/L。

(5) 高磷血症和低钙血症：血磷可高达 1.9～2.6 mmol/L，血钙明显下降。

(6) 高镁血症。

4. 自由水清除率

肾浓缩功能丧失，自由水清除率升高而接近 0，是较内生肌酐清除率和尿滤过钠排泄分数（FeNa）异常更早出现的指标，多尿期自由水清除率 < -1 mL/min，被认为是肾小管功能恢复的敏感指标。

5. 肾小管损害的尿标记

尿中 N-乙酰-β 氨基葡萄糖苷酶、溶菌酶、TH 糖蛋白、β_2 微球蛋白、LDH 等均有增高，但这些指标都是非特异性的。

（杨　威）

第五节　慢性肾衰竭

一、病因和发病机制

各种原因引起的慢性肾结构和功能障碍（肾损伤病史 >3 个月），包括肾小球滤过率正常和不正常的病理损伤、血液或尿液成分异常，及影像学检查异常，或不明原因的肾小球滤过率下降（肾小球滤过率 <60 mL/min）超过 3 个月，称为慢性肾病。慢性肾衰竭则指慢性肾脏病引起的肾小球滤过率下降及与此相关的代谢紊乱和临床症状组成的综合征。

慢性肾衰竭可分为以下 4 个阶段：肾功能代偿期、肾功能失代偿期、肾功能衰竭期（尿毒症前期）和尿毒症期（表 11-2）。

表 11-2　我国 CRF 的分期方法

分期	内生肌酐清除率（Ccr）/（mL/min）	血肌酐/（μmol/L）
肾功能代偿期	50～80	133～177
肾功能失代偿期	25～50	186～442
肾功能衰竭期	10～20	451～707
尿毒症期	<10	≥707

慢性肾衰竭进行性恶化的机制包括：当肾单位破坏至一定数量，剩下的“健存”肾单位代谢废物排泄负荷增加，肾小球内“三高”（高灌注、高压力、高滤过），从而导致肾小球上皮细胞足突融合，系膜细胞和基质显著增生，肾小球肥大、硬化；肾小管内皮细胞损伤；肾小管通透性增高，加重损伤肾小管间质，形成恶性循环，肾功能进一步恶化。此外，血管紧张素Ⅱ等细胞因子在肾衰竭进行性恶化中也起重要作用。而尿毒症各种症状的发生机制为：部分症状与水、电解质和酸碱失调有关；有些症状与尿毒症毒素有关；有些与肾内分泌失调有关。尿毒症毒素包括：小分子含氮物质如胍类、尿素、尿酸、胺类和吲哚类等蛋白质代谢物质；中分子毒性物质如血内储留过多激素（如甲状旁腺激素等），正常代谢时产生

的中分子物质，细胞代谢紊乱产生的多肽；大分子毒性物质如生长激素、胰高血糖素、β_2微球蛋白和溶菌酶等。

二、实验室检查

1. 肾小球滤过率检测

在疾病的不同时期，肾小球滤过率有不同程度下降。

2. 血尿素氮、肌酐检测

肾功能代偿期血生物化学检查正常，血肌酐和尿素氮通常比正常范围轻微升高。肾功能失代偿期常有血肌酐和尿素氮升高，血肌酐高于正常值但 < 451 μmol/L，尿素氮 > 3.5 mmol/L。肾衰竭期血肌酐、尿素氮明显升高，血肌酐在 451 ~ 707 μmol/L，尿素氮 > 8.95 ~ 10.7 mmol/L。尿毒症期血肌酐、尿素氮显著升高。

3. 水、电解质、酸碱物质和内分泌物质检测

对疾病的治疗有参考意义。

（李丹阳）

第十二章

免疫性疾病检验与诊断

第一节　原发性免疫缺陷病

原发性免疫缺陷病（PID）是由于先天因素（多为遗传因素）引起免疫器官、免疫细胞和免疫分子等成分发生缺陷，致使免疫反应缺如或降低，从而使机体抗感染免疫功能低下的一组临床综合征。自从1952年Bruton发现第一例先天性无丙种球蛋白血症病例后，目前已发现150余种原发性免疫缺陷病，其发病与120余种基因缺陷相关。种类繁多的原发性免疫缺陷病在遗传背景、临床表现及免疫学特征上呈现出复杂性和多样性，从而促使人们对疾病进行分类并不断研究探索，以增进对疾病的认识，并建立和完善诊断标准，提高诊疗水平和改善患者的生活质量。

近年来，原发性免疫缺陷病及其新发现疾病的分类和特点广受国际免疫学会联合会原发性免疫缺陷病专家委员会的高度重视，原发性免疫缺陷病专家委员会于2009年将原发性免疫缺陷病主要分为8类，分别为联合免疫缺陷病、抗体缺陷为主的疾病、已明确定义的免疫缺陷综合征、免疫调节失衡性疾病、吞噬细胞数量和（或）功能缺陷病、固有免疫缺陷病、自身炎症性疾病和补体缺陷病。

一、原发性免疫缺陷病的特点

原发性免疫缺陷病源于自然发生的基因突变，导致机体产生相互差异的临床症状，因此也称为“大自然的实验”，为人们认识和掌握免疫系统成分、功能和探索其调控机制提供了新的切入点。原发性免疫缺陷病常伴发感染、恶性肿瘤、自身免疫病，并常有多系统受累及症状多变性、遗传倾向性等，其发病年龄通常较低。

1. 感染

对各种感染的易感性增加是原发性免疫缺陷病最主要、最常见和最严重的表现。感染也是患者死亡的主要原因。患者年龄越小，感染频率越高，其病情越重。

2. 恶性肿瘤

原发性免疫缺陷病尤其是T细胞免疫缺陷者恶性肿瘤的发病率比同龄正常人群高100～300倍，以白血病和淋巴系统肿瘤等居多。

3. 伴发自身免疫性疾病

原发性免疫缺陷病有高度伴发自身免疫性疾病的倾向，以系统性红斑狼疮、类风湿关节炎和恶性贫血等较多见。

4. 多系统受累和症状多变性

原发性免疫缺陷病是高度异质性的，免疫缺陷时可累及呼吸系统、消化系统、造血系统、内分泌系统、骨关节系统、神经系统和皮肤黏膜等，并出现相应功能障碍的症状。

5. 遗传倾向性

多数原发性免疫缺陷病有遗传倾向性，约1/3为常染色体遗传，1/5为性染色体隐性遗传，15岁以下原发性免疫缺陷病患者80%为男性。

6. 发病年龄

约50%以上原发性免疫缺陷病从婴幼儿开始发现，且年龄越小病情越重，治疗难度也越大。

二、已明确定义的免疫缺陷综合征

当前，随着原发性免疫缺陷病的深入研究，对其疾病的发生发展机制取得更明确的认识。已明确定义的免疫缺陷综合征主要包括湿疹—血小板减少伴免疫缺陷、共济失调—毛细血管扩张综合征和高IgE综合征。

（一）湿疹—血小板减少伴免疫缺陷

湿疹—血小板减少伴免疫缺陷是一种少见的X连锁隐性遗传性疾病，又称为WAS综合征，因编码WAS蛋白的基因WASP突变所致。患儿主要表现为湿疹、血小板减少和免疫缺陷三联症。1937年该病首次被描述，1954年，美国医生Robert Aldrich对该病患者家庭6代16位男性患者进行了家系分析，结果发现该病为一种X连锁隐性遗传性疾病。此后，该病的其他特征不断被人们所认识，包括其细胞免疫、体液免疫和固有免疫的特征，该病并发自身免疫性疾病和肿瘤的概率较高，出现细胞凋亡异常和细胞迁移功能受损等。

患者症状多出现在出生后6个月内，约80%的患者有出血症状，表现为皮肤紫癜和瘀斑，其中咯血、消化道出血或颅内出血为其严重情况，特应性皮炎也属常见症状。重症患者多表现为难治性湿疹，持续至成年，易加重皮肤机会性感染。该病血小板数目显著减少，且多数患者血小板体积减小，平均血小板体积（MPV）为3.8～5.0 fl，低于正常人群的7.1～10.5 fl。行脾切术后患者血小板计数可显著上升（但仍低于正常水平），提示单核—吞噬细胞系统对血小板的破坏可能是患者外周血中血小板减少的一个原因。另外患儿来源的血小板表面过量表达磷脂酰丝氨酸，可能也是加速血小板被吞噬的因素之一。约40%的患儿可并发自身免疫性疾病，最常见的为自身溶血性贫血、血管炎、肾脏疾病、过敏性紫癜和炎症性肠病。约13%的患者会发生肿瘤，最常见的类型为淋巴瘤，且多为EBV病毒阳性的B细胞性淋巴瘤。

患儿血清IgM浓度下降，IgG浓度正常，IgA和IgE浓度多升高。外周血淋巴细胞数目在出生时多正常或略下降，至6岁左右出现淋巴细胞计数显著减少。淋巴细胞形态和功能也出现异常。在扫描电镜下，患者来源的T细胞表面微绒毛明显减少，细胞表面较正常细胞光滑，反映细胞内细胞骨架功能存在缺陷。

WASP基因编码蛋白（WASP）专一性表达于造血干细胞胞质内，参与细胞骨架重组相关的信号转导。自然状态下，WASP蛋白以其C端的VCA区和蛋白核心疏水区相结合，形成“发夹状”的分子结构而使该蛋白处于“自我抑制”状态。此GTP-cdc42以更高的亲和力结合至核心区的 GTP 酶结合结构域（GBD）后，可解脱 VCA 与核心区的结合，自我抑制被解除，释放出游离 VCA 结构域，后者和肌动蛋白相关蛋白复合物 Arp2/Arp3 相结合并使其活化，从而启动肌动蛋白的聚合过程。对于 WAS 综合征患者，因 WASP 基因突变，GTP-cdc42 往往无法与 VCA 竞争，自我抑制状态难以解除，WASP 不能发挥其正常功能。应该指出，解除 WASP 自我抑制状态的机制还包括非 cdc42 介导的途径。如鸟苷酸置换因子 Vav 激活的信号通路中有 Src 家族蛋白酪氨酸激酶的磷酸化，该家族有一个成员为 Fyn 激酶，可直接使 WASP 分子 291 位上的酪氨酸（Y291）发生磷酸化而使抑制解除。另外，Src 酪氨酸激酶分子的 SH3 结构域专门招募富含脯氨酸的蛋白，因而可直接作用于 WASP 分子的 PPPP 结构域。而磷脂酶 C（PLC）γ 链介导的信号途径产生的二磷酸磷脂酰肌醇（PIP2），则可作用于 WASP 分子的基础区段（BR），这些都与 WASP 的活化有关。WASP 蛋白还通过上述 TCR 介导的胞内信号转导，影响 B 细胞的形态、黏附和迁移，参与趋化作用和内吞作用，加速细胞凋亡，从而影响患儿体内的细胞免疫、体液免疫和固有免疫。WASP 基因突变，除了可以导致典型的 WAS 综合征的三联症外，WASP 蛋白的部分缺失还会导致症状较轻的 X-连锁血小板减少症（XLT）、间断性血小板减少及 X-连锁中性粒细胞减少症（XLN）。

由 WASP 基因决定的肌动蛋白和细胞骨架的发育和相互作用一旦出现缺陷，免疫细胞一系列重要的生物学特征将会丧失或受到影响，如膜表面的成帽、免疫突触的形成，以及细胞表面微绒毛的产生等。有关 WASP 功能测定的研究表明敲除 WASP 基因，细胞即丧失成帽功能，可见 WAS 蛋白在免疫反应中是一个不可或缺的重要成分。

（二）共济失调—毛细血管扩张综合征

共济失调—毛细血管扩张综合征（A-T）是一组多系统受累的常染色体隐性遗传性疾病，于 1926 年由 Syllaba 和 Henner 首先描述，1995 年致病基因 Atm 得到克隆后，A-T 逐渐成为人们理解肿瘤发生机制中 DNA 损伤修复的疾病模式。

该病主要临床表现为神经退行性病变，以小脑共济失调为最常见的首发症状。多在患儿 1 岁左右开始学步时发现，至 10 岁时患儿多不能行走，需借助轮椅。共济失调先影响下肢运动，后逐渐影响患儿言语功能，表现为构音障碍、言语不清。毛细血管扩张为另一种常见症状，多在患儿 1～8 岁开始出现，常见于眼球孔膜、面部蝶形区以及耳部发际线处的皮肤。约 80% 的患儿会出现反复感染，多在 3 岁后出现症状，常表现为中耳—鼻窦—呼吸道感染，多为细菌和病毒感染。A-T 患者对放射线及可以产生活性氧自由基的物质敏感。同时 A-T 患儿易并发淋巴系统增殖性恶性肿瘤。超过 95% 的患儿体内可以检测到升高的甲胎蛋白（AFP）。

该病 70% 的患儿出现 IgA 缺失，IgE 浓度下降也较常见，IgG 多为正常，但可伴有 IgG 亚类的缺失；约 70% 的患儿血清中存在低分子量 IgM，对细菌和病毒抗原的抗体反应明显下降。另外胸腺发育不良，大体解剖时不易发现胸腺，仅能在镜下看到分散的胸腺内皮组织。外周血总 T 细胞及 CD4T 细胞计数均减少，γδT 细胞比例增多。

该病的致病基因 Atm 定位于染色体 11q23，其编码蛋白 Atm 是一种丝氨酸/苏氨酸蛋白激酶，属磷脂酰肌醇 3 激酶相关蛋白激酶家族。当细胞处于放射线照射或 DNA 出现断裂时，Atm 蛋白激酶活性迅速上升。Atm 蛋白和 P53 蛋白被认为是维持基因组完整性的两种重要蛋白，这两种蛋白的缺失会导致基因组 DNA 的不稳定，出现缺失、转位和重复，易引起肿瘤的发生和广泛的临床症状。

人们还发现了一些和DNA损伤修复缺陷有关的疾病。例如：①共济失调样综合征，症状与A-T相似，也是由细胞周期节点和DNA双链断裂修复紊乱所致，由MRE11-RAD50-NBS1（MRN）复合物中的MRE11基因突变所致；②Nijmegen断裂综合征，除了和A-T相似的临床症状外，部分患者可伴有小头畸形和生长发育迟滞，是由MRN复合物中的NBS1基因突变所引起。这些疾病都为我们认识细胞周期及DNA损伤修复机制提供了很好的疾病模型。

（三）高IgE综合征

高IgE综合征（HIES）也称Job综合征，是一种比较少见的原发性免疫缺陷病，1966年由Davis等首次报道。目前，共发现3个基因突变可导致该病，分为常染色体显性遗传（AD）和常染色体隐性遗传（AR）两种。前者由编码转录因子STAT3的基因突变引起，占高IgE综合征患者总数的绝大部分；后者由编码蛋白酪氨酸激酶Tyk2和胞质分裂专一物（DOCK8）的基因突变引起。不同分子缺陷所致的HIES临床表现稍有不同，反复的湿疹、皮肤和肺部感染为其共同临床表现。实验室检查可见血清IgE显著增高，并常伴有嗜酸性粒细胞增多。

1. AD HIES

AD HIES也称为Job综合征，由Stat3基因突变所致。STAT3是一种转录因子，参与细胞因子受体IL-6R、IL-10R、IL-22R、IL-23R以及IL-27R介导的信号转导。

2. AR HIES

目前发现3种疾病类型由Tyk2和DOCK8两个基因突变引起。Tyk2基因编码的Tyk2蛋白与Jak激酶家族功能类似，细胞因子与其受体结合后被招募，可活化细胞因子受体胞内区的ITAM，介导细胞因子IL-12/23、IFN-α/β、IL-10和IL-6的信号转导。若Tyk2缺陷，细胞对于IL-12的反应下降，从而影响IFN-γ的生成，Th0细胞倾向于向Th2分化，后者产生IL-4，促使B细胞转化为浆细胞，生成大量IgE。DOCK8基因编码的DOCK8蛋白是鸟嘌呤核苷酸交换因子DOCK家族DOCK-C亚家族的成员之一，主要与小G蛋白结合，参与胞内信号转导。若DOCK8基因发生突变，细胞因子信号转导紊乱，使Th1/Th2平衡Th2偏移，引起高IgE综合征。

三、实验室检查

免疫缺陷病的病因和临床表现多种多样，其缺陷涉及免疫系统的多种成分，因此检测也是多方面、综合性的。实验室检测的内容主要包括体液免疫、细胞免疫、补体和吞噬细胞等方面，如T细胞、B细胞、吞噬细胞数量和功能的测定，免疫球蛋白、补体、细胞因子含量的测定等。检测方法主要采用免疫学方法和分子生物学方法。此外，一些常规和特殊的检测手段，如血液检查，胸腺、皮肤、淋巴结活检等对确诊和明确分型也十分重要。

（一）B细胞免疫缺陷的检测

B细胞免疫缺陷主要表现为B细胞数量减少或缺陷导致体内Ig水平降低，以及抗体产生功能障碍，所以B细胞免疫缺陷主要检测其B细胞数量、B细胞功能以及产生Ig的水平等。

1. B细胞数量检测

（1）B细胞表面膜免疫球蛋白（mIg）的检测：mIg是B细胞最具有特征的表面标志。

检测 mIg 不仅可以测算 B 细胞的数量，还可以根据 mIg 的类别判断 B 细胞的成熟情况。所有体液免疫缺陷患者都有不同程度的 B 细胞数量和成熟比例的异常。其检测方法常采用免疫荧光法和流式细胞分析法。

（2）B 细胞表面 CD 抗原的检测：B 细胞表面存在 CD10、CD19、CD20、CD22 等抗原。CD10 只出现于前 B 细胞，CD19 和 CD20 在不同成熟度 B 细胞表面均存在，CD22 只在成熟 B 细胞表面表达。检测 B 细胞表面 CD 抗原可了解 B 细胞的数量、亚型、分化成熟情况。其检测方法主要采用流式细胞术。

2. 血清 Ig 的检测

（1）血清各类 Ig 的检测：Ig 缺陷有两种，即所有 Ig 都缺陷和选择性 Ig 缺陷。前者血清中 IgG、IgM、IgA、IgE 均降低，而 IgD 可正常；后者最常见的是选择性 IgA 缺陷，其血清中 IgA <0.05 g/L，外分泌液中测不出 IgA，IgG 和 IgM 正常或偏高。Ig 测定的方法很多，IgG、IgM 和 IgA 多采用免疫浊度法，也可采用单向免疫扩散法；IgD 和 IgE 由于含量低，多采用 RIA 或 ELISA 等技术测定；IgC 亚类可用 ELISA 和免疫电泳法测定。B 细胞缺陷患者均存在着不同程度的 Ig 水平降低。

在判断体液免疫缺陷病时应注意：①血清中 Ig 总量的生理范围较宽，不同测定方法检测的结果差异较大，对 Ig 水平低于正常值下限者，应在一段时间内反复测定，才能判断有无体液免疫缺陷；②患者多为婴幼儿，应注意其正常生理水平及变化规律。

（2）同种血型凝集体素的检测：同种血型凝集素，即 ABO 血型抗体（抗 A 抗体和抗 B 抗体）。已知它不是先天产生的，而是出生后针对红细胞表面 A 物质和 B 物质应答产生的抗体，因此，检测其滴度是判定机体体液免疫功能简单而有效的办法。通常，除婴儿和 AB 型血外，其他体液免疫功能正常的人，均含有 1 ∶ 8（抗 A）或 1 ∶ 4（抗 B）或更高滴度的天然抗体。这种天然抗体属 IgM 类，可帮助诊断 Bruton 症、SCID、选择性 IgM 缺陷症等。

3. 抗体产生能力的检测

（1）特异性抗体产生能力的检测：正常人接种某种疫苗或菌苗 5 ~7 天后可产生特异性抗体（IgM 类），若再次接种会产生更高效价的抗体（IgG 类）。因此，接种疫苗后检测特异性抗体产生情况可判断机体是否存在体液免疫缺陷。常用的抗原为伤寒疫苗和白喉类毒素，可在接种后的 2 ~4 周测定相应的抗体。接种伤寒疫苗常用直接凝集试验测定抗体效价，接种白喉类毒素常用锡克试验检测相应抗体。

（2）噬菌体试验：人体清除噬菌体的能力被认为是目前观察抗体应答能力最敏感的指标之一。正常人甚至新生儿，均可在注射噬菌体后 5 天内将其全部清除。对于抗体产生缺陷者，清除噬菌体的时间明显延长。

（二）T 细胞免疫缺陷的检测

1. T 细胞数量及其亚群检测

（1）T 细胞总数的检测：T 细胞占外周血淋巴细胞总数的 60% ~80%，当 T 细胞总数低于 1.2×10^9/L 时，提示可能存在细胞免疫缺陷。通常采用免疫荧光技术或流式细胞术检测 T 细胞标志 CD3 以反映外周血中 T 细胞总数。

（2）T 细胞亚群的检测：T 细胞按其功能不同分为许多亚群，如 $CD4^+$ T 细胞、$CD8^+$ T 细胞等，可通过检测 CD3/CD4 和 CD3/CD8 对其亚群进行检测，并观察 $CD4^+$ T 细胞/$CD8^+$

T 细胞比例。正常情况下，外周血 T 细胞中 $CD4^+$T 细胞约占 70%，$CD8^+$T 细胞约占 30%。

2. T 细胞功能的检测

（1）皮肤试验：皮肤试验可检测体内 T 细胞的迟发性超敏反应能力，从而反映受试者的细胞免疫功能。常用于皮肤试验的抗原是在自然界中易于接触而使机体致敏的物质，包括结核菌素、白色念珠菌、毛发菌素、链激酶—链道酶（SK-SD）、腮腺炎病毒等。为避免个体差异、接触某种抗原的有无或多少，以及试剂的质量和操作误差等因素影响，试验常用集中抗原同时进行。凡 3 种以上抗原皮肤试验阳性者为细胞免疫功能正常，2 种或少于 2 种阳性或在 48 小时反应直径小于 1 cm 抗原反应者，提示细胞免疫缺陷或低下。但 2 岁以下儿童可能因未曾致敏而出现阴性反应，只需对一种抗原反应阳性，即可判断细胞免疫功能正常。

（2）T 细胞增殖试验：T 细胞增殖试验是体外检测 T 细胞功能的常用技术，用非特异性刺激剂（最常采用的是 PHA）或特异性抗原刺激淋巴细胞，通过观察淋巴细胞增殖和转化能力来反映机体的细胞免疫功能。T 细胞缺陷患者会表现增殖应答能力降低，且增殖低下程度与免疫受损程度一致。新生儿出生后不久即可出现对 PHA 的反应性，出生 1 周以后新生儿若出现对 PHA 的刺激反应，即可排除严重细胞免疫缺陷的可能。

（三）吞噬细胞免疫缺陷的检测

吞噬细胞包括单核细胞、巨噬细胞和中性粒细胞，其缺陷可表现为细胞数量减少和功能缺陷，包括细胞吞噬能力、胞内杀菌作用、趋化作用等减弱或消失。

1. 白细胞计数

外周血中性粒细胞计数，当成人 $<1.8\times10^9/L$，儿童 $<1.5\times10^9/L$，婴儿 $<1.0\times10^9/L$ 时，可认为是中性粒细胞减少。在排除其他外来因素的情况下，应考虑是遗传因素的作用。

2. 趋化功能检测

趋化运动是吞噬细胞发挥功能的前提。常采用滤膜渗透法（Boyden 小室法），用微孔滤膜将趋化因子和白细胞分开，观察白细胞穿越滤膜的能力，从而判断其趋化功能。对于懒惰白细胞综合征、家族性白细胞趋化缺陷征等有诊断价值。

3. 吞噬和杀伤试验

吞噬和杀伤试验是检测吞噬细胞功能的经典试验。可将白细胞与一定量的细菌悬液混合孵育，取样涂片、染色、镜检，观察白细胞对细菌的吞噬和杀伤情况，用吞噬和杀伤率表示。慢性肉芽肿患者由于吞噬细胞缺少过氧化物酶而无法杀菌，表现为吞噬率正常，但是杀菌率显著降低。

4. NBT 还原试验

NBT 还原试验是一种检测吞噬细胞还原杀伤能力的定性试验。吞噬细胞杀菌时，能量消耗剧增，耗氧量也随之增加，氢离子的传递使添加的淡黄色 NBT 被还原成蓝黑色甲臜颗粒，沉积于胞质中，称 NBT 阳性细胞。正常值为 7%～15%，低于 5% 表明杀菌能力降低，可用于检测慢性肉芽肿病和 6-磷酸葡萄糖脱氢酶缺乏症。

（四）补体缺陷的检测

补体系统的检测包括总补体活性和补体单个成分的测定。补体溶血试验可反映补体系统总的活性，单个补体成分常检测 C_3、C_{1q}、C_4、B 因子、C_1 酯酶抑制物等含量。由于补体缺陷涉及成分多，又有多条激活途径，对补体缺陷的分析较为困难。测定 C_1 酯酶抑制物可协助诊断遗传性血管神经性水肿。

（五）基因检测

采用分子生物学手段，对一些原发性免疫缺陷病患者的染色体 DNA 进行序列分析，检测是否存在与缺陷相关的基因突变或缺失，以及常见的原发性免疫缺陷病的致病基因的染色体定位。

（王雪梅）

第二节 器官移植与移植免疫

器官移植是近代临床医学发展的一项重大成就，移植技术发展至今，已经可以覆盖几乎全身的任何组织或器官。随着组织配型、器官保存和外科手术技术的不断改进，加上新型高效免疫抑制剂的陆续问世，移植术已成为治疗组织或器官功能衰竭性疾病的有效手段。决定移植成功与否的重要因素除了精湛的外科手术以外，更关键的是是否有移植排斥反应的发生及其严重程度。移植术后，受者的免疫系统可识别供者的移植物抗原并产生免疫应答，移植物中的供者免疫细胞也可识别受者的组织抗原而发生免疫应答，此即移植排斥反应。移植免疫学是研究移植物与受者（又称宿主）之间相互作用引起免疫应答的理论和实践的一门学科。近年来，移植免疫学相关研究的进展进一步促进了临床移植工作的发展。

移植是指用自体或异体的健康细胞、组织或器官替换发生病变或功能障碍的细胞、组织或器官，以补偿、维持或重建机体所丧失的结构和（或）生理功能的现代医疗手段。用于移植的细胞、组织或器官称为移植物，提供移植物的个体称为供体，接受移植物的个体称为受体。根据移植物的来源及其遗传背景的不同，可将移植分为 4 类：①自体移植指移植物来自受者自身，没有发生排斥反应的风险；②同系移植指遗传基因完全一致或基本近似的个体间移植，如同卵双胞胎之间的移植，一般不会发生排斥反应；③同种（异体）移植指相同种属内遗传基因不同的个体间移植，临床移植大都属于此类，一般都会发生排斥反应；④异种移植指不同种属的个体间移植，由于异种动物间遗传背景差异巨大，移植后可能发生严重的排斥反应。此外，根据移植的部位，可分为原位移植和异位移植；根据移植物的种类又可将移植分为器官移植、组织移植和细胞移植。器官移植中，对移植排斥反应的控制是保障移植成功的关键，但移植排斥反应的控制是一个复杂的过程，需要根据移植免疫学的特点进行供体到受体的选择、监测和个体化处理，以达到提高移植物长期存活之目的。

一、固有免疫和效应分子

同种异体移植是移植领域里中最为常见的，同种异体移植一般均会发生排斥反应，其本质是受体免疫系统针对供体移植物抗原产生免疫应答。同种移植物首先引发固有免疫应答，尽管其不涉及特异抗原的识别，但巨噬细胞、中性粒细胞、自然杀伤细胞、细胞因子、某些细胞受体和补体成分均可参与移植免疫应答，导致移植物的炎性反应与移植物损伤，随后才发生适应性免疫应答。固有免疫应答是 T 细胞介导的同种抗原特异性免疫应答的前提，适应性免疫涉及对特异性抗原的识别，T 细胞和 B 细胞被赋予特异性和记忆功能，T 细胞以肽结合主要组织相容性复合体（MHC）蛋白的形式识别抗原；B 细胞具有免疫球蛋白受体，可识别完整分子的抗原部分。

同种器官移植手术过程中，损伤的组织细胞释放的细胞器碎片物质和组织细胞应激释放的多种炎性介质均可参与同种移植的效应。目前关注与研究热点主要在损伤相关模式分子与促炎介质两个方面。

（一）损伤相关模式分子

器官移植术中的机械损伤与缺血再灌注损伤均可损伤机体组织细胞，导致其释放损伤相关的模式分子（DAMP），如热休克蛋白（HSP）、高迁移率族蛋白（HMGBl）等。HMCBI通过与在免疫细胞或免疫相关细胞表面、内体、溶酶体或胞质内的相应模式识别受体（PRR）结合后启动胞内信号转导通路诱导不同的基因表达，介导针对不同DMAP的固有免疫应答反应和炎症反应，发挥促进树突状细胞（DC）/巨噬细胞成熟与活化、促进炎性细胞因子产生、诱导血管内皮细胞活化、增强移植组织细胞对缺血/再灌注损伤的敏感性等多种效应功能，从而参与对移植物的排斥。

1. HSP

是位于细胞内高度保守的蛋白。在生理状态下，物理与化学应激反应可明显促进HSP合成，保护原核与真核细胞免遭致死性损伤。有研究证实，移植物细胞损伤而释放至细胞外的HSP作为一类DAMP可介导淋巴细胞、巨噬细胞、DC细胞的活化与成熟，从而参与移植排斥反应。

2. HMGB1

是一种高度保守的核内DNA结合蛋白。当有组织坏死或巨噬细胞等激活，可致HMGB1被动或主动释放至细胞外，作为一种重要的DAMP启动炎症反应，其效应包括激活巨噬细胞、诱导DC细胞成熟和Th1细胞极化等。已有的研究证实，同种器官移植中HMGB1表达和释放增加，通过介导同种反应性T细胞应答而参与急性排斥反应的发生和移植物组织损伤。

（二）促炎介质

参与炎症反应的炎症介质主要包括趋化因子、细胞因子、补体系统、凝血系统、血浆酶介质和脂类炎症介质。这些介质均参与移植排斥反应与组织损伤。

1. 炎性细胞因子

在器官移植后，由于手术过程的机械性损伤、细胞缺氧等多种因素可引起细胞应激反应，促进TNF-α、IL-6、IL-1等炎性介质释放，导致血管内皮细胞丧失抗氧化屏障而活化，促进ICAN-1、VCAM-1等多种黏附分子高表达，介导单核细胞向移植物浸润，可致移植物细胞损伤、坏死甚至失去功能。

2. 趋化因子

趋化因子是参与移植排斥反应的重要介质。已有多项研究证实，在同种异体器官移植受体发生排斥反应早期，因细胞应激反应可致内皮细胞或组织细胞活化而释放以CXC亚族为主的多种趋化因子如MIP-2、IL-8等，趋化中性粒细胞游走到移植物局部，随后激活的内皮细胞、成纤维细胞和单核细胞等产生的CC亚族趋化因子如RANTES、MCP-1和MIP-1等，CXC亚族的趋化因子如MIG、IP-10、I-TAC等诱导、趋化单核细胞、巨噬细胞、T淋巴细胞和NK细胞等浸润到移植物参与局部炎症反应和组织损伤。组织局部产生的趋化因子还可介导未成熟DC（表达CCR1、CCR2、CCR5和CXCR1等）向炎症局部迁移并逐渐成熟，介导成熟DC（表达CCR4、CCR7和CXCR4等）归巢至次级淋巴组织。

3. 补体系统

因移植手术过程的机械损伤与缺血—再灌注损伤，受体体内补体系统可被激活，形成膜攻击复合体和 C_{3a}、C_5Ac4d 等活性碎片，可直接损伤移植物组织细胞或介导移植物局部炎症。特别是近年来，研究证实，由抗体介导的体液性排斥反应（AMR），在受体体内产生的抗同种抗原抗体参与诱导的排斥反应及移植物失功能的作用中发挥重要作用。AMR 的目标抗原主要为内皮细胞，补体产物 C_{3a}、C_{5a}可以导致炎症细胞浸润与炎症扩大，促进内皮细胞损伤，加重血小板活化和微血栓形成，长期的炎症状态使血管内皮细胞及平滑肌细胞增生、基底膜增厚，导致动脉血管硬化、移植物功能损伤。

4. 凝血系统

近年研究发现，在局部浸润的巨噬细胞、淋巴细胞和多种炎性因子作用下，移植物血管内皮细胞可表达一种新的凝血酶原酶——纤维蛋白原样蛋白 2 凝血酶原酶，该凝血酶原酶可将凝血酶原裂解为有活性的凝血酶，启动免疫凝血过程，导致微血管高凝状态、微血栓形成、微循环障碍，进一步损伤移植物血管内皮。提示移植术中受到损伤的组织细胞释放的组织因子并激活凝血酶的过程，也是直接或间接参与移植物损伤的重要效应介质。

5. 脂类炎症介质

主要包括移植术过程中因组织损伤后的内皮细胞和多种炎症细胞（巨噬细胞、DC 等）所产生的，参与花生四烯酸代谢的酶及其代谢产物（如前列腺素、白三烯），以及血小板活化因子（PAF）等，这些脂类炎症介质可参与炎症反应和导致移植物组织损伤。

（三）固有免疫细胞

1. 树突状细胞（DC）

包括髓样 DC（mDC）、浆细胞样 DC（pDC）等若干功能亚群。mDC 属于未成熟 DC，不表达共刺激分子，可诱导 T 细胞失能，其参与诱导外周免疫耐受的机制为：通过 Fas/FasL 途径诱导活化 T 细胞凋亡进行克隆清除，释放免疫负性调控分子抑制 T 细胞、B 细胞和 NK 细胞活化，释放 IL-10、TGF-β，诱导调节性 T 细胞分化。pDC 主要分布于外周血、骨髓和二级淋巴器官的 T 细胞区，低表达 MHC-Ⅱ类分子和共刺激分子，抗原呈递能力低下。pDC 可诱导 $CD4^+CD25^+Foxp3^+$Treg 细胞产生，并分泌吲哚 2，3 双氧合酶（IDO）等物质，在诱导和维持移植耐受中发挥重要作用。

2. 巨噬细胞

固有免疫研究进展证实，机体不同的微环境中，激活的巨噬细胞可分化为经典活化的巨噬细胞（又称为 M1）和旁路活化的巨噬细胞（又称为 M2），后者主要由 IL-4、IL-10、IL-13、TCF-β、GM-CSF、糖皮质激素等诱导，通过抑制活化的 $CD4^+$T 细胞增殖，并分泌 IL-2、IFN-γ 而发挥免疫负调节效应，参与诱导移植耐受。

3. 中性粒细胞

中性粒细胞是参与早期炎症反应最重要的细胞。已证实在移植手术过程中，在移植物局部产生的 CXC 亚族趋化因子和白三烯 B4、补体 C_{5a}等协同作用下，中性粒细胞向有缺血再灌注损伤的移植物局部浸润，随着移植物血流开放，活化的中性粒细胞释放大量自由基和蛋白溶解酶等效应分子，导致移植物组织细胞炎性损伤。

4. NK 细胞

NK 细胞在参与移植排斥反应中起重要作用。在活化的 T 细胞产生多种细胞因子、趋化因子的作用下，移植受者的NK细胞可被募集到移植物局部并被激活，参与早期排斥反应。NK细胞杀伤同种移植物细胞的杀伤效应与其细胞膜表面抑制性受体（IKR）和激活性受体（AKR）之间的平衡密切相关。受体体内NK细胞表面的激活性受体（AKR）可识别移植物细胞表面的同种异型MHC分子，使NK细胞激活，移植物组织细胞表面的MHC-Ⅰ类链相关基因A（MICA）和MHC-Ⅰ类链相关基因B产物表达增多，它们都是属于AKR的NKG20配体，导致NK细胞活化。有文献证实，NK细胞与移植物内皮细胞相互作用可释放IFN-γ，促进内皮细胞高表达MHC-Ⅰ/MHC-Ⅱ类分子，增强内皮细胞对同种反应性T细胞的杀伤效应。

新近对NK细胞参与移植免疫耐受的研究也是关注热点，已知NK细胞通过分泌IL-4参与调控T细胞亚群，促进Th2细胞应答，抑制Th1细胞的分化和功能，诱导移植免疫耐受，并维持免疫豁免器官的免疫耐受。

二、适应性免疫与T细胞活化

同种反应性T细胞是参与同种移植排斥反应的关键细胞。目前认为，受者T细胞可以通过直接识别、间接识别和半直接识别3种途径识别同种异形抗原。T细胞识别抗原是诱导免疫反应效应的关键。这一关键步骤需要两个独立的信号：信号1由T细胞受体和抗原呈递细胞以肽的形式呈递的抗原之间的相互作用提供；信号2由T细胞/APC细胞表面的一个共刺激受体/配体的相互作用提供。一旦活化，T细胞即在如IL-2这类促有丝分裂生长和分化因子的影响下开始克隆性扩增。这些活化的T细胞随即执行以下功能：①诱导CD8阳性T细胞介导的细胞毒性作用；②为B细胞生成抗体提供帮助；③为巨噬细胞诱导延迟型过敏反应（DTH）提供帮助。参与免疫反应的个体成分如下。

（一）主要组织相容性复合体

主要组织相容性复合体（MHC）是位于人类6号染色体短臂上的高度多态性基因的一个区域。MHC的蛋白产物在各种各样的细胞表面都有所表达。在人体系统中被称为人类白细胞抗原（HLA），是小鼠的H-2系统和大鼠的RTI系统的类似物。这些细胞表面蛋白是移植物排斥的主要抗原性决定因素。MHC分子是免疫系统的一个主要组成部分，它们提供了向T细胞呈现抗原性肽片段的途径。受体对移植物的免疫反应主要是针对表达于供体细胞表面的MHC。

MHC的蛋白产物为Ⅰ类和Ⅱ类分子。Ⅰ类和Ⅱ类分子的结构相似，它们各自都包含一个β折叠的片段以提供一个可支撑两个α螺旋区域的平台，由此形成一个可以嵌合抗原肽片段的凹槽。β折叠区域是相对保守的，因为具有不同MHC基因的个体间具有很大一部分同源序列。相比之下，α螺旋区域更具可变性或多态性。这些多态性有助于肽结合凹槽形状的多样性并决定选择肽片段时的形状。Ⅰ类和Ⅱ类MHC分子在结构、表达和获取抗原肽以呈递给T细胞的细胞腔室都有所不同。

Ⅰ类MHC分子包含两段分开的多肽链：MHC编码的α链被分为α1、α2和α3 3个结构域，非MHC编码的β链与β2微球蛋白。Ⅰ类MHC分子一旦在细胞表面表达，就可向CD8阳性T细胞呈递抗原肽。MHC-Ⅰ类蛋白在不同物种中的命名为：人类HLA-A、HLA-B和HLA-C；小鼠H-2K、H-2D和H-2 L；大鼠RT1. A和RTI. E。

Ⅱ类MHC分子是由非共价键连接的多肽链组成的α-β异质二聚体。两条链在大体结构上相似，每条链包含一个相对保守的β折叠片段区域以及一个多态性较强的α螺旋区域。与Ⅰ类分子相同，MHC-Ⅱ类分子的基因多态性决定化学折叠结构，是与肽结合和T细胞识别特异性和亲和力的主要决定因素。MHC-Ⅱ类分子结合的肽类来源于细胞外（外源性）蛋白。在内质网内，α和β链是相关联的，尽管抗原结合凹槽最初被一条恒定链填塞和保护。一旦合适的折叠形成后恒定链即被降解，导致Ⅱ类分子相关的恒定链肽（CLIP）释放。同时，被吞噬和碎片化的外源性蛋白被转运至“肽装载室（CPL)”，在CPL中CLIP从MHC抗原结合凹槽中被替换，以MHCα和β链以及肽的三重结构转至细胞表面，呈递给CD4阳性T细胞。MHC-Ⅱ类分子基本只在间质树突状细胞、巨噬细胞和B细胞表面表达。

上皮细胞和血管内皮细胞的MHC-Ⅱ类分子在暴露于各种促炎细胞因子后其表达会被显著上调，这些细胞因子包括IL-2和IFN-γ。MHC-Ⅱ类分子蛋白在不同物种的命名为：人类-HLA-DP、HLA-DQ和HLA-DR；大鼠-RTI. H、RTI. B和RTI. D；小鼠-I-A和I-E。

（二）次要移植抗原

对供体组织产生的免疫反应主要是针对MHC蛋白。相比而言，次要组织相容性抗原最初是被描述为导致小鼠移植物排斥的非MHC编码的组织相容性抗原。小鼠因次要抗原而非主要抗原错配引发的排斥反应发展速度较MHC不相容的情况要慢。次要抗原来源于受体MHC-I类分子上结合的多态性细胞蛋白。肽抗原还可来源于常染色体并在常染色体的蛋白或酶中呈现多态性。次要抗原主要为在自身MHC背景下由T细胞识别的多肽，通常是由具有细胞毒性的CD8阳性T细胞识别。在一个小鼠模型中，对这种次要抗原的轻微修饰即可导致辅助诱导耐受的调节性T细胞产生，提示对TCR的长期低水平刺激可能会促进耐受。次要抗原不会导致同种抗体反应。骨髓移植时，次要抗原在HLA6个位点均匹配个体的移植物抗宿主（GVH）病中扮演了重要角色。与受体MHC一致的供体MHC在“自身MHC”背景下表现出次要抗原，可增强GVH反应。

三、同种识别的机制

同种反应性T细胞是参与同种异体移植物排斥的关键效应细胞。识别同种抗原是导致移植器官排斥的一系列级联事件的主要和核心事件。单个T细胞（或相同T细胞的克隆群）是具有单一特异性的，因为它们只识别存在于MHC背景下的一个单一肽抗原。在明确这种克隆群体的TCR、表型（CD4或CD8阳性）以及产生的细胞因子类型的基础上可以对其进行进一步的了解。目前认为，受体T细胞可通过直接识别、间接识别和半间接识别3种途径识别同种异型抗原，每条途径都可导致一代不同的同种特异T细胞克隆群的产生。

（一）直接识别

直接识别指供体APC可将其表面MHC分子或抗原肽-MHC分子复合物直接呈递给受体同种反应性T细胞，供其识别并产生应答，发生增殖和活化，无须经APC处理。在同种移植排斥反应中，宿主T细胞识别供体或刺激物细胞表面的完整同种MHC分子。受体体内同种反应性T细胞所识别的pMHC可能存在两种组合，即外来抗原肽—供体MHC或供体自身肽—供体MHC。也就是说，供体APC表面表达多种含供体MHC分子的复合结构（即新表位)，这些新表位均可被受体同种反应性T细胞交叉识别。该途径被认为是参与早期同种免疫反应的主要途径，与同种基因或供体细胞接触后增殖的T细胞的相对数量显著高于由自身抗原呈递细胞（APC）呈递的靶抗原克隆群。直接同种识别在移植早期急性同种排斥反应中至关重要，但随着时间推移，伴随移植物到受体体内的过客白细胞逐渐消失，直接识别在急性排斥反应的中晚期或慢性排斥反应中就不起主要作用。

（二）间接识别

间接识别指供体移植物脱落细胞或其 MHC 抗原经受者 APC 获取加工和处理后，以供体抗原肽—受体 MHC 分子复合物的形式呈递给受体 T 细胞，使其活化。T 细胞识别由自身 APCs（宿主 APCs）以肽的形式呈递加工后的同种抗原。间接识别作为参与同种移植物排斥的一种机制，该途径与抗原识别的常规系统是相关联的，借此宿主的免疫系统识别由自身 MHC 呈递异质或外源性来源的肽。许多实验指出，主要表位大都限于编码 MHC 分子肽结合区域的高度可变区。

最近研究发现，器官移植时，与 MHC 分子多态性区域相对应的肽可导致很强的同种免疫反应，而非多态性的肽则不能引发这一反应。一段既定的 MHC 片段是否具有免疫原性取决于其氨基酸序列和呈递它的自身 MHC 分子结构。尽管主要免疫反应是以 T 细胞对数量有限的免疫原性的 MHC 同种肽的增殖反应为特点，但在急性和慢性排斥中都发现针对同种肽活性的 T 细胞，在发生慢性或急性排斥晚期反应中的次要反应则与 T 细胞对更多样化的肽库的增殖反应有关，这包括对之前免疫沉默的肽的反应。由于肽抗原相对简单的结构使其很容易被合成，因此目前对于间接途径的关注不断增加。这种创新的实验方法推进了对同种移植物排斥的分子机制研究，由此已获得许多重要发现。T 细胞反应形式的这种变化被称作表位转换或扩展，可发生于代表一个既定的 MHC 高变区内任一区域的肽（分子内扩展）或代表不同 MHC 链的肽（分子间扩展）。在人体的慢性移植肾排斥的研究中已得到证实，这种 MHC 同种肽活性 T 细胞的前体频率较低。分析供体特异 MHC 的同种肽特异 T 细胞的活性，有可能将这些信息转变用于临床上预测排斥反应。

目前有学者提出，MHC 同种肽致敏的 T 细胞与加速产生的同种抗体部分介导的急性血管型排斥反应间存在关联。这些研究提示，作为慢性排斥反应的必要条件，慢性同种移植物血管病变可能是由间接途径致敏的 T 细胞介导。除了阐明 T 细胞活化的分子机制的数据之外，MHC 肽还可能用于临床治疗。在某些情况下，动物实验揭示了在移植围术期给予同种移植物受体口服或胸腺内注射供体特异的Ⅱ类 MHC 肽可导致移植耐受。

（三）半直接识别

近年的研究证实，受体同种反应性 $CD8^+$T 细胞还可以通过半直接识别途径被激活。受体 $CD8^+$T 细胞以直接识别途径识别供体 APC 提供的供体 MHC-I 类分子；受体同种反应性 $CD4^+$T 细胞以间接识别途径识别经受体 APC 加工和呈递的供体抗原肽—受体 MHC 分子复合物；经间接识别途径被激活的受体 $CD4^+$T 细胞辅助受体 $CD8^+$T 细胞激活。

四、HLA 分型方法

要保证器官移植的成功，除手术技能外，供、受体间 HLA 的同源性是移植物能否长期存活的关键。HLA 的异质性决定了 HLA 型别判定方法的多样性和复杂性。一般而言，HLA 型别相同或相近个体之间的器官移植成功率高，应用 HLA 分型的方法进行组织配型是延长移植物存活时间的重要措施。

HLA 分型方法是 20 世纪 60 年代建立并不断完善的血清学分型技术，是应用一系列已知抗 HLA 的特异性标准分型血清与待测淋巴细胞混合，借助补体的生物学作用介导细胞裂解的细胞毒试验，细胞学分型技术以混合淋巴细胞培养或称混合淋巴细胞反应，均为 HLA 分型的基本技术。HLA 的血清学分型和细胞学分型法主要侧重于分析 HLA 产物特异性，作为经典的 HLA 分型技术，在临床器官和细胞移植中发挥了重要作用。20 世纪 80 年代起建立的 DNA 分型方法则侧重于基因的分型。HLA 分型方法的不断完善，使得 HLA 复杂的多态性更加显现，也推动了 HLA 与群体及自然选择关系的研究，更促进了人们对疾病本质的认识。

标准分型血清或分型细胞来源的限制、细胞表面 HLA 的弱表达或共同表位的存在，以及方法的敏感性与精确度等不足，促使人们对新方法的不断追求。随着分子生物学技术的迅速发展，目前用于临床同种异体器官移植 HLA 配型的方法多采用 PCR 技术与相关方法。近年来，在传统的 DNA 限制性片段长度多态性分析、DNA 指纹图等位基因特异性寡核苷酸杂交结合多聚酶链反应技术等基础之上，又发展了基于采用 Luminex 技术的 HLA 抗原和抗体检测，使 HLA 分型从基因水平发展到蛋白水平的全面检测。下文简介常用的 HLA 分型方法。

（一）RFILP 与 PCR-RFLP 分型法

限制性片段长度多态性分析，是最早建立的研究 HLA 多态性的 DNA 分型技术。不同个体间的 HLA 抗原特异性差异，是由各自氨基酸序列不同所决定的，不同的氨基酸排序又取决于相应基因的碱基序列。这种碱基序列的差别则造成限制性内切酶识别位置及酶切位点数目的不同，由此产生数量和长度不同的 DNA 酶解片段，经琼脂糖电泳或用特异性探针与整个基因组 DNA 的酶解片段进行杂交，即可分析限制性片段长度多态性，借以确定 HLA 的型别，这种 HLA 分型法称为 DNA-RFLP。若对 DNA 片段进行体外扩增，然后再用限制性内切酶进行酶切分析，可使限制性长度分析的敏感度大大增加，这种引入 DNA 体外扩增技术的限制性片段长度多态性分析称为 PCR-RFLP 分型法。

PCR-RFLP 分型法所应用的 PCR 引物为 HLA 组特异性的，此法特别适用于小量标本的研究和异基因骨髓移植供体的选择。由于有些 PCR 扩增产物不能被内切酶作用，较难选择能够消化和区分所有等位基因的内切酶。

（二）PCR-SSO 分型法

序列特异性寡核苷酸—聚合酶链反应是以 PCR 为基础，将凝胶上扩增的 HLA 基因 DNA 转移至硝酸纤维膜或尼龙膜，进而用放射性核素或酶、地高辛等非放射性物质标记的寡核苷酸探针与之进行杂交，从而对扩增产物作出 HLA 型别判断。在进行 HLA 定型过程中，用以标记的寡核苷酸是人工合成的已知 HLA 序列的特异性寡核苷酸，标记后的寡核苷酸称特异性寡核苷酸探针，故此法也称 PCR-SSOP 分型法。其操作过程包括待测细胞 HLA 基因片段扩增、扩增的 DNA 变性后移至固相支持物、基因杂交和杂交部位的显示。根据固相支持物所载成分的不同，通常将 PCR-SSO 分为两类。①斑点法或印渍法，即用扩增的待测 DNA 印渍或点至固相支持物，再与探针行杂交试验。②反向斑点法或印渍法，是将已知 DNA 印渍或点至固相支持物，然后与扩增的待测 DNA（预先标记）杂交。前者有利于大量标本的分型，后者则用于少量标本的测定。

PCR-SSO 是目前广泛用于临床Ⅱ类 HLA 分型的方法，能够鉴定所有已知序列的 HLA-DR、DQ、DP 等位基因。PCR 技术可将 HLA 复合体上指定的基因片段特异性地扩增百万倍，SSOP 可探测出等位基因间 1～2 个核苷酸的差异。因此，PCR-SSO 技术具有精密度高、特异性强、需样品量少等优点。然而，SSOP 只是根据已发现的等位基因序列设计的，尚难完成对新的 HLA 等位基因的精确判断。

基因芯片与 PCR-SSO 结合应用于 HLA 分型，可使分型趋于规模化和自动化，尤其在 HLA 多态性和疾病遗传背景分析等方面更具优势。HLA 的基因芯片分型法实际上是 PCR-SSO 反向斑点或印迹法的微型化。目前，基因芯片在 HLA 分型领域尚未广泛应用。

（三）PCR/SSP 分型法

该方法应用设计的一套 HLA 等位基因的序列特异性引物对待测 DNA 进行 PCR 扩增，从而获得 HLA 型别特异性的扩增产物。这种应用 SSP 对 HLA 进行 PCR 分型的方法称 SSP 分型法。HLA 基因扩增的特异性包括：座位特异性，如 HLA-A、-B、-DRB1 等；组特异性，如 DRBI-01、DRB1-02 等；等位基因特异性，如 DRBI＊0401、DRBI＊0402 等。PCR 扩增产物的特异性取决于引物的序列和扩增条件，应在设计试验时避免假基因共扩增的可能。

（四）PCR-SSCP 分型法

单链构象特异性—聚合酶链反应，是以待测基因 PCR 扩增为基础，对扩增的 DNA 单链（ssDNA）的 HLA 分型方法。其原理是：ssDNA 在无变性剂的聚丙烯酰凝胶电泳时，因其序列的差异形成不同的空间构象，导致电泳迁移率的差异，如此可分辨出单一碱基的差异和检测出 DNA 多态性或点突变，有助于新的 HLA 等位基因或突变体的发现。PCR-SSCP 作为 PCR-SSO 的补充，在区分纯合子和杂合子基因方面有其独到之处，有利于排除 SSO 杂交的假性。

（五）SBT 分型法

基于序列的 HLA 分型法可通过对扩增后的 HLA 基因片段进行核酸序列测定，以判断 HLA 型别。该法的基本过程为：待测细胞的 DNA 分离，应用座位、组或等位基因特异性引物进行 PCR 扩增，扩增产物的纯化和测序，测出的基因序列与 HLA 基因库的 DNA 已知序列比对，判断待测的 HLA 型别。

除上述方法外，业已建立的 HLA 基因分型技术还有 PCR 异源二聚体电泳多态即 PCR 指纹图分析、虚拟 DNA 分析、嵌合体测定、差异显示 PCR、扩增非变异突变系统或扩增阻滞突变系统等。这些技术可单独或联合用于各类 HLA 抗原分型（例如 SSOP 和 SSP，或 SBT 与 SSP 等），而且敏感性、精确度均高于血清学分型和细胞分型法。由于 HLA 分子生物学分型技术的广泛应用，一些新的 HLA 型别或亚型不断被发现，促进了免疫遗传学的发展。应该注意的是，虽然传统分型技术中的细胞学分型法正逐步被淘汰，然而“古老”的血清学技术作为 HLA 分型的基础，仍有其应用价值，不可摒弃。此外，由于 HLA 的共显性复等位基因遗传，其基因分型与抗原表位测定（血清和细胞分型）具有等同的价值。

（六）Luminex 技术检测 HLA 基因型

采用序列特异性寡核苷酸 PCR 技术，Luminex 通过反向杂交，即寡核苷酸探针固相化与液相 PCR 产物杂交来检测 HLA 基因型。最新的 Luminex 3D 平台检测区域在 HLA-Ⅰ类原有的 2～3 号外显子的基础上，还增加了 4～5 号外显子的检测以及 HLA-Ⅱ类第 2 外显子进行扩增，探针数目也由原来检测 A、B、DR 位点的 594、765、260 种增加至 784、831、261

种，A 位点和 B 位点的数目明显提高，其分辨能力也较大提高。对中国汉族人群的 A、B、DR 位点的高分辨数据比率总体为 95.1%，满足临床要求。但是与 HLA 基因分型的金标准方法 PCR-SBT 方法相比，还有一定差距。PCR-SSO 对 HLA 基因位点高分辨率即分辨 HLA 基因型“*”后 2 个或 2 个以上区域的比率为 54.6%，较 PCR-SBT 方法的 71.6% 稍差。而且由于其微珠上的探针根据已经发现的等位基因设计，对于新等位基因不能直接检出。PCR-SBT 方法则通过测序可以直接发现新等位基因。但是 PCR-SSO 具有较高的检测通量，1 个工作日即可轻松完成 96 份标本的检测，较 PCR-SBT 大大减轻工作量，目前已在临床工作中普遍开展。

（七）Luminex 技术检测 HLA 抗体

Luminex 抗体检查法基于液相芯片技术，即将不同荧光强度微球包被不同抗原，待测血清与之混合孵化，再加带标记的二抗（山羊—抗人 IgC）放大反应的信号，区别在于 ELISA 方法采用酶标二抗，酶标仪检测酶催化底物反应的颜色，而 Luminex 方法是采用荧光标记二抗，更准确、灵敏地检测抗体浓度。

有研究发现，Luminex 技术检测抗 HLA-Ⅰ类抗体阳性率为 41.2%，检测抗 HLA-Ⅱ类抗体阳性率为 38.2%；用 ELISA 法检测抗 HLA-Ⅰ类抗体阳性率为 2.9%，检测抗 HLA-Ⅱ类抗体阳性率为 8.8%；ELISA 法对低浓度的抗 HLA 抗体不敏感。两种方法检出差异主要集中在低浓度区。Luminex 技术使群体反应抗体分析的敏感性得到进一步提高，移植前检测出低浓度的群体反应抗体，能更准确地预测移植物功能的丧失和免疫学排斥反应事件的发生，保障真正的群体反应抗体阴性获得安全性系数更高的移植。

五、HLA 分型方法的检测

由于 HLA 是引起同种异型移植排斥反应的主要抗原，供体与受体的 HLA 等位基因匹配程度决定了移植排斥反应的强弱，供受体间 HLA 位点匹配程度越高，移植后效果越好，通过 HLA 组织配型选择最合适的供体，可减轻移植排斥反应的发生。

（一）HLA 配型

移植物存活与 HLA 配型的关系是：①供、受体 HLA-A 和 HLA-B 相配的位点数越多，移植物存活概率越高；②供、受体 HLA-DR 位点相配更重要，因为 HLA-DR 和 DQ 基因有很强的连锁不平衡，DR 位点相配的个体，通常 DQ 位点也相配；③不同地区 HLA 匹配程度与移植结果的关系有着不同的预测价值。在欧洲 HLA 匹配的程度对移植结果的预测性比美国高，因为欧洲人群的近交程度较高，导致 HLA 位点连锁不平衡性削弱。

（二）HLA 交叉配型与预存抗体的检测

在移植前如果受体血清中已有针对抗供体淋巴细胞的抗体，移植后约 80% 的受体会发生超急性排斥反应，因此必须做 HLA 交叉配型，以检测受体体内抗供体淋巴细胞的细胞毒性抗体。交叉配型采用补体依赖的细胞毒试验，试验时每一标本至少应做 3 份，同时设阳性和阴性对照，阳性对照血清可用淋巴细胞免疫家兔获得，阴性血清可采用无受血史的 AB 血型男性血清。根据反应时参与的细胞成分不同，有以下几种检测方法。

1. 淋巴细胞交叉配合

应用淋巴细胞交叉配合法做交叉配型时采用外周血淋巴细胞，通常又称 PBL 淋巴细胞毒性交叉配型。来自外周血的淋巴细胞，仅携带Ⅰ类HLA抗原的T细胞约占80%，而既表达HLA-Ⅰ类抗原又带有HLA-Ⅱ类分子的B细胞和单核细胞约占20%。当试验中有50%以上的细胞发生细胞毒性，则为交叉配型强阳性，显示有针对Ⅰ类HLA抗原的细胞毒性抗体存在；若有10%~20%的细胞被杀伤，提示检出HLA-Ⅱ类分子的抗体或存在弱的Ⅰ类HLA抗体。目前，HLA交叉配型已被作为肾移植时常规项目。无论抗体是针对Ⅰ类还是Ⅱ类HLA，只要细胞毒性超过10%，则说明受体体内已存在细胞毒性抗体，通常应另选供体；若小于10%则为阴性，表明供、受体相配。应用纯化的T或B细胞于交叉配型，可使方法更加特异。

2. T细胞淋巴细胞毒性交叉配型

T细胞淋巴细胞毒性交叉配型试验要求在室温或37℃下进行，以防止冷反应性抗体的结合而干扰试验结果。T细胞交叉配型试验阳性，无论反应水平高低，均视为组织器官移植的禁忌证。通常将每反应孔中死亡细胞数达51%以上者计作6+或8+；20%~50%者计作4+；而10%~20%则设计成2+。为提高T细胞配型的敏感性，试验中采取多种改进措施，如：①延长细胞、血清和补体温育的时间；②当细胞与血清温育后，于补体加入前插入一洗涤步骤，以除去血清中可能存在的抗补体因子；③应用抗人球蛋白，一些抗体的细胞毒性可以被多克隆抗人免疫球蛋白所增强，因此在细胞与血清温育时加入AHG，从而提高反应的敏感性。

3. B细胞淋巴细胞毒性交叉配型

B细胞淋巴细胞毒性交叉配型检测HLA-Ⅱ类分子的抗体需要以B细胞作为靶抗原，B细胞交叉配型阳性，是抗体结合至B细胞上HLA-I类或HLA-Ⅱ类分子所致。由于B细胞比T细胞携有更大密度的HLA-I类分子，因此对于较弱的Ⅰ类抗体而言，B细胞是更加敏感的指示细胞。

有人将T、B淋巴细胞毒性交叉配型统称为TB交叉配型。

4. 流式细胞法交叉配型

流式细胞法交叉配型是将受体的血清与供体的T/B细胞反应，进而与荧光标记的抗人IgG或其F（ab′）2共育，经流式细胞仪测定，得到细胞数与荧光强度的直方图。呈现荧光阳性的细胞表明受体血清中HLA抗体已结合至供体细胞，但究竟是HLA-Ⅰ类或HLA-Ⅱ类抗体，需要在配型的同时用T/B特异性抗体进行双染色以助判断。

5. 自身交叉配型

自身交叉配型是应用受体自身的血清和细胞进行细胞毒性试验。若有自身抗体存在，则可能在与供体进行交叉配型时出现假阳性结果，用此方法来判断交叉配型的准确性。自身抗体交叉配型通常与待测血清和供体交叉配型时同时应用。自身抗体的存在易造成FCC检测的假阳性，故自身FCC交叉配型也被推荐。但自身抗体阳性的FCC不作为移植的禁忌。

综上所述，交叉配型阳性表明受体预存有抗供体的抗体。在做受体选择时，组织配型差但交叉配型为阴性，仍可实施移植。然而，若交叉配型阳性，即使组织配型好，也不宜进行移植，否则将发生超急性排斥反应。交叉配型常用于肾脏移植，而并不用于肝、心、肺等器官移植，因为预存抗体与这些器官移植的排斥反应并无明显关系。

（三）群体反应性抗体的检测

群体反应性抗体是一组特定的HLA反应抗体，是指用40~60个含已知HLA的T细胞或T、B混合细胞，检测待移植受体血清所得到的抗体阳性百分数。PRA检测有助于临床医生了解患者体内的抗体水平并判断器官移植时受体的敏感程度，从而及时选择供体和足额定移植时机。移植术前检测 PRA 水平对于降低术后超急性和急性排斥反应的发生，提高移植物存活率具有重要意义。高 PRA 血清可针对多个 HLA 抗原发生反应，故高 PRA 状态的受体对所接受的移植器官或组织将构成较大的威胁，尤其在实体器官移植时。但在作 PRA 测定时，应该考虑在不同 HLA 上可能出现的共同表位或称公共抗原与受体血清发生的交叉反应。PRA 的检测方法包括：标准补体依赖性细胞毒试验、酶联免疫法 PRA 检测及流式细胞仪 PRA 检测。

六、排斥反应的免疫检测

发生排斥反应时，受体体内的免疫应答将发生一系列变化。因此，移植术后监测机体的免疫状态有助于对排斥反应进行预测、早期诊断和鉴别诊断，以便及时采取相应的处理措施。目前已建立了多种免疫监测技术，但都存在灵敏度和特异性的不完善。

（一）体液免疫水平检测

1. 特异性抗体水平检测

受者抗体水平的测定，对各种类型的排斥反应均有诊断意义，尤其是超急性和急性排斥反应。相关的免疫指标包括：ABO 等血型和 HLA 抗体、抗供体组织细胞抗体、血管内皮细胞抗体、冷凝集素等。测定的方法，可以根据相应抗原的特性分别采取各种交叉配型、补体依赖的细胞毒性试验等。

移植前预存和移植后免疫致敏产生的 HLA-IgG 特异性抗体与移植物失功能密切相关。因此，动态监测移植受体的血清群体反应性抗体水平可以判断器官移植时受体 HLA 的致敏状态，对提高移植成功率和移植物长期存活率具有重要意义。高 PRA 血清，可针对多个 HLA 抗原发生反应，故处于高 PRA 状态的受体对所接受的移植物将构成较大的威胁，尤其在实体器官移植时。研究表明，对于 PRA 阳性受体尤其是 PRA $>40\%$ 的高致敏受体，其移植术后的排斥反应发生率和移植物功能延迟恢复的比例明显高于 PRA 阴性受体，而移植物的长期存活率则明显低于阴性受体。因此，基于细胞毒性试验的 PRA 测定，被作为实体器官移植术前的常规检测项目。例如，心脏移植术前若 PRA 超过 5% 则应进行供体淋巴细胞与受体血清的交叉配型，以尽可能预防或减少移植排斥反应的发生。目前，检测 PRA 的方法主要有 3 类：①微量 CDC 方法；②流式细胞仪技术；③ELISA 方法。

2. 补体水平检测

补体活性与急性移植排斥反应的发生有关，这是因为在急性排斥反应中抗体发挥着重要作用。当移植物遭受排斥时，补体成分的消耗增加，导致血清中总补体或单个补体成分的减少，可采用溶血法或比浊法进行检测。此外，补体的裂解产物如 C_{3a}、C_{3b}、C_{3d} 等的测定，对了解补体的活性也很有帮助，其常用的检测方法有免疫电泳法、免疫标记法等。

（二）细胞免疫水平检测

细胞免疫水平的测定，包括参与细胞免疫的有关细胞数量、功能和细胞因子水平的检测。不同检测指标对检测移植排斥反应的发生、判断排斥反应的类型等均具有一定的临床意义。

1. 外周血 T 细胞及其亚群的分析

免疫荧光法或流式细胞仪测定外周血中 T 细胞及其亚群的细胞数量及比值，反映受体移植术后的免疫状态。一般 $CD4^+T$ 细胞数量增加表示移植物发生排斥的可能性增加，而 $CD8^+T$ 细胞计数增加主要表示免疫抑制性细胞增加，排斥风险减少。在急性排斥反应的临床症状出现前 1 ~5 天，T 细胞总数和 CD4/CD8 比值会出现升高，巨细胞病毒感染时此比值降低。一般认为，CD4/CD8 比值大于 1.2 时，提示发生急性排斥的可能，而比值小于 1.08 时提示发生感染的可能性很大。若进行动态监测，对急性排斥反应和感染具有鉴别诊断的意义。但是，这样的结果并非十分可靠，因为 T 细胞亚型分析结果相当多变。主要原因是检测时通过抽取受体外周血，用淋巴细胞分离液分离出单个核细胞，然后进行标记，最后用流式细胞仪进行 T 细胞亚型分析，因此血中的大单核细胞会影响 T 细胞计数，而且大单核细胞分泌的 TNF、IFN-γ 等细胞因子会影响 T 细胞功能并干扰流式细胞仪的分析结果。此外，4 小时 T 细胞转化试验也是一项预报急性排斥反应危象的方法。

临床上监测 $CD4^+Th$ 细胞亚群还可以通过序列特异引物聚合酶链反应（PCR-SSP）对移植受者的 IL-2、IL-4、IL-10、IL-12、IFIN-γ 和 TGF-3 等细胞因子的基因型作出分析，观察它们是属于高分泌型还是低分泌型，从而了解 Th1、Th2 及 Th3 亚型细胞的情况；而对 $CD8^+T$ 细胞亚群的监测可用流式细胞仪检测其表面标记物 CD28 的表达情况，能更好地判断移植受体术后的免疫状况，从而指导免疫抑制剂方案和剂量的调整。

2. NK 细胞活性检测

移植后免疫抑制剂的应用影响了受体机体杀伤细胞的活性，但在急性排斥时 NK 细胞活性明显升高。试验时，供体的淋巴细胞经灭活以作为刺激细胞，而受体淋巴细胞为反应细胞，两种细胞混合反应后观察刺激细胞被破坏的情况，结果显示的是 CTL 和 NK 细胞共同作用的结果。动态监测 NK 细胞活性则意义更大。

3. 血清细胞因子检测

细胞因子主要通过自分泌和旁分泌途径起作用，因此在血中的浓度很低，临床检验时主要通过体外诱导受体淋巴细胞产生细胞因子，然后用 ELISA 法检测细胞因子水平或用 PCR 技术测定细胞因子 mRNA 表达情况来反映移植受体术后的免疫状态。IL-1、IL-2、IL-4、IL-6、IFN-γ 等细胞因子的测定和 sIL-2R 等的检测，已作为监测移植排斥反应的常用项目。IFN-γ、IL-12、IL-6、TNF-α 水平升高被认为与移植排斥有关，IL-4、IL-10 和 TGF-β 水平升高则被认为与免疫耐受有关。IL-1 主要由单核细胞、巨噬细胞分泌产生，发生排斥时血中水平升高；而 IL-1α 起拮抗 IL-1 的作用，因此血中 IL-1α 水平升高可以减少排斥作用的发生。

IL-2 是引起 T 细胞增殖和排斥反应发生的主要细胞因子，排斥反应发生时血中 IL-2 水平明显升高，抗排斥治疗后下降。对启动 IL-2 mRNA 转录的 NF-AT、AP-1 等核内转录因子的研究显示，发生排斥反应时其表达水平也升高。膜 IL-2 受体（mIL-2R）由 α 链（CD25）、β 链（CD122）和 γ 链（CD132）构成，α 链可与 IL-2 特异结合发挥免疫调节功能。排斥反应发生后 IL-2 表达水平的升高能诱导 α 链的大量表达。目前临床上使用的抗 IL-2R 的单克隆抗体（巴利昔单抗 Basiliximab，达利珠单抗 Daclizumab）就是抗 CD25 单抗，它与 IL-2R 的 α 亚单位结合，阻断 T 细胞的增殖和分化，常用于移植术后的诱导性免疫抑制治疗，可以有效地预防或减少急性排斥反应。此外，膜 IL-2 受体可以从膜表面脱落而对 IL-2 起负性调节作用，因而排斥反应时血中的可溶性 IL-2 受体（sIL-2R）水平也会升高，治疗后可下降。尽管个体间血清 IL-2R 的含量有显著差异，虽无公认的诊断标准，但可通过比较受体移植前后的细胞因子水平而作出判断。此外，由于环孢霉素 A 具有肾毒性，长期使用可导致肾脏损伤、肾功能减退，此时血清肌酐升高，而 IL-2R 却明显降低；但若血清肌酐和 IL-2R 同时升高，则提示急性排斥反应的发生。巨细胞病毒感染时，血清 IL-2R 水平的升高将更为明显。

骨髓移植中发生的 GVHR 是移植排斥反应的特殊类型。临床实验室可采用有限稀释分析法，计数供体外周血单个核细胞中分泌 IL-2 的特异性 T 细胞比值。此值≥1/10 万，提示有发生 G-VHR 的可能；若小于此值，则提示未发生 GVHR。该法为单向 MLC，但又不同于一般的 MLC，供体外周血单个核细胞经有限稀释法稀释成单个细胞，需要在体外两次接受受体细胞的刺激，即：供体外周血稀释后，与 20 Gy 放射性照射的受体外周血单个核细胞混合培养 14 小时，洗去上清液，再加入 40 Gy 放射性照射并经 EB 病毒转化的宿主 B 细胞（该细胞本身并不产生 IL-2，但对供体 T 细胞具有更强烈的刺激和诱生 IL-2 之作用），经 24 小时培养后，取上清液测 IL-2 活性。

目前，通过监测细胞因子的水平来反映移植受体术后免疫状态的主要问题在于，尚无一个统一的定量标准确定细胞因子水平升高到何种程度时可提示与排斥反应有关。细胞因子通过网络相互影响，因此其水平波动较大，如何区分细胞因子水平的升高是免疫反应所致还是由于肾功能不全使其清除减少所致，仍需行进一步研究。此外，外周血的细胞因子测定并不一定能反映它在移植物局部的作用。因此，将细胞因子水平监测用于移植受体术后免疫状态的临床监测手段仍有障碍，目前对免疫细胞的核内启动因子和转录因子的研究则可能更有意义。

4. 细胞黏附分子及其配体的检测

免疫细胞及血管内皮细胞等细胞膜表面的黏附分子与其配体的结合，如 CD4 或 CD8 与 MHC-Ⅰ或 MHC-Ⅱ、CD28 与 B7、LFA-1 与 ICAM、VLA 与 VCAM-1、CD2 与 IFA3 的结合等参与免疫应答和免疫调节反应。由于监测这些细胞表面黏附分子表达的过程较烦琐，且其表达程度的高低并非与排斥反应直接相关，因此目前在临床上主要是通过 ELISA 法和流式细胞仪来监测外周血中的可溶性免疫黏附分子。临床上发现血中 ICAM-I、LFA-1 和选择素 L 的升高与排斥反应的发生有关，且抗排斥治疗后其水平会下降。需要注意的是，外周血中的可溶性免疫黏附分子的水平在个体间差异很大，故应对个体进行动态监测。

（三）尿微量蛋白检测

尿微量蛋白是指用常规定性或定量方法难以测出的蛋白质。机体蛋白质非正常地经尿排出，可发生于肾脏损伤性病变。在临床移植领域，尿微量蛋白检测的作用主要有两方面：一方面，有助于判断大器官移植，尤其是肾脏移植时排斥反应的发生；另一方面，也可作为免疫抑制药肝肾不良反应的观察指标。目前已能检出的尿微量蛋白种类、数量较多，常见者有：①血浆蛋白，包括清蛋白、IgG、IgA、IgM、轻链（κ、λ）、β2 微球蛋白（β2M）、补体 C_3、α1 微球蛋白（α1M）、α2 巨球蛋白（α2M）、转铁蛋白（TRF）、游离血红蛋白（Hb）、肌红蛋白（Mb）及其他血浆蛋白和酶；②非血浆蛋白，诸如肾脏的 Tamm-Horsfall 蛋白（THP）、SIgA、肾小球基底膜（GBM）抗原等。已知，尿 α1M 与肾小管损伤有关，是能较早反映肾脏损害的指标，尿 celM 和尿 IgG 与肾移植受体短期肾功能关系密切。

传统尿蛋白检测采用免疫扩散法、免疫电泳法、免疫比浊法、放射免疫法、ELISA 法等，高效检测技术还有高效液相层析法、毛细管电泳法、质谱等法。后者由于仪器昂贵、检测复杂而难以在临床推广。近年来，生物传感器技术得到迅速发展，一些新型生物芯片，如生物电子芯片、毛细管电泳或层析芯片、PCR 芯片等应运而生。其中用于蛋白检测的免疫传感器已有不少报道。这些生物传感器具有高特异性、高灵敏度、高效率、小型简便等特点，已成为生物医学领域的新工具。由于尿液检测具有取材方便、无损伤等优点，尿微量蛋白的检测在肾脏移植领域备受关注。

（四）急性时相反应物质检测

C 反应蛋白、IL-1、IL-6、TNF-α 以及 HSP 等炎症分子是发生炎症反应的标志性分子，在发生感染性疾病和自身免疫性疾病时均有不同程度的增高。移植排斥反应实际上是针对移植物的免疫炎症，在移植排斥反应过程中，炎症分子是否升高自然会引起人们的关注。临床同种异基因干细胞移植时发现，受体血清的 CRP 水平增高，且在移植后发生细菌或真菌感染时更为显著。此外，在肝、肾移植过程中，对受体血清 CRP 的动态测定结果也显示，CRP 与器官移植后并发症的发生相关，且 CRP 水平似乎比白细胞计数或发热更能敏感地反映发生并发症的可能。尽管在临床上，CRP 的测定尚未作为判断器官移植排斥反应的常规项目，但其在血清中的水平与器官移植术时所形成的外科创伤、急性排斥反应的发生以及移植术后的微生物感染等的关系，已被人们所认可。

七、免疫抑制剂体内浓度监测

对于移植术后的患者，常规应用 CsA、FK506、MMF 等免疫抑制剂。这些药物的治疗窗窄、效用强度大，加之患者本身的个体差异、状态、饮食、用药时间和次数、合并用药等因素影响，致使不同患者甚至是同一患者不同时期的血药浓度都有很大差异。因此，对移植患者，需在常规监测血药浓度的情况下随时调整给药剂量。治疗药物监测（TDM），则是采用现代分析测试技术定量检测生物样品中药物及代谢物浓度，并利用药代动力学原理和公式推算出个体化给药方案。TDM 作为新兴医药学领域，已应用于移植排斥反应的防治、肿瘤化疗等领域。

（一）免疫抑制剂体内浓度的监测

目前国内外测定免疫抑制剂血药浓度的方法有：酶免疫分析法、放射免疫法、荧光偏振免疫法、高效液相色谱法、高效液相—质谱联用技术、胶束电动毛细管电泳法等。根据使用的免疫抑制剂类型和临床实验室条件，可选择不同的监测方法。

（二）免疫抑制剂药代动力学的监测

谷浓度（C0）是指服药后最低的血药浓度，即服药前的全血药物浓度。由于此时的血药浓度是每次服药后最低的，故只要保证 C0 达到目标有效药物浓度，则发生排斥反应的可能性会大大降低。目前，国际上一直将 C0 作为 CsA、FK-506、西罗莫司等治疗药物监测的指标，并根据 C0 水平与目标血药浓度范围来调整药物剂量。

口服环孢素吸收很慢且不完全，单次服用后 2 ~4 小时可达其血药浓度的峰值，12 ~16 小时达到谷浓度。治疗过程中监测环孢素的血药浓度十分重要，因为患者个体间和个体内的药物代谢变异度很大。环孢素主要通过肝脏的细胞色素（CY）P450 代谢，因此如果同时使用影响 CYP450 活性药物会影响环孢素的血药浓度。一般将环孢素服药后 2 小时的血药浓度（C2）作为其峰浓度的监测点。目前认为环孢素的肾毒性主要与峰浓度有关，而不是谷浓度。当服用环孢素注射液后，应当监测环孢素的谷浓度而非峰浓度，因为谷浓度相对稳定，且和毒性并发症的相关性好。当新环孢素注射液应用后，由于其口服吸收稳定，因此它的血药峰浓度和临床事件的关系更加密切，优于谷浓度。有些移植中心对服用环孢素的患者采用CO和C2两个时点的监测方案，以求在避免排斥风险的同时最大程度地避免环孢素的不良反应尤其是肾脏毒性。检测并计算浓度时间曲线下面积将能更准确地反映药物的生物利用度，有助于制订精确的个体化治疗方案。通过RIA法测定的结果约是HPLC的1.3倍，FPIA法的结果和RIA相似。目前关于究竟是血浆还是全血药物浓度和环孢素的免疫抑制作用及毒性更为相关，仍有争议。

他克莫司主要在小肠吸收，其生物利用度在患者个体间和个体内也存在很大差异。他克莫司在肝脏的代谢与环孢素类似，也是通过肝细胞色素P450，因此使用影响该酶活性的药物也会影响他克莫司的血药浓度。

口服霉酚酸酯（MMF）后很快被吸收并在肝脏水解成MPA，随后葡萄苷酸化为无活性的MPAG。无论是在儿童还是成人，患者个体内和个体间地药物浓度存在较大变异。MMF和他克莫司之间存在药物的相互作用，MMF与他克莫司联合使用时的血药浓度要高于与环孢素联合使用时的浓度。MPA血药浓度水平的变异性提示监测MPA浓度可能有益。MMF药物浓度和排斥反应发生之间存在很好的相关性。目前已建立了HPLC的方法测定MPA浓度。由于MPA在肝脏代谢时存在首关效应，因此MMF的药代动力学曲线存在两个峰，单用谷浓度不能很好地反映药物的暴露情况。

（三）免疫抑制剂浓度监测方法的评价

RIA法检测原型药物及其代谢产物，敏感、特异，但易受代谢物产生的交叉反应影响而干扰监测结果；尽管FPIA可检测药物与抗体之间的相互作用，灵敏度较高，而其特异性和准确性较差；HPLC可以选择性地检测药物原型，特异性、灵敏度和重复性均较好，但限于色谱的条件要求、样品预处理的烦琐和耗时，较难普及推广。酶免疫分析法可在全自动分析仪上进行，并将“磁珠免疫分离技术”与多相免疫（酶标法）和比色法相结合，且在测定时使用专机专用试剂，使检测更具方便、稳定、准确、快速等优点。

酶免疫分析的结果与HPLC检测有着良好的相关性，样本携带污染率低。肝、肾、胰岛移植术后患者免疫抑制药浓度测定的结果，能较好地反映临床疗效和不良反应。对临床监测药物浓度治疗的安全性和有效性有着重要的参考价值。

（秦瑞杰）

参考文献

[1] 丛玉隆，尹一兵，陈瑜．检验医学高级教程[M]．北京：中华医学电子音像出版社，2016.

[2] 许文荣，林东红．临床基础检验学技术[M]．北京：人民卫生出版社，2015.

[3] 张时民，王庚．血象——外周血细胞图谱[M]．北京：人民卫生出版社，2016.

[4] 夏薇，岳保红．临床血液学检验[M]．武汉：华中科技出版社，2014.

[5] 尚红，王毓三，申子瑜．全国临床检验操作规程[M].4 版．北京：人民卫生出版社，2015.

[6] 于振若，于文彬，苏明权，等．尿液沉渣临床检验图谱[M]．郑州：河南科学技术出版社，2017.

[7] 顾兵，郑立恒，孙懿．临床体液检验图谱与案例[M]．北京：人民卫生出版社，2016.

[8] 夏薇，陈婷梅．临床血液学检验技术[M]．北京：人民卫生出版社，2015.

[9] 中华医学会血液学分会血栓与止血组．血管性血友病诊断与治疗中国专家共识（2012 年版）[J]．中华血液学杂志，2012，33（11）：980-981.

[10] 徐克前．临床生物化学检验[M]．北京：人民卫生出版社，2014.

[11] 王永伦，闵迅．临床细胞形态学教学图谱[M]．北京：科学出版社，2017.

[12] 温旺荣，周华友．临床分子诊断学[M]．广州：广东科技出版社，2015.

[13] 尹一兵，倪培华．临床生物化学检验技术[M]．北京：人民卫生出版社，2015.

[14] 郑芳，陈昌杰．临床分子诊断学[M]．武汉：华中科技大学出版社，2014.

[15] 李金明，刘辉．临床免疫学检验技术[M]．北京：人民卫生出版社，2015.

[16] 刘运德，楼永良．临床微生物学检验技术[M]．北京：人民卫生出版社，2015.

[17] 全国卫生专业技术资格考试专家委员会．全国卫生专业技术资格考试指导——临床医学检验与技术[M]．北京：人民卫生出版社，2013.

[18] 顾兵，马萍．临床微生物检验图谱与案例[M]．北京：人民卫生出版社，2016.

[19] 周庭银，倪语星，胡继红，等．临床微生物检验标准化操作[M]．上海：上海科学技术出版社，2015.

[20] 王治国．临床检验质量控制技术[M]．北京：人民卫生出版社，2014.